Impfschutz – Irrtum oder Lüge?

Zum Thema Impfungen sind im Hirthammer Verlag bisher folgende sich ergänzende Bücher erschienen:

F. und S. Delarue: Impfungen – der unglaubliche Irrtum
S. Delarue: Impfschutz – Irrtum oder Lüge?
H. L. Coulter: Impfungen – der Großangriff auf Gehirn und Seele

Dr. med. Gerhard Buchwald schrieb jeweils Vorwort und Anhang für die deutschen Ausgaben.

Im Verlag Barthel & Barthel, 82335 Berg, Schatzlgasse 31, ist erschienen:

H. L. Coulter/B. Fischer: Dreifach-Impfung – Ein Schuß ins Dunkle

Im Pro Patiente Verlag, Haaggasse 26, 72070 Tübingen, ist erschienen:

G. Buchwald: Impfschadenforschung

Simone Delarue

Impfschutz Irrtum oder Lüge?

Vorwort und Anhang für die deutsche Ausgabe von Dr. med. Gerhard Buchwald

HIRTHAMMER

Titel der französischen Ausgabe:
Vaccination / Protection: Mythe ou Réalité?

Rechte der französischen Ausgabe:
Simone Delarue, Présidente d'honeur de la Ligue National pour la Liberté des Vaccinations, 94100 St. Maur, Frankreich

Übersetzung:
Dr. Konrad Dietzfelbinger

ISBN 3-88721-110-3

Frankfurter Ring 247, D-80807 München

Inhaltsübersicht

Vorwort zur deutschen Ausgabe von Dr. med. Gerhard Buchwald

Wie schon beim ersten Buch von Madame Simone Delarue „Impfungen – der unglaubliche Irrtum" wurde ich vom Verleger gebeten, auch zu dem vorliegenden zweiten Buch ein Vorwort zu schreiben.

Ich tue es gern, weil ich dadurch Gelegenheit habe, deutschen Müttern folgende Frage zu stellen:

1. Haben Sie sich überlegt, wie viele Impfungen Ihr Kind über sich ergehen lassen muß, wenn alle im „Impfkalender" empfohlenen Impfungen durchgeführt werden?

Bevor ein Kind richtig sprechen und laufen kann, werden diesem kindlichen Organismus durch Injektionen cirka 20 artfremde Eiweißstoffe zugeführt, wobei offensichtlich bisher niemand daran gedacht hat, daß diese Eiweißstoffe unbekannte Fernwirkungen haben können. Französische Ärzte machten darauf aufmerksam, daß fast alle Impfstoffe aus artfremdem Eiweiß bestehen und möglicherweise für Störungen, die auf einem ganz anderen Gebiet liegen, ursächlich verantwortlich sind.

Emil von Behring, hochgeehrt durch Straßen- und Werksbenennungen und auf Briefmarken verewigt, führte 1890 die „antitoxische Serumtherapie" bei Diphtherie ein. Das Gift der Diphtheriebazillen wurde Großtieren injiziert, worauf heftige lokale Entzündungen entstanden und viele Tiere starben. Den Überlebenden wurde dann laufend Blut abgezapft und aus dem Serum (artfremdes Eiweiß) wurde das „von Behringsche Diphtherie-Heilserum" hergestellt. Herr von Behring erhielt dafür 1901 den Nobelpreis. Mit diesem Serum wurden Diphtherie-Kranke behandelt. Die Erkrankungszahlen jedoch gingen nicht zurück, die tödlichen Verläufe aber sollen angeblich weniger geworden sein. 1913 führte von Behring als Impfstoff ein sogenanntes „Diphtherietoxin-Antitoxingemisch" ein, nach dessen Anwendung sich angeblich ein günstiger Effekt zeigte. Die Diphtherie-Erkrankungszahlen aber stiegen an. Schwere Nebenwirkungen allergischer Art ließen sich nicht mehr verheimlichen, es kam zu Todesfällen, die zweifelsohne auf das zugeführte Fremdeiweiß zurückzuführen waren. Vor etwa 20 Jahren wurde die „von Behringsche Serumtherapie" vollständig eingestellt. Heute wird der Name „Emil von Behring" im „Pschyrembel" nicht einmal erwähnt.

Ihr Kind wird mit „Impfstoffen" gegen Krankheiten geimpft, die zum Teil bei uns überhaupt keine Rolle mehr spielen, weil es sie

a) nicht mehr gibt oder

b) sie sehr mild verlaufen und

c) es kaum noch Todesfälle gibt.

2. Kürzlich hat eine Ärztin des Gesundheitsministeriums die Meinung vertreten, in Deutschland würden pro Jahr 10 000 000 bis 30 000 000 Impfungen ausgeführt und seit 1972 hätten „nur" etwa 4 000 Anträge als „entschädigungspflichtiger Impfschaden" anerkannt werden müssen. Diese Zahl sei als „vertretbar" anzusehen.

Dieser Meinung kann ich mich nicht anschließen: Das sind 4 000 Fälle zuviel! Dabei wird auch noch verschwiegen, daß es sich um schwerste Schadensfälle handelt. Sie werden von Dr. Abeltier, Chefarzt des Krankenhauses in Coulommier/Frankreich als „zerbrochene Eier" bezeichnet, und er äußert den Verdacht, daß die Zahl der „Knickeier" – worunter Kinder zu verstehen sind, die einen weniger dramatischen Schaden durch Impfungen erlitten haben – um ein Vielfaches größer ist. In dem gleichzeitig im Hirthammer-Verlag erscheinenden Buch von H. L. Coulter: „Impfungen – der Großangriff auf Gehirn und Seele" heißt es zu diesem Problem:

„Diese Störungen haben den Namen ‚Entwicklungsstörungen' erhalten. An der Spitze steht wohl ‚Dyslexie', auch als

‚minimaler Hirnschaden' bekannt. Eine weitere wichtige Störung ist ‚Autismus'. Aber es gibt noch viele andere: ‚Hyperaktivität', ‚reaktive Bindungsstörung im Kindesalter', ‚Hemmung der aggressiven Phase', ‚Identitätsstörung', ‚funktionelle Enuresis' (Bettnässen) usw. Etwa 20 % der amerikanischen Kinder – eines von fünf – leiden an einer solchen ‚Entwicklungsstörung'. Das ist eine verblüffende Zahl. Würde ein feindlicher Staat unserem Land dermaßen zusetzen, so würden wir ihm den Krieg erklären."

Von diesen Schäden und Gefahren weiß Ihr Arzt fast nichts, denn sie werden Ärzten, Presse und Öffentlichkeit verschwiegen. Prof. Ehrengut, Hamburg, prägte dafür den Ausdruck „Mauer des Schweigens".

Bad Steben, den 1. Juni 1993

Dr. med. Gerhard Buchwald

Einführung

Die Mehrheit der Franzosen ist davon überzeugt, daß ein geimpfter Mensch ein gegen Krankheiten geschützter Mensch ist. Diese liebgewordene Überzeugung ist aber nur das Ergebnis einer unaufhörlichen Konditionierung und Indoktrinierung seitens der Behörden, die die Menschen dazu bringen wollen, von sich aus [1]) nach dem oder jenem Impfstoff zu verlangen, für den periodisch eine Kampagne zur systematischen Impfung veranstaltet wird. So erscheint jeden Herbst, pünktlich wie der Beaujolais, auch der neue Grippeimpfstoff auf der Bildfläche und wird in einstimmigem Chor von Rundfunk- und Fernsehanstalten zum Kauf empfohlen. Der Impfstoff gegen Tetanus wird alten Menschen gratis zur Verfügung gestellt, und in den Sozialversicherungen oder landwirtschaftlichen Genossenschaftsbanken wird eine hektische Werbung

[1]) Man vergleiche zu diesem Thema die Erklärung von Professor Debré: „Eine Impfung muß populär sein und von den Betroffenen selbst verlangt, ja gefordert werden. Sie darf keinesfalls durch gesetzlichen Zwang auferlegt sein. Denn dann wird es immer viele geben, die Gründe haben, sich diesem Zwang zu entziehen, und denen das auch gelingt. In Frankreich ist das staatsbürgerliche Bewußtsein nicht sehr gut entwickelt. Wer fühlt sich bei uns schon dafür verantwortlich, den Leuten beizubringen, daß Impfungen eine Pflicht nicht nur gegenüber der eigenen Person, sondern auch gegenüber der Gesellschaft sind? In dieser Hinsicht versagen unsere Schulen, und die Leute sind nicht vernünftig genug. Die Journalisten sind, ob es sich um Presse, Radio oder Fernsehen handelt, destruktiv, kritisieren die Verantwortlichen lieber, verleumden sie und machen ihnen Vorwürfe und sind leider häufig auch nur unzureichend informiert oder Opfer tendenziöser Behauptungen, die die bestehenden Vorurteile aufrechterhalten. Wenn die Menschen Frankreichs über diese Hintergründe besser Bescheid wüßten, würden sie mit ihrem gesunden Menschenverstand solche Irreführungen, Phantasien und Verunglimpfungen sehr schnell durchschauen. Die Eltern würden erkennen, wo die wahren Interessen ihrer Kinder liegen, und energisch alle Maßnahmen unterstützen, die die Kinder gegen Krankheit und Tod schützen können. Doch läßt sich im allgemeinen sagen, daß sich im Moment ein sichtbarer Fortschritt in Richtung auf Vernunft und Einsicht anbahnt."

entfaltet, um die Leute zur Impfung zu bewegen. Die jeweilige Kampagne überzeugt uns dann, daß ein gegen Masern, Mumps und Röteln geimpftes Kind weder an Masern noch an Mumps noch an Röteln erkranken wird.

Wenn eine schwere Krankheit, z.B. Aids, auftritt, geht es nur noch um den rettenden Impfstoff. Niemand zweifelt daran - außer die Forscher selbst -, daß ein solcher demnächst wie ein moderner Erzengel Michael aus den Labors hervortreten und den Drachen besiegen wird. Wie auf einem schönen Bilderbogen in Epinal wachen die Impfungen über die Gesundheit der lieben Menschenkinder, die durch eine entmündigende und beschwichtigende Propaganda in den Schlaf gewiegt wurden.

Es gibt sehr viele Menschen, die nicht einen Augenblick an der Schutzwirkung eines Impfstoffs zweifeln, obwohl sie durchaus vor den Folgen einer Impfung für ihre Gesundheit, ja sogar ihr Leben, Angst haben. In ihrer Hilflosigkeit suchen sie dann nach einem neuen Allheilmittel: „Aber wo findet sich geeigneter Ersatz?“ Andere wiederum sind der Meinung, ihre Lebensgewohnheiten böten ihnen ausreichend Schutz vor Krankheiten und sie bräuchten sich nicht auf Impfungen zu verlassen. Diese seien nur für „die anderen“ unbedingt notwendig, die sich schlecht ernähren und kein gesundes Leben führen, insbesondere für die Völker der Dritten Welt, für die wir so oft zur Kasse gebeten werden.

Welche Wirklichkeit steckt hinter dem Mythos?

Haben die Impfungen, wie man es uns von frühester Kindheit an beigebracht hat, tatsächlich zum Rückgang der furchtbaren Epidemien, dieser Geißeln der Menschheit, beigetragen? Würde die geringste Nachlässigkeit in unseren Impfgewohnheiten eine Rückkehr dieser Seuchen bedeuten, wie man uns mit drohendem Unterton versichert? Sind die Franzosen wirklich so nachlässig und leichtsinnig, daß man sie gewaltsam und mit drakonischen Gesetzen zwingen muß, ihre Kinder impfen zu lassen, wie es unsere für das Gesundheitswesen Verantwortlichen behaupten, um uns Pflichten und Zwänge auferlegen zu können, dergleichen es sonst in Westeuropa nicht gibt?

Stimmt es, daß nur systematische 95% der Bevölkerung einbeziehende Impfungen die Garantie dafür sind, daß eine bestimmte Krankheit besiegt wird? Bis zu welchem Grad ist ein geimpfter Mensch überhaupt geschützt? Zur Beantwortung all dieser Fragen, die zu stellen das gute Recht eines jeden ist, werden wir hier grundsätzliche Überlegungen anstellen, die häufig im Gegensatz zu den simplifizierenden und beruhigenden Argumenten der Impfpropaganda stehen.

Jean Rostand sagte einmal, die „Pflicht, sich unterzuordnen, gibt dem Menschen auch das Recht, zu wissen“. Dem möchte ich hinzufügen: Wenn es sich um eine Entscheidung handelt, die jemand anderen als uns selbst betrifft, z.B. unser Kind, so ist das Wissenwollen nicht mehr nur ein Recht, sondern auch eine Pflicht.

1. Kapitel

Geburt der Mythen

Der Mythos von der Wirksamkeit der Massenimpfung

Es waren die Menschenpocken, bei denen man zum ersten Mal auf das Phänomen der künstlichen Immunisierung gegenüber einer Krankheit stieß.

Seit 20 Jahren ist diese Krankheit auf der ganzen Welt ausgerottet. Man könnte daher einwenden: Es ist doch sinnlos, sich mit einer schon verschwundenen Krankheit zu beschäftigen und also auch mit einer Impfung, die gar nicht mehr praktiziert wird. Aber es ist im Gegenteil gerade die Geschichte dieser Impfung, die uns ganz besonders die Hoffnungen, die Enttäuschungen, die Lügen, die Parteilichkeit, die Manipulationen vor Augen führen kann, wie sie sich in unterschiedlichem Ausmaß auch bei allen anderen Massenimpfkampagnen gezeigt haben.

Im 18. Jahrhundert begann man mit der Bekämpfung der Pocken. Man ließ sich dabei von Madame Montagut inspirieren, die diese Technik während ihres Aufenthalts in der Türkei, wo ihr Mann Botschafter war, kennengelernt hatte. Man impfte Menschen mit Pustelkrusten von Pockenkranken und war der Ansicht, die gutartige Krankheit, die sich daraufhin entwickelte, biete einen Schutz gegen ihre schwere Form. Aber trotz - oder gerade wegen - dieser Methode, deren Vorzüge ihre Anhänger in allen Tonarten priesen, hörten die Pockenepidemien nicht auf.

Im Jahre 1797 behaupteten Jenner und einige andere, daß Kuhhirten mit einer Krankheit, von der ihre Kühe befallen waren und die ganz wie die Pocken auch Pusteln hervorrief, nicht an Pocken erkrankten. Man impfte also Menschen mit dem Eiter dieser Pusteln, und diese Präventivmaßnahme gegen Pocken nannte man dann „Vakzination“ (vom lateinischen vacca – die Kuh). Man pries die Wirksamkeit und Unschädlichkeit dieses Verfahrens mit der gleichen Begeisterung, mit der andere für die „Variolation“ (Impfung mit Menschenpocken) eingetreten waren. Man behauptete steif und fest, eine einzige Impfung schütze den Menschen fürs ganze Leben.

Da nun aber die Epidemien weiterhin auftraten, gerieten sich die Anhänger der Übertragung von Menschenpocken und die der Übertragung von Kuhpocken heftig in die Haare. Die Anhänger der Vakzine trugen schließlich den Sieg davon, obwohl sie sich untereinander gespalten hatten: Die einen waren für eine direkte Übertragung von Arm zu Arm, die anderen benutzten die Lymphe von Rindern oder Pferden als Impfstoff. Sie brachten die Tiere einfach in die Schulen, und impften die Kinder mit dem den Tieren entnommenen Eiter.

Indessen mußte man sich dann doch den Tatsachen beugen: Eine einzige Impfung schützte noch nicht vor den Pocken. Man ging nun zu Wiederholungen über, was so weit gehen konnte, daß man an einem einzigen Menschen bis zu hundert Impfungen vornahm! Es gab keinen Zweifel mehr: Wiederholungen waren notwendig!

Angesichts der Tatsache, daß auch jetzt die Pockenseuche fortdauerte, die nun Geimpfte genauso befiel wie nicht Geimpfte, und vor allem angesichts der Zahl der Todesfälle, die den Impfungen auf dem Fuße folgten, tat sich eine Gruppe von Ärzten zusammen und gründete die „Liga der Impfgegner“. Sie beriefen Kongresse ein, untersuchten die Statistiken und stellten katastrophale Folgen der Impfungen nach der Jennerschen Methode fest. Es gelang ihnen, die Befürworter einer Impfpflicht zurückzudrängen, nicht aber, die Impfpraxis ganz abzustellen. Fast alle europäischen Länder führten schließlich die Jennersche Impfung ein, und zwar obligatorisch (eine einzige Impfung bei Säuglingen, mit Ausnahme Frankreichs, das drei Impfungen verlangte: mit einem, zehn und zwanzig Jahren).

Die Pocken verschwanden allmählich aus Europa, und zwar in dem Maße, wie man Abwässerkanäle baute und Trinkwas-

serleitungen installierte. Die Cholera, gegen die man nicht immunisierte, verschwand aus den selben Gründen. [1])
Umgekehrt wüteten die Epidemien weiterhin in Ländern wie Indien und Afrika, und im Jahre 1966 setzte die Weltgesundheitsorganisation (WHO) eine weltweite Kampagne zur Ausrottung der Pocken in Gang. Daran beteiligten sich zahlreiche Länder, unter anderem die Vereinigten Staaten, die jedes Jahr mehrere Zigmillionen Dollar bereitstellten, um diese Massenimpfungen zu fördern (Kosten insgesamt: 200 Millionen).

Nach Ablauf einiger Jahre jedoch mußte man sich eingestehen: Die Impfkampagnen waren wirkungslos geblieben. Man analysierte die verschiedenen Virenstämme der Vakzine, man wählte die besten aus - ohne Erfolg. Es galt also, ganz andere Wege einzuschlagen. Man verbot die „Variolation“, d.h. die Impfung mit dem Menschenpockenvirus, die wie ein quasireligiöser Ritus weiter praktiziert worden war und zur Verbreitung der Krankheit beigetragen hatte. Man isolierte und pflegte die Kranken, man hörte mit den Massenimpfungen auf und impfte nur noch die Kontaktpersonen der Kranken.

Genauere Angaben lassen sich dem Bericht des Generaldirektors des Exekutivkomitees des Pockenimpfprogramms, das 1977 zusammentrat, entnehmen: „Es hatte sich nach zehn Jahren des Kampfes gegen die Pocken gezeigt, daß sich die Pocken auch in Bevölkerungen ausbreiten können, die vollständig durchgeimpft sind. Daraufhin änderte man die Strategie und ersetzte die Massenimpfungen durch eine Überwachung und Behandlung des Übels selbst.“

Ein Rundschreiben der WHO gibt an, die Krankheit befalle auch Bevölkerungen, die zu 90% und in Abständen von sechs Monaten wiederholt geimpft worden seien!

---

[1]) Das J. O. (Amtsblatt) vom 19. 2. 1902 widmet der Pockenimpfpflicht zehn Zeilen und mehrere Seiten den Maßnahmen zur Verbesserung der Hygiene (Abwasserkanäle, Wasserleitungen, Verbesserungen der Umweltverhältnisse, Verbot des Vergrabens von Kadavern usw.).

1978 teilte die WHO der Weltöffentlichkeit mit, man habe einen außergewöhnlichen Sieg errungen: Zum ersten Mal in der Geschichte der Menschheit sei eine Krankheit vollständig besiegt worden. Die Pocken seien von der Erdoberfläche vertilgt - der letzte bekanntgewordene Fall sei 1977 aufgetreten.

Dieser Sieg löste allerdings nicht nur Begeisterung aus, um so weniger, als die mit solchem Nachdruck verbreitete Mitteilung der WHO, die Massenimpfungen seien gescheitert und man müsse die Pockenimpfungen einschränken, wenn nicht überhaupt verbieten, geeignet schien, den Glauben an die Wirksamkeit auch der anderen Impfungen zu unterminieren. Professor Fasquelle war einer der ersten, der sich darüber beunruhigt zeigte. Wie konnte man guten Gewissens der Behauptung zustimmen, die Prof. Kempe von der Universität Colorado aufstellte, daß nämlich „das Land heute keinen Schutz gegen die Pocken, sondern gegen die Impfungen brauche"?

1971/72 hatten sich die Gesundheitsminister Großbritanniens, der Vereinigten Staaten und Kanadas gegen die Pockenschutzimpfungen ausgesprochen. In den darauffolgenden Jahren waren alle Länder Westeuropas ihrem Beispiel gefolgt. Frankreich war das Schlußlicht. Es hob erst 1979 zunächst die obligatorischen Auffrischimpfungen, dann 1984 die Pflicht zur Erstimpfung auf.

Man muß dabei wissen, daß die „Académie de médicine", die in dieser Sache als Gutachterin fungierte, Eigentümerin des „Institut de la vaccine" war, das den Impfstoff produzierte... Die Liga für Impffreiheit hatte all ihre Kräfte eingesetzt, um in Frankreich die Abschaffung der Pockenschutzimpfung zu erreichen. Nur zu gut waren u.a. die schwerwiegenden neurologischen Schäden bekannt, die in ihrem Gefolge auftraten, und zwar weit häufiger als man zugeben wollte. Prof. Dick, Präsident des „Institute of Medical Laboratory Technology" [2]) hatte

[2]) Es war seinen 1971 erfolgten Stellungnahmen zu verdanken, daß der Gesundheitsminister Großbritanniens eine Untersuchung anordnete, die dann zur amtlichen Verurteilung der Pockenschutzimpfung führte.

der Liga seine Hilfe zugesagt. Er hatte in Afrika Impfkampagnen organisiert und danach Zweifel an der Wirksamkeit und Unschädlichkeit der Pockenschutzimpfung geäußert. Wir beide haben sehr interessante Gespräche geführt, und ich benutzte die Gelegenheit, ein Problem anzusprechen, nach dessen Lösung ich bis dahin vergeblich gesucht hatte.

Denn alles hatte bei mir den Eindruck verstärkt, daß der von den Impfungen angeblich gewährte Schutz nichts als Einbildung und Selbsttäuschung war. Die sogenannte „Kreuzimmunität“ zwischen dem Impfstoffvirus (von dem niemand weiß, ob es von einer Krankheit stammt, die vom Menschen auf die Kuh oder von der Kuh auf den Menschen übertragen wurde) und dem Pockenvirus hat wahrscheinlich niemals existiert. Doch nehmen wir es einmal an.

Wie sollte man sich dann aber den Ausbruch von Pockenepidemien erklären, die von nach der Jennerschen Methode Geimpften (in den Niederlanden, Westdeutschland und Jugoslawien) ausgingen, während es sonst in diesen Ländern keine Pocken gab? Man könnte tatsächlich behaupten, daß in einem solchen Fall der Kranke sich eben gerade in der Inkubationszeit befunden habe.

Prof. Dick lächelte und gab zur Antwort, er habe sich genau diese Frage schon selbst gestellt. Er sei zu der Überzeugung gelangt, daß man hier dem Impfstoff das Menschenpockenvirus beigegeben habe und so zum Teil zur Variolation zurückgekehrt sei, ohne dabei jedoch das Virus abzuschwächen. Aber er habe niemals einen Beweis für diese Vermutung erbringen können.

In dem Buch „Le Temps des Virus“ (Die Zeit der Viren) von J.-Cl. Nicolas, erschienen im Verlag Ph.Lebaud, findet man auf S. 131 die Antwort. Herkunft des Impfstoffs:

„Die Herkunft des Virenstamms des zur Pockenschutzimpfung verwendeten Impfstoffs ist unbekannt. Merkwürdigerweise sind all diese Virenstämme zweifelhaften Ursprungs genetisch stabil, was bedeutet, daß sie stets die selbe benigne traumatische Reaktion an der Einstichstelle hervorrufen und immer einen guten Schutz gegen die Pocken bilden. Dabei handelt es sich um einen Glücksfall, denn man hätte ebensogut das Schlimmste befürchten können. Tatsächlich haben sich im Lauf der beiden letzten Jahrhunderte beim Pockenvirus Mischungen ergeben, sei es absichtlich, um den ‚Impfstoff stärker zu machen' (das ist bei dem Stamm ‚Hamburg' der Fall), sei es zufällig. So ist der Stamm ‚Lister', der in Großbritannien und vom Institut Mérieux verwendet wird, 1870 an einem preußischen Soldaten, der wahrscheinlich an Pocken erkrankt war, isoliert worden. Der Stamm des ‚Institut de la vaccine' wurde 1864 von Chambon aus Italien mitgebracht und von Yves Saint-Ménard mit dem Impfstoff gemischt. Der amerikanische Stamm ist wahrscheinlich der, dessen sich Jenner bedient hat. Der Stamm ‚Moskau' ist seiner Herkunft nach völlig unbekannt. Es handelt sich also um verschiedene, sich aus stabilen Viren zusammensetzende Stämme, die aber weder reine Menschenpockenviren noch Kuhpockenviren darstellen. Man hat daher dieses Virus, das eine Mischform ist, ‚pox-virus officinalis' genannt."

So wird also zwei Jahrhunderte lang die Verhinderung der Pocken durch das Kuhpockenvirus nichts als eine große Mystifikation gewesen sein, eine Mystifikation, die selbst die WHO aufrechterhält, womit sie ihre früheren Erklärungen widerruft. Denn Mythen sind bestens geeignet, Kinder in den Schlaf zu wiegen.

Noch mehr: Man benutzt diesen Mythos, um das „Erweiterte Impfprogramm" einzuführen, dessen Ziel es ist, alle Kinder der Welt gegen Masern, Röteln, Tuberkulose, Diphtherie und Tetanus zu impfen. Dieses Programm hätte 1990 auslaufen sollen. Trotz seiner Mängel, seines offensichtlichen Scheiterns und des Widerstands in Ländern der Dritten Welt verspricht uns jetzt die WHO die endgültige Realisierung zum Jahr 2000.

Der Mythos vom Kollektivschutz

Zwei gefürchtete Krankheiten, Tuberkulose und Diphtherie, hielten die für die Gesundheit Verantwortlichen in der ersten

Hälfte dieses Jahrhunderts in Atem. Was die Diphtherie betrifft, so brachten die Versuche der Prophylaxe und der Behandlung durch das Serum nicht den erwarteten Erfolg. Ja das Serum erwies sich als äußerst gefährlich.

Im Hinblick auf die Tuberkulose gab es in bezug auf eine Impfprophylaxe noch heftigere Diskussionen.

Heute sind Diphtherieerkrankungen in Europa äußerst selten. Zumindest in Frankreich schreibt man das Verdienst daran den Impfkampagnen zu.

Betrachtet man den schnellen Siegeszug dieser in Frankreich von Anfang an obligatorischen Impfung, so wird es möglich, den Vorgang der Geburt eines neuen Mythos zu verfolgen: des Mythos der „Immunitätsbarriere" oder der kollektiven Immunität.

1920 entwickelten Prof. Ramon und Mitarbeiter am Institut Pasteur eine neue Impftechnik, bei der der Impfstoff kein Mikroben-Antigen enthielt (den Diphtheriebazillus), sondern eine durch das Formaldehyd des Diphtherietoxins abgeschwächte Form: das Anatoxin. Prof. Ramon traf damit auf heftigsten Widerstand, um so mehr, als die Epidemie sich unaufhörlich weiter ausbreitete und unter den Toten sich auch viele Geimpfte befanden. Bei den Debatten im Parlament hielt der Abgeordnete und Bürgermeister von Troyes eine flammende Rede und prangerte die immer größere Zahl der Toten an, die sich trotz – oder gerade wegen – der Impfungen ergab. Gleichwohl stimmte man 1938 für die Impfpflicht. Die Diphtherie, die damals in ganz Europa grassierte, forderte im Krieg immer noch mehr Tote. In Frankreich belief sich die Zahl der Todesfälle im Jahre 1945 auf 45.500. Dann verschwand die Krankheit sowohl in den Ländern mit als auch in denen ohne Impfungen. An ihre Stelle trat die Kinderlähmung.

Prof. Ramon war ein entschiedener Gegner der Polioschutzimpfung. Man mußte seinen Tod abwarten (1963), bis es gelang, im Parlament eine Stimmenmehrheit für die obligatorische Polioschutzimpfung zu erreichen. Seine Argumente bezogen sich auf die Sicherheit und Wirksamkeit der viralen Impfstoffe. Entweder seien sie unwirksam, wenn man sie zu sehr abschwäche, oder sie seien gefährlich, wenn man sie nicht genügend abschwäche. Er argumentierte sogar mit dem Fehlschlag seines eigenen Impfstoffs, von dem er doch glaubte, daß er allen anderen überlegen sei, um den Vorkämpfern einer Polioschutzimpfung den Wind aus den Segeln zu nehmen.

> „Nur wenn mindestens 70% der Kinder einer Stadt oder Region ordnungsgemäß geimpft werden, und zwar mit dem Diphtherie-Anatoxin, zieht sich die Diphtherie als epidemische Krankheit aus dieser Stadt oder Region zurück." „Es hat fast 15 Jahre gedauert, bis sich die Diphtherieimpfung mit dem Anatoxin im epidemiologischen Erscheinungsbild der Diphtherie deutlich bemerkbar machte."

So war ein neuer Mythos geboren, der Mythos von der Immunitätsbarriere, die man heute als „Immunitätsdecke" oder Immunitätsdichte bezeichnet. Alle, die sich dieses Arguments eigentlich hätten schämen müssen, bedienten sich seiner gleichwohl ohne Skrupel. Wahrlich ein gesegneter Mythos, der die Massenimpfungen rechtfertigte, die Verfolgung oder den Ausschluß von Gegnern – einschließlich derer im Bereich der Wissenschaft –, die zu gefährlichen Hindernissen für den Erfolg der Programme geworden waren, erlaubte und eine systematische Gleichschaltung der Menschen ermöglichte. Man konnte nun noch mehr als durch Zwang erreichen: die freiwillige Zustimmung der Bevölkerung zu den Massenimpfungen, die einzige Art, um eine maximale Teilnahme zu gewährleisten.

Wunderbarer Mythos, nicht zu verifizieren, aber gerade dadurch geeignet, alle Mißerfolge zu erklären. Also noch mehr impfen, noch häufiger, weiter, immer weiter. Unverhofftes Futter für die Labors. Um die Krankheiten zu besiegen, muß man nun den ganzen Planeten durchimpfen, alle Löcher dieser mythischen „Immunitätsdecke" stopfen. Ein unendlicher Markt, unerschöpflich.

„Jede Sekunde werden dank Pasteur und Mérieux acht Menschen auf der Welt geimpft. Und nach dem Erwerb von Connaught müßte sich diese Ziffer bald verzehnfachen lassen, um so mehr als das Institut Mérieux allein im Jahre 1990 seine Investitionen in die Forschung um 30% erhöht."

Bekanntmachung der Firma Rhône-Poulenc, 1990

„Impfen heißt schützen. Impfen bedeutet ein ruhiges Gewissen und unbeschwertes Bewußtsein. Das Serum wacht über die Familie, die Nation, die öffentliche Gesundheit. Der rote Drache des Westens, die Schutzgottheit mit den funkelnden Augen – sie wacht über das Volk und den einzelnen."

Dr. Kalmar, Le Carnet immunologique (Immunologisches Taschenbuch)

Variolation

Narben einer Variolation oder Vorläufer der Variolation sind in zahlreichen Ländern Afrikas und Asiens beobachtet worden. In den meisten dieser Länder schien man diese Praxis in den 50er Jahren oder auch schon vorher aufgegeben zu haben. Doch in anderen (vor allem Afghanistan, Benin, Äthiopien und – in geringerem Maße – Malawi und Pakistan) setzte man sie bis zur Ausrottung der Krankheit fort. Sie war dort für den Ausbruch einer großen Zahl von Epidemien verantwortlich.

In Äthiopien wurde die Variolation im allgemeinen vom Oberhaupt einer kleineren Gemeinschaft oder Großfamilie vorgenommen, und zwar mit Hilfe von Material, das aus Pusteln und Kranken des eigenen oder eines benachbarten Reviers stammte. In Afghanistan und Pakistan sowie in einigen Regionen Äthiopiens benützten die Männer, die traditionsgemäß die Variolation durchführten, eine Lösung mit pulverisierten Pustelkrusten, die man aus einem Kranken der laufenden oder der vorhergehenden Pockenepidemie gewonnen hatte. Die Krusten wurden in Form einer Verreibung oder in einer Lösung aufbewahrt, und dann mit allen möglichen Trägersubstanzen vermischt. Die Lösung wurde in den Einschnitt eingeführt, den man im allgemeinen im Arm oder Unterarm anbrachte. Die Geimpften entwickelten eine Pockenkrankheit, die normalerweise einen weniger schweren Verlauf als eine über die Atemwege erfolgte Infektion aufwies. Aber auch diese Krankheit war übertragbar und nahm in diesem Fall einen ebenso schweren Verlauf wie die gewöhnliche Krankheit. Eine ziemlich hohe Anzahl großer Epidemien wurde auf diese Weise ausgelöst.

Die Praktiker der Variolation in Afghanistan und Pakistan stellten ein besonders hohes Risiko dar, da sie viel im Land umherreisten, schwer aufzufinden und ihre Aktivitäten von den Behörden verboten worden waren. Man unternahm große Anstrengungen, sie ausfindig zu machen und ihnen ihre Tätigkeit auszureden oder sie davon zu überzeugen, es sei besser, die Variolation durch Vakzination zu ersetzen. Auf alle nur mögliche Weise versuchte man sich Proben des Materials der Variolation zu verschaffen und analysierte sie im Labor, um festzustellen, ob das infektiöse Virus noch existierte. Auf Befragung der Praktiker erfuhr man, sie seien im allgemeinen der Überzeugung, daß das Material seine Wirksamkeit nach Ablauf von einem, höchstens zwei Jahren verliere. Bei Laboruntersuchungen mit 45 Proben stellte sich heraus, daß kein lebensfähiges Virus mehr als neun Monate nach dem Zeitraum, in dem eine Probe – nach den genauen Angaben der Leute – auf einen Pockenkranken angewendet worden war, noch wirksam war. (Anhang 6)

Die weltweite Ausrottung der Pocken
Abschließender Bericht der Weltkommission der WHO 1980

In mehreren Ländern kam es ein knappes Jahr nach der Einrichtung von Überwachungsprogrammen zu einer Unterbrechung der Pockenübertragung, obwohl die Einwohner dieser Länder keineswegs alle geimpft worden waren. In anderen Ländern, wo man Massenimpfprogramme ohne ausreichende begleitende Überwachungs- und Eindämmungsmaßnahmen durchzuführen versucht hatte, existierten die Pocken weiter.

J. Klein
„Médicine et Hygiène", 19. Mai 1976

Auf Java, wo 95 % der Bevölkerung geimpft worden waren, registrierte man 1600 Fälle von Pocken, während auf Ceylon, wo kaum die Hälfte der Kinder in die Impfungen einbezogen worden waren, die Pocken verschwunden waren. Der Grund dafür ist, daß in Ceylon wirksame Maßnahmen zur Aufspürung der Krankheit ergriffen worden waren.

„Médicine et Hygiène", 24. April 1974

2. Kapitel

Schutz des Individuums

Individuelle Unterschiede im Immunsystem

> „Die Entwicklung und Anwendung der Impfstoffe erfolgt in Unkenntnis der Wirkungsweisen der Schutzmechanismen des Organismus, so daß man praktisch auf Erfahrungswerte angewiesen ist."
> („Grundlagen und Anwendung der Immunologie" von Roitt, Brostoff und Male, Middlesex Hospital Medical School, London)

Diese Feststellung wird im Ergänzungsheft zu Nr. 237 von „La Recherche" zitiert, wobei hinzugefügt wird, daß wir, um den Abstand zwischen den auf praktischen Erfahrungswerten beruhenden Impfungen des 19. Jahrhunderts und den rational aufgebauten Impfstoffen der Zukunft zu überbrücken, auch einen neuen Begriff davon, was Impfen an sich bedeutet, gewinnen müssen. Denn es stelle sich heute heraus, daß die beim Impfen auftretenden Vorgänge unendlich viel komplizierter sind als man früher gedacht hatte.

Die „Nutznießer" der Impfungen sind, dank einer vereinfachenden und unaufhörlich auf sie eintrommelnden Propaganda davon überzeugt, daß eine Impfung notwendig eine Immunisierung mit sich bringt und daß der Schutz, den sie gewährt, umfassend ist. Aber die Realität ist viel komplizierter, und es ist keineswegs so, daß ein Mensch, dem man einen Impfstoff einspritzt, dadurch einen wirksamen Schutz entwickelt.

Zunächst variiert die Antwort des Immunsystem auf einen Impfstoff von Individuum zu Individuum – und zwar

– entsprechend dem jeweiligen genetischen Erbe (siehe Kapitel über den HLA-Komplex) und seinen besonderen konstitutionellen Eigenschaften. (Die Homöopathen legen großen Wert auf diesen Faktor Konstitution. Sie sind der Auffassung, daß die langgliedrigen „Phosphortypen" mit etwas krummem

Rücken besonders anfällig für Tuberkulose seien, während die „Kohlenstofftypen“ weit widerstandsfähiger sind.)

„Manche Immundefizite können umfassend sein (Brutonsche Krankheit), sind aber glücklicherweise sehr selten und treten nur bei Jungen auf. Die Dysglobulinämien, die entweder durch ein isoliertes Defizit an IgG oder IgA, oder durch ein aus beiden Teilen kombiniertes Defizit charakterisiert sind, können bei beiden Geschlechtern auftreten. Sie können erblich sein und daher wie eine rezessive Eigenschaft übertragen werden. Es handelt sich dabei um eine Zellanomalie lymphoiden Ursprungs, die die Produktion der Gamma-Immunglobuline hemmt, und zwar auch in einem Bereich, der sonst normale Antigen-Stimulierungen hervorruft.

Es ist möglich, daß sich manche Immundefizite erst mit zeitlicher Verzögerung bemerkbar machen, auch wenn sie erblich bedingt sind.

Die Immunologen unterstreichen die Tatsache, daß die Anzahl der Antikörper, die bei diesen Individuen sehr gering ist, von einer Antigen-Stimulierung, sei sie natürlich oder künstlich, nicht beeinflußt wird.“

Dr. Kalmar
„Le carnet immunologique“

– entsprechend den aktuellen Krankheiten eines Menschen, oder sogar solchen, die er früher gehabt hat, unter anderem neurologischen Störungen.

„Bei sehr kleinen Kindern können Krankheiten, die sie früher gehabt haben, die Reaktion des Immunsystems auf Tetanus erheblich einschränken. Das gilt besonders für Kinder, die an Erkältungen oder Störungen des Harnsystems gelitten haben.“

(8. Internationale Tetanuskonferenz)

– entsprechend den Medikamenten, die ein Mensch einnimmt. Man kennt die Rolle der Kortikoide, aber auch andere Medikamente können die Reaktion des Immunsystems stören (Cyclosporin A).

Eine Untersuchung von Sahari Krumtila, Hereditas, aus dem Jahre 1976 stellt Chromosomenabweichungen bei Frauen fest, die gegen Röteln geimpft worden waren. Die Autoren kommen zu dem Schluß, daß diese Chromosomenabweichungen aus den kombinierten Wirkungen des Impfstoffs und der Einnahme bestimmter Medikamente resultieren könnten. Sahari Krumtila, Marketta Kähkönen und Maija Wiloka diskutieren einen Fall chromosomaler Anomalie bei einer Frau, die gegen Röteln geimpft und gegen Windpocken mit Indometacin 10 Tage und Furosemid 12 Tage nach der Impfung behandelt worden war. Auch Anästhetika waren angewendet worden.

– Ionisierende Strahlen und ultraviolette Bestrahlung beeinträchtigen die Immunabwehr.

– Auch Befall mit Parasiten kann im Immunsystem große Defizite verursachen (das gilt für die Einwohner zahlreicher Länder Afrikas).

– entsprechend der Ernährung. Wenn der Organismus einer Mangelernährung ausgesetzt ist, ergeben sich konstitutionelle Anomalien im Bereich der Proteine oder Nukleotide und Enzyme. Das trifft auf die Bevölkerung der Dritten Welt zu, die den verschiedensten Infektionskrankheiten zum Opfer fällt, und zwar in direkter Korrelation zu ihrer Unterernährung. [1])

Bei uns ist es nicht die mangelhafte Ernährung, die die Bildung von Paraproteinen hervorruft, sondern es sind die chemischen Produkte in den Nahrungsmitteln, einschließlich der künstlichen Vitamine.

---

[1]) Bei einer Diskussion in den Räumen des Instituts Pasteur in Lyon, an der auch Dr. Mérieux teilnahm, machte ich die Bemerkung, ich hielte es für extrem unwahrscheinlich, daß die in Afrika durchgeführten Impfkampagnen angesichts der Unterernährung der dortigen Bevölkerung und besonders des Eiweißmangels eine Schutzwirkung erzielen könnten. Man gab mir zur Antwort, selbstverständlich verabreiche man zusammen mit den Impfstoffen auch Proteine. Das verfälscht aber die Ergebnisse der Untersuchungen über die Wirksamkeit der Impfkampagnen total! Man müßte nicht geimpfte Bevölkerungen, denen man Proteine zuführt, mit nicht geimpften Bevölkerungen, denen man Proteine gibt, vergleichen.

In seiner Untersuchung der Leukämie bei Katzen stellt Wendel O. Belfield („Journal of the international academy of preventive medicine“, Juli 1975) fest, es sei klar erwiesen, daß eine Ernährung auf der Grundlage kommerzieller Produkte die Fähigkeit des Organismus herabsetze, diejenigen Eiweißstoffe zu bilden, die in erster Linie die Abwehrkräfte des Organismus bestimmen.

Die Ernährung der Säuglinge ist immens wichtig, und nichts kann die Muttermilch ersetzen, wenn es gilt, die Abwehrkräfte zu stärken.

– **Das Alter** spielt eine wichtige Rolle.
Die neugeborenen Kinder genießen den von der Mutter übertragenen Schutz, der mehrere Monate vorhält. Dieser Schutz wird durch das Stillen an der Brust verstärkt. Den Fehlschlag der Masernimpfungen in den Vereinigten Staaten führt man zum Teil darauf zurück, daß die Kinder im Verlauf des ersten Lebensjahrs geimpft worden waren und daß die mütterlichen Antikörper die Bildung eigener Antikörper des Kindes nach der Impfung verhindert hatten.

Alte Menschen entwickeln nach einer Impfung nur sehr schwer Antikörper. Bei einer Untersuchung mit 336 Personen, die älter als 60 waren und denen man drei Antitetanusdosen verabreicht hatte, entwickelten 118 eine viel zu geringe Menge Antikörper (weniger als 0,01 IU/ml) (8. Internationale Tetanuskonferenz 1987).

Je älter ein Mensch ist (sei es bei der ersten Immunisierung oder bei den Wiederholungen), desto schwächer ist seine Reaktion.

– **Streß,** emotionsbedingt oder nicht, Verhältnisse am Arbeitsplatz, sozialer Status und besonders Abhängigkeitsverhältnisse beeinflussen das Abwehrsystem nachhaltig.

Jedem dürfte schon aufgefallen sein, daß schwere Krankheiten gerade in Monaten auftreten, die dem Tod eines Angehörigen oder einer Scheidung folgen. Doch haben Untersuchungen auch ergeben, daß Tiere in einer Herde, die von anderen dominiert werden, am wenigsten Widerstandskraft besitzen.

– **Die Einstichstelle** besitzt ebenfalls eine Bedeutung für die Bildung von Antikörpern!

„Hepatitis B. Unterschiedliche Produktion von Antikörpern je nach Stelle des Einstichs.

Die Einstichstelle der Hepatitisimpfung spielt eine entscheidende Rolle bei der Erzeugung von Antikörpern.

Der Impfstoff gegen Hepatitis B erzeugt eine höhere Zahl von Antikörpern, wenn er in den Arm als wenn er ins Gesäß injiziert wird. Bezogen auf 90 Krankenhäuser war die Reaktion bei Arminjektionen 88%, bei Injektionen ins Gesäß 73%.

Bei 57 Hämolyseeinheiten ergab sich eine Antikörperproduktion von 93% bei Impfungen in den Arm, und von 82% bei Impfungen im Gesäß."

(Diagnosis, Oradell, USA, September 1985)

– **Eine frühere Impfung** kann die Bildung von Antikörpern bei einer neuen Impfung beeinträchtigen.

„Die zelluläre Immunreaktion kann durch Konkurrenz an den für die Antigene zuständigen Rezeptorbindungsorten oder durch die Anwesenheit von Immunkomplexen blockiert werden (z.B. sind die Wiedererkrankungen an Herpes bei Personen mit Antikörpern häufiger anzutreffen)."

Immunologie générale Assim, Ausgabe 1989

– **Eine begleitende Krankheit**

„Man hat auch beobachtet, daß die Fähigkeit zur Produktion spezieller Antikörper bei Kindern, die mit dem Masern- oder Tetanustoxoid geimpft worden waren, abnahm, wenn sie gleichzeitig an Malaria erkrankt waren."

L.Perrin, Médicine et Hygiène, 2.9.81

Bedeutet die Anwesenheit von Antikörpern schon, daß ein Schutz gegeben ist?

Antikörper sind im Plasma enthaltene Eiweißsubstanzen vom Typus der Globuline. Ihre Produktion hängt vom Auftauchen eines Antigens ab, mit dem sie auf besondere Art reagieren können. Die Antikörper sind nur ein Element unter anderen im Abwehrsystem des Organismus. Aber für die Impfdienste sind sie das wichtigste. Sie sind die Eckpfeiler ihrer Argumentation zugunsten der Wirksamkeit der Impfstoffe.

Die Fälle jedoch, in denen Menschen Antikörper in einer Anzahl aufwiesen, die man als ausreichenden Schutz ansah, und trotzdem von Krankheiten befallen wurden, gegen die sie geimpft worden waren, sind Legion. Wir zitieren nur einige Beispiele aus der jüngsten Vergangenheit.

Auf dem Kongreß in Niamey vom 31. Januar 1987, der das Erweiterte Impfprogramm in der Dritten Welt behandelte, stellte Dr. Jacques Drucker, wissenschaftlicher Direktor der APMP, mit einiger Bitterkeit fest:

> „Man hat noch nie ein derart drastisches Nachlassen des serologischen Schutzes erlebt, von dem man doch angenommen hatte, er sei sicher und die klinische Realität."

Tetanus

Man hat etliche Untersuchungen durchgeführt, um den Reaktionen des Immunsystems nach einer Impfung auf die Spur zu kommen, wobei man sich auf die Messung der Zahl der Antikörper im Blutkreislauf stützte. Es wurde von Todesfällen durch Tetanus auch bei Personen berichtet, die eine erhöhte Zahl von Antikörpern aufwiesen. (Pasetechnik, 1983; Janont und Mitarb., 1984; Veronesi und Mitarb., 1981) 8. Internationale Tetanuskonferenz 1987.

> „Der Schutz gegen Tetanus ist ein komplexes Problem und besitzt auch humorale und zelluläre Aspekte. Man weiß genügend über den Mechanismus der Immunität gegen Antigene, doch über die immunitären Mechanismen, die direkt an dem Kampf gegen den Erreger einer Infektion beteiligt sind und auf schnellste Art komplexe Schutzreaktionen hervorrufen, ist man noch kaum im Bilde, obwohl das größte Interesse daran bestünde."

„Verschiedene Untersuchungen stellen fest, daß auch Personen, die eine erhöhte Zahl Antikörper aufwiesen, an Tetanus gestorben sind, und daß andererseits recht gut bekannt ist, daß nicht immunisierte Organismen, die vom Tetanusbazillus befallen sind, trotzdem keineswegs immer auch an akuter Tetanus erkranken." (8.Internationale Tetanuskonferenz)

Der Gesundheitsminister der Ukraine ließ die Zahl der Antikörper in 85 Blutproben, die man Tetanuskranken entnommen hatte, systematisch untersuchen. Antikörper gegen Tetanus fand man in einer Menge, die den Schutz hätte garantieren sollen, bei 18 Kranken, wobei die Anzahl zwischen 0,01 und 0,04 IU/ml schwankte und bei einem Kranken sogar 1 IU/ml erreichte.

Masern

Nach einer anläßlich einer Masernepidemie in Sett City, Kansas, (USA) durchgeführten Untersuchung, die 47 Kinder umfaßte, besaßen 89% der erkrankten Kinder Antikörper und 15 waren geimpft.

Merklen und Berthaux schreiben:

„Es läßt sich beobachten, daß in dem infizierten Organismus weiterhin Krankheitskeime vorhanden und virulent sind, obwohl er eine erhöhte Zahl von Antikörpern aufweist.

Während eine natürliche Infektion Immunität bei einer sehr geringen Zahl von Antikörpern erzeugen kann, kann die künstliche Einführung des entsprechenden bakteriellen Antigens eine Erhöhung der Zahl der Antikörper bewirken, ohne daß sich indessen Immunität einstellt." (Heures de France, 1967)

Bedeutet die Abwesenheit von Antikörpern, daß kein Schutz gegeben ist?

Bei viralen Erkrankungen treten die schützenden Antikörper erst dann auf, wenn die Genesung schon begonnen hat. Bei der

Katzenleukämie werden Antikörper erst produziert, wenn die primären Abwehrmechanismen des Organismus für den Kampf gegen die Viren (Leukozyten, Interferon) zu schwach sind. Die Produktion von Antikörpern ist die letzte Verteidigungslinie des Organismus (Dr. Wendel O. Belfield).

M. Fasquelle schreibt (in: La médicine moléculaire) mit Bezug auf Poliomyelitis:

„Es ist bemerkenswert, daß bei der Poliomyelitis – der paralytischen Form – der Heilungsprozeß schon beginnt, bevor erkennbar neutralisierende Antikörper produziert werden.

Im Verlauf der Poliomyelitis erfolgt zunächst die Bildung von Antikörpern vom Typus anti-H (Antigen eines Virus ohne infektiösen Charakter). Sie treten um den sechsten Tag herum auf. Nach 8 bis 15 Tagen findet man Antikörper des Typus anti-H und anti-N (das Antigen eines Virus, das infektiöse Virulenz besitzt), aber im allgemeinen noch in geringer Anzahl. Am Ende der Rekonvaleszenz bleiben nur noch die Antikörper anti-N übrig."

Merklen und Berthaux (a.a.O.) stellen fest:

„Im Verlauf einer Infektionskrankheit kann Resistenz gegenüber einer Auffrischimpfung auftreten, bevor sich im Blut zirkulierende Antikörper bilden, oder es kann die Immunität aufrechterhalten bleiben, auch wenn sich selbst durch die feinsten Techniken keine zirkulierenden Antikörper mehr nachweisen lassen."

Welche Rolle spielen die Antikörper wirklich?

„Der Zeitpunkt, zu dem die Antikörper normalerweise auftreten, läßt den Schluß zu, daß in der Dynamik des natürlichen Spiels der Immunabwehrkräfte die Antikörper nur eine sekundäre Rolle spielen. Sie scheinen die Funktion zu haben, den Organismus von noch zirkulierenden Antigenen zu reinigen.

Man kann sich ausführlich über die Funktionen der Antikörper verbreiten, Funktionen, die gewiß zahlreich und komplex sind. Sicher ist aber, daß es sich bei der Rolle, die ihnen von den fanatischen Impfbefürwortern zugeschrieben wird, um ein pures Phantasieprodukt handelt, zumindest bei den viralen Infektionen."

(Dr. Kalmar, a.a.O.)

Manche Immunologen gehen so weit, zu behaupten, die Antikörper seien überhaupt nur Begleiterscheinungen eines Angriffs auf den Organismus:

„Wenn wirklich alle Antikörper an der Immunreaktion auf eine natürliche oder künstlich durch Antigene hervorgerufene Infektion beteiligt sind, spielen viele von ihnen jedenfalls eine Rolle, über die noch kaum etwas bekannt ist. In der Praxis scheinen uns viele Antikörper nur Begleiterscheinungen einer aktuellen oder früheren Infektion zu sein."

Fasquelle (a.a.O.)

Kann eine Impfung die Krankheit überhaupt erst hervorrufen, gegen die sie angeblich vorbeugend wirkt?

Erinnern wir uns kurz, daß eine Impfung darin besteht, daß man einen pathogenen Keim (oder, im Fall von Tetanus und Diphtherie, ein Toxin) in den Körper einführt, und zwar in so abgeschwächter Form, daß die Krankheit nicht ausbricht, aber doch stark genug, um eine Reaktion des Immunsystems auszulösen. Unterhalb dieser „Pathogenitätsschwelle" hätte die Impfung keine Wirkung.

Was die viralen Impfstoffe betrifft, die heutzutage die gebräuchlichsten sind (Masern, Mumps und Röteln, Hepatitis, Grippe, Polio), tobt ein Kampf zwischen Anhängern und Gegnern der „toten" bzw. „lebenden" Impfstoffe. Die Anhänger der lebenden Vakzinen werfen den Anhängern der toten die Unwirksamkeit ihrer Methode vor, während die anderen die ersteren auf die Risiken der ihren verweisen.

In der Tat kann ein lebender Virus immer wieder virulent werden. Um diesen großen Nachteil zu beheben, benutzt man nur Teilstücke des Virus oder synthetische Viren und fügt den

Impfstoffen mit abgeschwächten Viren Immunstimulantien bei - die indessen keineswegs von allen Risiken frei sind -, um ihre relative Wirkungslosigkeit doch wieder aufzuheben.

Das Problem kompliziert sich, wenn man bedenkt:

> „Obwohl es möglich ist, Viren oder infizierte Zellen in vitro [2]) zu zerstören, ist es schwierig, die Bedeutung dieser Mechanismen in vivo [3]) einzuschätzen."
>
> (Grundlagen und Anwendung der Immunologie, a.a.O.)

Es kommt vor, daß der eingespritzte Impfstoff genau die zu vermeidende Krankheit hervorruft, wenn er auf der Basis lebender Keime aufgebaut ist (Polio-Schluckimpfung, BCG, Masern, Mumps, Röteln z. B.), und zwar bei Personen, die Defizienzen des Immunsystems aufweisen. Diese Fälle sind relativ selten, können aber nicht nur als Ausnahmen gelten.

Der häufigere Fall ist der, daß der Impfling an einer atypischen Form der Krankheit erkrankt. Man nennt solche Krankheiten dann Poliolike, Keuchhustenlike usw. Solche Manifestationen der Krankheiten, die oft gar nicht bemerkt werden oder die man für andere Krankheiten hält, sind sehr häufig. Die Homöopathen kennen den nicht enden wollenden Husten sehr gut, der im Gefolge von Keuchhustenimpfungen auftritt.

Was den Impfstoff gegen Masern, Mumps und Röteln betrifft, für den heute eine solche Propaganda gemacht wird, so hat sich dabei schon das selbe Phänomen gezeigt. [4])

Die atypischen Krankheitsformen sind für nicht besonders vorgewarnte Ärzte kaum identifizierbar, um so mehr, wenn es sich um den Rachen und das Rectum handelt. Die Proben, die

---

[2]) D. h. im Labor.

[3]) D. h. im lebenden Organismus.

[4]) „Atypical measles", Jama, Dezember 1972. „Altered reactivity to measles virus", Jama, Dezember 1967. „Atypische Masern bei sechzehnjährigen Jugendlichen nach Impfung mit toten Viren", Jama 1980.

man an atypischen Masern erkrankten Patienten entnahm, um das Virus zu entdecken, haben einheitlich negative Resultate ergeben (Médicine et Hygiène, 12.1.1983).

Man muß dabei wissen, daß die viralen Erkrankungen akute, rezidive, latente (d.h. eine „schlafende" Infektion, während der das Virus nicht mehr auffindbar ist, aber doch wieder in Erscheinung treten kann) oder subklinische (d.h. eine akute oder chronische Infektion ohne äußere Symptome) Verläufe nehmen können, bei denen sich das Virus jeweils nachweisen läßt. Die durch Impfungen injizierten Viren können verschiedene Formen der viralen Erkrankung auslösen.

Die in latentem Zustand im Organismus des Impflings zurückgebliebenen Viren können noch mehrere Jahre danach wieder aktiv werden, und zwar infolge einer natürlichen Schwächung des Immunsystems (Streß, Krankheit, Immundefizit mit verzögerter Manifestation usw.) oder einer provozierten Schwächung (Bestrahlung mit ionisierenden Strahlen oder Ultraviolett, Behandlung mit Kortikoiden usw.).

Der Impfling kann die Krankheit übertragen, ohne insoweit selbst krank zu sein.

Eine mit einem Impfstoff, der lebende Keime enthält, geimpfte Person ist gefährlich für ihre Umgebung. Man weiß, daß der Kontakt eines von einem Ekzem Befallenen mit einem vor kurzem Pockengeimpften schwere Folgen haben, ja sogar tödlich sein kann.

Ebenso kennt man durchaus Fälle, wo Poliomyelitis vom Kind, das den Impfstoff oral eingenommen hatte, auf die Mutter übertragen wurde.

„In seltenen Fällen kann der Rötelnimpfstoff Röteln übertragen. [3])

---

[5]) Wo aber endet oder beginnt hier die „Seltenheit", da sich die Studie nur auf 51 Familien bezog!

Eine jüngst an 51 Familien durchgeführte Studie hat den serologischen Beweis einer nicht-klinischen Rötelninfektion bei einem dreijährigen Kind erbracht, dessen zwei Brüder geimpft worden waren. Diese waren mit Sicherheit die einzig mögliche Quelle der Ansteckung des Dreijährigen. Gilbert Schiff (Cincinnati) hat ähnliche Fälle beobachtet."

Med. Trib., 22.6.1970

Eine Impfung kann einen Menschen für eine Krankheit anfälliger machen.

Ein noch nicht dagewesener Fall: Soeben hat die EG die Impfung von Rindvieh gegen Maul- und Klauenseuche verboten, da mit dem Import von geimpften Tieren das Risiko verbunden ist, daß auch infizierte Tiere, deren Krankheit latent und also nicht identifizierbar ist, mit eingeführt werden, und da das Problem, daß ein geimpftes Tier als potentieller Krankheitsüberträger auftritt, nicht ohne weiteres zu lösen ist.

„Allein schon die Produktion und Benutzung von Impfstoffen kann zur Einschleppung des infektiösen Virus in eine Tierpopulation führen, sei es durch Entweichen aus dem Labor, sei es durch die Verwendung von schlecht oder gar nicht oxydierten Impfstoffen." (Bericht der EG, 18.10.1989)

Auch kann das Phänomen der Hypersensibilität auftreten, d.h. daß eine mit einem aus abgeschwächten Viren bestehenden Impfstoff geimpfte Person für die Krankheit anfälliger ist, wenn sie mit dem starken Virus in Berührung kommt, was ja sicher nicht der Sinn der Sache sein kann!

In den Vereinigten Staaten mußten die vollständig inaktivierten, gegen Masern eingesetzten Vakzinen wegen ungenügender Wirksamkeit und der Hypersensibilität gegenüber der Krankheit, die sie bei den Impflingen erzeugten, aus dem Verkehr gezogen werden. Diese Hypersensibilität zeigt sich aber erst mehrere Monate oder Jahre nach der Verabreichung des Impfstoffs, nämlich dann, wenn der Geimpfte mit dem starken

Virus in Berührung kommt oder einen „lebenden“ Impfstoff erhalten hat und dadurch eine Krankheit entwickelt, die dann oft unter einer schweren atypischen Form auftritt oder mit Drüsenstörungen, Erythemen und gelegentlich hämorrhagischen Ödemen einhergeht.

In Israel sind in der Kindheit gegen Polio geimpfte Jugendliche an Polio erkrankt, nachdem sie mit Erwachsenen, die mit inaktivierten (lebenden) Viren geimpft worden waren, Kontakt bekommen hatten.

(Pour la Science, Januar 1990)

„Atypische Masern: Diese Krankheit wurde bei mit totem Impfstoff geimpften Kindern beschrieben, die danach dem starken Virus ausgesetzt worden waren. Über identische Fälle, weniger zahlreich und im allgemeinen gutartiger, ist immer häufiger nach Injektionen inaktivierter Viren berichtet worden. Sie sind durch einen sehr heftigen Beginn mit Fieberanfällen, fleckigem Hautausschlag zunächst an den Extremitäten (Knöchel, Handgelenk) mit Tendenz zur Körpermitte hin charakterisiert. Der Patient beklagt sich häufig über Kopfschmerz und Bauchweh. Nicht selten zeigen die Aufnahmen Lungenbefunde (knotige Infiltration); Periphere Ödeme sind häufig, bei manchen Patienten hartnäckig; die Verschattungen sind variabel; der Ausbruch ist nach etwa einer Woche vorbei.

Man hat verschiedene atypische Symptome beschrieben: möglich sind Gefäßverletzungen, Urtikaria, Petechien; möglich auch Rippenfellentzündungen, bei manchen Patienten häufig; Gelenkschmerzen in den Knöcheln; man hat sogar über einen Fall berichtet, wo die Krankheit in Lungengranulome überging!“

(Dr. Kernbaum, Hôpital St. Louis, Paris,
in „Revue médicographie“)

Dieses Phänomen der Hypersensibilität ist nicht spezifisch für virale Impfstoffe. Es existiert ebenfalls bei mit Anatoxin präparierten Impfstoffen (Vakzinen gegen Diphtherie und Tetanus). Da Hypersensibilität zu Reaktionen Anlaß gibt, die sogar tödlich sein können, dürfen Wiederholungsimpfungen höchstens nach 10 Jahren Intervall erfolgen.

Bei einer Tetanusinfektion hat das Anatoxin keine Schutzwirkung. Es zieht vielmehr 100prozentig den Tod des Patienten nach sich und beschleunigt ihn noch. Ratten, die am Ende der Inkubationszeit mit dem Toxin plus dem Anatoxin geimpft wurden, starben 24 Stunden früher als Tiere, denen allein das Toxin verabreicht worden war (8. Internationale Tetanuskonferenz, 1987).

Während der Diphtherieepidemien in Europa stellten u.a. Dr. Rendu und Prof. Tissot fest, daß die Krankheit bei mit Anatoxinen geimpften Patienten einen erheblich schwereren Verlauf nahm. Muß das nicht auf die Anwesenheit des Diphtherietoxins im Blut im Moment der Impfung zurückgeführt werden?

Die Rolle der genetischen Landkarte: der HLA-Komplex

Jeder Mensch besitzt eine einmalige biologische Identität. Das ergibt sich aus den Arbeiten von Prof. Dausset über den HLA-Komplex [1]) (Human Leucocyte Antigen - es war zuerst an der Oberfläche der Leukozyten nachgewiesen worden).

Für diese Arbeiten erhielt er den Nobelpreis für Medizin.

Sie sollten zunächst nur ein besseres Verständnis der biologischen Mechanismen ermöglichen, die den Organismus instand setzen, implantierte Gewebe oder Organe anzunehmen oder abzustoßen, führten aber bald zu viel weitergehenden Erkenntnissen über die grundlegenden Mechanismen der Im-

---

[2]) Jean Dausset ist Schüler von Prof. Jean Bernard. Er ist Direktor der Forschungsabteilung für Immungenetik der menschlichen Transplantationen am INSERM, Mitglied der Académie de médicine und er Académie des sciences, Professor am Collège de France und Professor für Immuno-Hämatologie an der medizinischen Fakultät Lariboisière – Saint Louis.

munreaktion beim Menschen. Sie erlaubten es, diejenigen Krankheiten festzustellen, für die ein Mensch besonders anfällig ist, aber auch jene, zu deren Bekämpfung er über natürliche Anlagen verfügt. Dadurch ist es also möglich geworden, auf Impfungen von Menschen zu verzichten, die eine gute Resistenz gegen bestimmte Krankheiten besitzen, doch auch von Personen, bei denen Impfungen das Risiko mehr oder weniger schwerer Störungen des Organismus mit sich bringen würden. Es läßt sich nun überdies feststellen, ob ein Mensch für Autoimmunkrankheiten prädisponiert ist. Wenn er einen HLA-B35 Locus besitzt, ist er für Arthrosen oder sekundäre Arthritis mit wiederholten Infektionen der Klassen A, G oder C anfällig.

Wie bestimmte Entzündungen der Bauchspeicheldrüse sich zu einer Diabetes auswachsen können, kann auch ein sehr empfindlicher Patient mit Röteln, Mumps oder einer viralen Infektion mit dem Coxsackie-Virus (das sich häufig im Darmtrakt findet und ähnliche Beschwerden wie Polio verursacht) zusätzlich Diabetes bekommen, falls er Träger des HLA-DR 3 und/oder DR 4, B8 und/oder B 15 ist.

Die Impfungen gegen diese Krankheiten sind bei solchen Personen kontraindikativ.

Eine Person mit dem CW 3 ist prädisponiert für Immunreaktionen auf virale Impfstoffe. [2])

HLA DR 3 disponiert zu explosiven Reaktionen auf jede Immunstimulierung.

In einem Vortrag, den Prof. Dausset im Oktober 1980 in Montreal hielt, erklärte er: „Die Kinderschutzimpfung gegen eine ganze Reihe von Krankheiten könnte bald zu einem Verfahren werden, das der Vergangenheit angehört." Und da es tatsächlich völlig überflüssig ist, Kinder gegen Krankheiten zu impfen, bei denen gar nicht die Gefahr besteht, daß sie von ihnen befallen werden, fügt Prof. Dausset hinzu: „Es werden

---

[2]) Für weitergehende Informationen über Krankheitsdispositionen siehe das Buch Dr. Corniks: „Médicine Prédictive un fantastique espoir" (Prognostische Medizin – eine phantastische Hoffnung), (Albin Michel).

also Impfstoffe dann nur noch bei Krankheiten mit erhöhtem Risiko verabreicht werden. Wir befinden uns in einer Epoche, in der jeder seine ganz persönliche Behandlung bekommen wird."

Leider sind wir zehn Jahre danach von dieser Möglichkeit immer noch weit entfernt. Aber jedem bleibt es unbenommen, seine genetischen Prädispositionen untersuchen zu lassen, um so seine genetische Landkarte besser kennenzulernen.

Der HLA-Komplex und die Impfungen

von Dr. Jacques M. Kalmar

Der HLA-Komplex, eine relativ junge Errungenschaft der Genetik, ist von größtem Interesse für uns, da er unsere ablehnende Haltung gegenüber einer blinden und autoritär verordneten generellen Impfpraxis vollauf bestätigt.

Das Chromosom 6 des Mannes und der Frau enthält eine sehr spezielle genetische Region (etwa den tausendsten Teil des Genoms).

Man nennt sie den HLA-Komplex (H für Human, L für Leucozyte, und A für Antigen oder erster Locus A (Figur 1). Im Jahre 1952 wies Jean Dausset einen antileukozytären Antikörper nach. 1958 postulierte er die Existenz des leukozytären

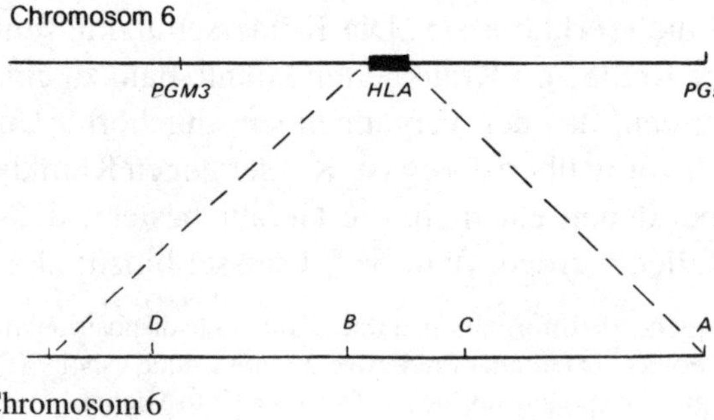

Abb. 1: Chromosom 6

Antigens, das er bei 60% der französischen Bevölkerung vorfand. In der Chromosomenregion HLA unterscheidet man vier Loci (Zonen), A, B, C, D, die man vergrößert in Figur 1 dargestellt findet.

In den Loci A, B und C ist die Ausbildung der Antigen-Moleküle an der Oberfläche aller Kerne besitzenden Zellen des Organismus codiert. Besonders reichlich sind sie auf den Leukozyten, Lymphozyten und den Milzzellen. Am wenigsten HLA-Moleküle besitzen die Nervenzellen, abgesehen von den roten Blutkörperchen, die gar keine aufweisen. Diese Moleküle bilden sich alle sechs Stunden neu, befinden sich im Blutplasma und werden mit dem Urin ausgeschieden. Die biochemische Analyse der HLA-Gewebemoleküle hat ergeben, daß sie zwei Untereinheiten enthalten: eine leichte, kugelförmige Polypeptidkette, bestehend aus 100 Aminosäuren, die an den drei Loci A, B und C identisch sind.

Es handelt sich um das Beta zwei Mikroglobulin (B 2m) mit einem Molekulargewicht, das 11.800 Daltons entspricht. Die Sequenz der Aminosäuren dieses Proteins weist gewisse Analogien zur Sequenz der Immunglobuline auf. Ihre Anzahl im Urin ist ein wichtiger Test bei gewissen Affektionen der Nieren.

Dieses Proteinmolekül ist an ein Glykoproteinmolekül mit einem 45.000 Daltons entsprechenden Molekulargewicht gebunden. Das ist die zweite Untereinheit der HLA-Moleküle, die durch eine schwere, spezifische Kette konstituiert ist. Denn sie trägt die Antigendeterminante.

Jeder Mensch besitzt acht Gewebeantigene, codiert durch vier väterliche HLA-Gene und vier mütterliche HLA-Gene. Insgesamt ist der HLA-Komplex ein „biologischer Personalausweis“. Er ist das Basiselement des **Haupthistokompatibilitätskomplexes,** der das Verhalten des Organismus bei der Abstoßung von Transplantaten bestimmt.

Es können Milliarden unterschiedlicher HLA-Formeln auftreten, und die Wahrscheinlichkeit, daß zwei nicht miteinander verwandte Individuen mit der selben HLA-Formel existieren, ist praktisch gleich Null.

Außer der Histokompatibilität ist der HLA-Komplex als genetischer Faktor für mehrere Krankheiten verantwortlich. Z.B. sind die Wirbelsäulenversteifung, die rheumatische Arthritis bei Jugendlichen, die Psoriasis arthropathica und bestimmte Formen der Schulterarthritis mit dem HLA-Antigen B 27 assoziiert; bestimmte Formen der Psoriasis mit HLA BW 17; Kinderdiabetes mit HLA BW 15; die Myasthenie, die Basedowsche Krankheit und die Addisonsche Krankheit mit HLA B 8 usw. Für uns ist das HLA-Antigen B 7 von besonderem Interesse. Außer daß es bei der Entwicklung verschiedener allergischer Asthmaerkrankungen eine Rolle spielt, **wirkt seine Anwesenheit auch der Aktivität des BCG entgegen.** Anders gesagt: Personen mit dem Marker HLA B 7 in ihrem Genom zeigen nach einer Impfung mit dem BCG keine Reaktion.

Man versteht auf diese Weise

„genetisch, was **klinisch** schon sehr deutlich zutage getreten war. Es ist absurd, hartnäckig auf einer Impfung oder Wiederimpfung mit dem BCG bei Personen zu bestehen, bei denen die Tuberkulosetests hartnäckig darauf bestehen, negativ zu sein. Denn dabei injiziert man ihnen Bazillen, auf die sie wegen der Anwesenheit des HLA-Antigens B 7 genetisch nicht oder kaum fähig sind, die richtige immunologische Reaktion zu zeigen."

„Le Quotidien du Médicin" vom 29. Juni 1976 schrieb zum Thema HLA-Antigen B 7:

„Dieses Phänomen zeitigt eine ganze Reihe von Konsequenzen. Insbesondere könnte es nun möglich sein, richtigere Impfpläne aufzustellen." So läßt sich verstehen, warum die üblichen Protokolle der „Impfungen" mit dem BCG gar keine sind, was wir ja schon immer behauptet haben.

1976 brachte „Le Quotidien du Médicin" Kommentare zum ersten Internationalen Symposion zum Thema „HLA und

Krankheiten“, das 1976 in Paris stattfand. Aber das ließ die Impfdienste ganz ungerührt. Sie fühlten sich nicht im geringsten bemüßigt, ihre gewohnte Impfpraxis mit dem BCG zu ändern. Vom Gesundheitsministerium bis zu den Impfanstaltsleitern spielt jeder weiter den Biedermann mit Schlafmütze. Sie geben vor, glühende Anhänger der Wissenschaft zu sein, hören aber nicht auf wissenschaftliche Argumente. Das einzige, was sie kennen, ist der Impfkalender, und im Chor rezitieren sie unaufhörlich die drei oder vier Slogans, die die Impfungen zu einem Wunder hinaufstilisieren.

Es ist wichtig zu wissen, daß alle Säugetiere ein dem menschlichen HLA-Komplex homologes System besitzen. Das uns am besten bekannte ist der Komplex H 2 des Chromosoms 17 der Maus. Dieser Komplex H2 schließt mehrere Genkategorien in sich ein:

– die Gene Ir (Immunreaktion)
– die Gene Is (Suppression der Immunreaktion)

Bei Anwesenheit eines Antigens (z.B. eines Virus, Bazillus, Bakteriums oder Toxins vakzinalen Ursprungs) führt die normale Reaktion eines Organismus in der ersten Phase zur Bildung des IgM. Das ist die réponse humorale primaire **(primäre Humoralreaktion).** Unter dem Einfluß der Gene Ir führt die Reaktion in einer zweiten Phase zur spezifischen réponse humorale secondaire **(sekundäre Humoralreaktion),** wobei IgC (Figur 2) gebildet werden.

Aber unter dem Einfluß der Gene, die die Immunreaktion unterdrücken (Is) und die durch die Lymphozyten codiert sind, den sogenannten **Suppressor-Lymphozyten,** gelangt die Immunreaktion nicht über die erste Phase hinaus. Dadurch, daß sie die sekundäre Humoralreaktion verhindern, verhindern die Gene Is auch die Bildung der Immunoglobuline IgC. Das Ergebnis ist ein Gefühl falscher Sicherheit nach der Impfung – was wir schon seit Jahren anprangern (Figur 3). So sind also Personen, die Träger der Gene Is sind, möglicherweise

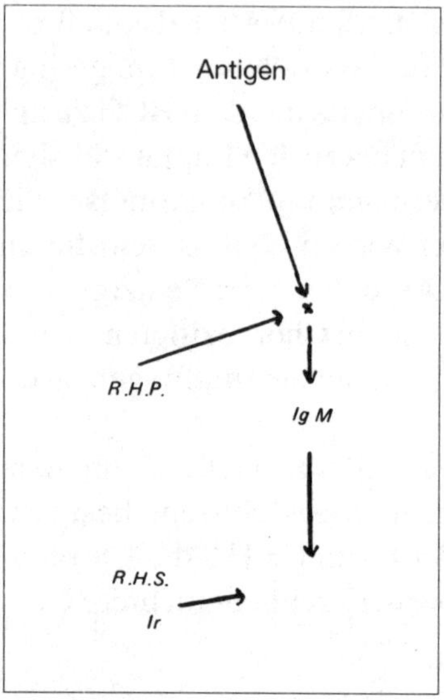

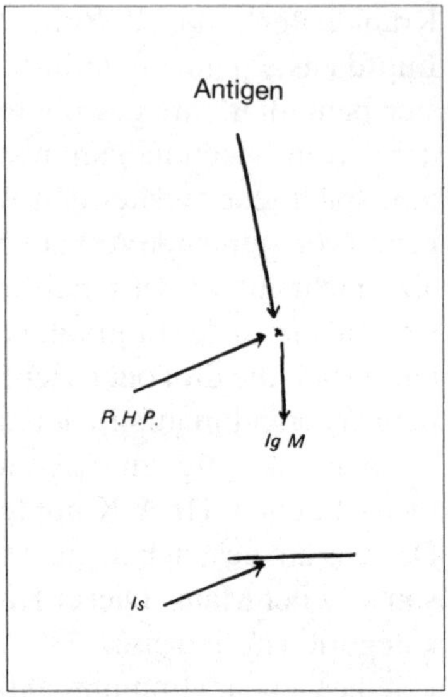

Abb. 2 Abb. 3

geimpft, aber keineswegs immunisiert. Das erklärt zweifellos die 7 bis 10% der Personen, die nicht auf Diphtherieimpfungen reagieren, und die 5 bis 6 Individuen auf 100.000 Menschen, denen die Polioimpfung keinen Schutz gewährt, um so mehr, als sich bei an Poliomyelitis erkrankten Personen eine anormale Häufigkeit von HLA B 7 feststellen läßt. Es liegt auf der Hand, daß für solche Menschen eine regelmäßige Überwachung und Präventivmaßnahmen erforderlich sind, wobei Impfungen keine Rolle spielen.

Immer wenn wir professionellen Impfspezialisten den Prozentsatz der Personen vor Augen hielten, die durch das Diphtherieanatoxin nicht immunisiert wurden, antworteten sie uns mit überlegenem Lächeln: „Ja natürlich, aber heute ist mit den Fortschritten bei der Herstellung der Impfstoffe der Prozentsatz der Menschen, die nach der Impfung nicht immunisiert sind, praktisch zu vernachlässigen."

So gibt es also bei diesem Problem zwei Akteure: die geimpfte Person und den Impfstoff. Der Impfstoff kann noch so wunderbare Eigenschaften haben - wenn die Person interferierende Gene besitzt, wird keine Immunisierung stattfinden. Aber das beunruhigt die Impfpraktiker erst recht nicht. Es ist sehr tröstlich, in einer so unruhigen und unsicheren Welt derart gelassenen Menschen zu begegnen...

In „Die Impfstoffe, I. Der Pockenimpfstoff", haben wir geschrieben: „Es ist wahrscheinlich, daß andere HLA-Komplexe, vielleicht auch Komplexe anderen Typs, immunologisch bedeutsam oder nicht, von denen wir nur noch nichts wissen, unsere kollektive Resistenz gegenüber bestimmten Krankheiten, z.B. den Pocken, erklären, und unsere individuelle Resistenz oder fehlende Resistenz gegen die eine oder andere Erkrankung."

Es sei noch angemerkt, daß die Gene Ir und Is zwar im menschlichen Genom existieren, daß es aber noch nicht möglich war, sie genau zu lokalisieren.

Diese kurzen Betrachtungen über den HLA-Komplex bestätigen wieder einmal, daß man bei den Impfungen mit einer Unbekümmertheit verfährt, die einfach ein Skandal ist.

Fortdauer der Immunität

Impfen heißt, eine natürliche Immunität durch künstliche Immunität zu ersetzen.

Man sollte gut im Auge behalten, daß bei den Diensten, die die Impfkampagnen organisieren, die Immunität als Funktion der Reaktionen der Antigene/Antikörper betrachtet wird, was, wie wir gesehen haben, ein sehr dürftiger, unvollständiger und vielleicht sogar irriger Ansatz ist. Die Wirksamkeit eines Impfstoffs ist dabei identisch mit seiner Fähigkeit, Antikörper im Blut des geimpften Individuums zu erzeugen. Statt Wirksamkeit müßte man also sagen: Fähigkeit zur Aktivierung.

Denn wenn es heißt, ein Impfstoff sei zu 70 oder 80% wirksam, so bedeutet das keineswegs, daß nun 70 bis 80% der geimpften Personen geschützt wären und daß sie die Krankheit auf keinen Fall bekommen werden, sondern nur, daß bei 70 bis 80% der geimpften Personen eine Produktion von spezifischen Antikörpern stattgefunden hat.

Ebensowenig stimmt es, daß 100% der Bevölkerung oder einer Bevölkerungsgruppe unvermeidlich der Krankheit zum Opfer fallen würden, wenn sie nicht geimpft wären, und daß infolgedessen die Impfung 20 bis 30% von ihnen Schutz gewährt.

Schon Dr. Rendu, der Untersuchungen zur Effizienz des Diphtherieimpfstoffs durchgeführt hat, wandte sich, indem er J. Legendre zitierte, gegen gewisse Immunologen, die die Auffassung vertreten: „Von jedem geimpften Individuum, das nicht angesteckt wird, muß angenommen werden, daß es von dem Impfstoff geschützt wurde"!

Bei den mörderischsten Epidemien, bei denen jede künstliche Immunisierung fehlt, überschreitet die Zahl der Kranken selten 20 bis 25%.

Man hat geschätzt, daß, als die großen Epidemien im Land wüteten, nur 7% aller Kinder in den ersten 15 Lebensjahren von Diphtherie befallen wurden.

Bevor mit den Impfungen begonnen wurde, erfaßte auch die Kinderlähmung nur einen sehr kleinen Prozentsatz aller Kinder.

Wenn man nur die Relation von Antikörpern und Immunität bei der Bewertung des Kollektivschutzes einer Population in Betracht zieht und überlegt, ob es wirklich wünschenswert wäre, Massenimpfungen durchzuführen, so müßten die Impfungen eine Reaktion von Antigenen und Antikörpern auslösen, die höher als diejenige ist, welche sich von Natur aus in einer nicht geimpften Bevölkerung entwickelt.

Einige Beispiele: Was die Röteln anbetrifft, so wiesen 90 bis 93% der jungen zwanzigjährigen Frauen auch schon vor dem

20. Lebensjahr Antikörper gegen Röteln auf, obwohl sie nicht geimpft worden waren! Wenn eine Impfung nur 80% Serumkonversion ergibt, ist sie nicht nur unnütz, sondern auch wirkungslos. Serologische Untersuchungen haben in Gegenden mit latenter Endemie einen Prozentsatz von immunisierten Personen aufgezeigt, der bei den unter 15jährigen über 90% lag. Eine in Paris im Jahre 1961 durchgeführte Studie ergab, daß 80% der sechsjährigen Kinder Träger von immunisierenden Antikörpern waren (Ministerielles Rundschreiben anläßlich der Masernschutzimpfungen vom 29. August 1969).

Die Poliospezialisten (u.a. Prof. Lépine) haben geschätzt, daß mindestens 80% der Bevölkerung Antikörper gegen das Poliovirus besaßen.

Die Ansteckung eines Individuums durch eine Krankheit unterscheidet sich in ihrem Verlauf total von der „kontrollierten" Ansteckung durch künstliche Immunisierung. Erstere mobilisiert die Abwehrsysteme des gesamten Organismus, die zweite verursacht nur einen Kurzschluß, da sie den Keim direkt in den Blutkreislauf einführt.

Man ist der Ansicht, eine Infektionskrankheit immunisiere den Menschen fürs ganze Leben. Aber diese Auffassung ist sicher allzu einfach, um richtig zu sein. Wahrscheinlich handelt es sich hier eher um eine Aussage statistischen Charakters (so wie es selten ist, daß man sich im Leben zweimal dasselbe Glied bricht oder daß eine Kanone zweimal genau dasselbe Ziel trifft), als um eine biologische Wahrheit.

Epidemiologische Untersuchungen, eine davon über Röteln in den USA, lassen glaubwürdig erscheinen, daß bei einer Epidemie ebenso die geimpften Personen wie auch jene, die früher schon die Krankheit gehabt hatten, von ihr befallen werden („The New England Journal of Medicine", Oktober 1970).

Wie auch immer: Was die von Impfstoffen bewirkte Immunität betrifft, so überprüft man sie durch die Analyse der im

Organismus erzeugten Antikörper, wobei es sich denn herausstellt, daß diese im Lauf der Jahre weniger werden. Fortdauer der Immunität nach einer Tetanusimpfung: Acht Jahre nach der Impfung wies keine der überprüften Personen einen niedrigeren Antikörpertiter als 0,01 IU/ml auf. Aber unter den vor 25 Jahren Geimpften waren 30% nicht mehr geschützt (die Autoren klagen darüber, daß Tetanusfälle auch bei Leuten mit einem Antikörpertiter, den man als ausreichenden Schutz angesehen hatte, vorkamen (Arbeiten des Staatsinstituts Kopenhagen).

Fortdauer der Immunität 25-30 Jahre nach einer in der Kindheit durchgeführten Diphtherieimpfung:

> „1981 wurden 403 zwischen 1950 und 1955 geborene Personen untersucht, die 25-30 Jahre früher mit dem Diphtherie-Anatoxin geimpft worden waren. 19% von ihnen(10% Männer und 26% Frauen) wiesen nicht mehr genügend Antikörper auf. Von den Versuchspersonen, bei denen die Impfung in der Jugend wiederholt worden war, waren 5% nicht mehr immunisiert“ (Int. Pharmaceutical Abstracts, 15. Nov. 1985).

Wenn die durch eine Infektionskrankheit, die als immunisierend gilt (die Tuberkulose ist im Gegensatz dazu eine Krankheit, die zur Rückfälligkeit prädisponiert), hervorgerufene natürliche Immunität wirklich definitiv ist, so erfordert jedenfalls die künstliche Immunität Auffrischimpfungen alle 10, ja 5 Jahre.

Trotzdem kann man sich Gedanken machen über die Richtigkeit dieser Theorien, die Folgen, die sie für die von den obligatorischen Impfungen Betroffenen haben, welche so während des ganzen Lebens wiederholten Injektionen diverser Antigene ausgesetzt sind, und ebenso über den Profit, den die Labors daraus ziehen, und über all das, was sich aus der Existenz behördlicher, repressiver Systeme für die ihnen unterworfene Bevölkerung ergibt, die mit solchen Programmen konfrontiert wird.

– Wenn, wie behauptet wird, die Diphtherie dank einer Erstimpfung der Kleinkinder verschwunden ist, warum muß man dann Kinder **und Erwachsene** das ganze Leben über impfen, um einem eventuellen Rückfall in die Krankheit vorzubeugen?

– Wenn 90% der gebärfähigen Frauen von Natur aus gegen die Röteln geschützt sind, warum muß man dann die ganze Bevölkerung **einschließlich der Knaben** impfen, um dann doch nur einen recht armseligen Immunschutz zu erreichen?

Die Behörden haben natürlich immer Antworten, aber keineswegs überzeugende, auf solche Fragen parat. Aus all dem folgt doch nur, daß aus dem individuellen Schutzakt, dem Impfakt, der Eckstein einer kollektiven Medizin wird, die sich als sozial betrachtet und vor nichts zurückschreckt, um ihren Einfluß weiter auszudehnen. [1])

„Um damit zu beginnen: Faßt man die epidemiologische Analyse des indischen Programms aus dem Jahre 1990 ins Auge, so ist man sprachlos bei der Entdeckung, daß ein so gigantisches Programm in Angriff genommen wurde, ohne daß man sich die Mühe gemacht hatte, sich die elementarsten Informationen über die Infektionskrankheiten zu besorgen. Man kennt nicht einmal die Häufigkeit der jeweiligen Erkrankungen. Wie soll es unter solchen Umständen möglich sein, eine Kosten-Nutzen-Rechnung für dieses Programm durchzuführen?

Und vor allem hätte man noch über eine weit detailliertere Analyse verfügen müssen als nur über die bloßen Fallzahlen. Man hätte sich z.B. darüber informieren müssen, inwieweit sich die Morbidität je nach Landesteil unterscheidet, sich informieren müssen, welche ökologischen, kulturellen, sozialen und sonstigen Faktoren diese Häufigkeit beeinflussen können und so das Gleichgewicht verändern, das zwischen Wirt, Parasit und Umgebung besteht. Man hätte untersuchen müssen, welche Tendenzen im epidemiologischen Krankheitsbild der verschiedenen Krankheiten in einem gegebenen Zeitraum auftreten, welche Strategien einzuschlagen wären, um in die natürliche Krankheitsgeschichte einzugreifen usw. Die Ritter des Kreuzzugs 1990 haben solchen diffizileren epidemiologischen Überlegungen nur wenig Aufmerksamkeit geschenkt und statt

[1]) Man lese zu diesem Thema die Nr. 91 und 93 von „Santé, Liberté et Vaccinations“ über die verborgenen Gefahren der Impfkampagnen.

dessen das Terrain lieber mit dichtem Maschinengewehrfeuer (den Impfstoffen) bestrichen. Außerdem und vor allem ist da noch das schwerwiegende Problem eines Vergleichs der Wirksamkeit der Impfstoffe unter kontrollierten Bedingungen und den davon verschiedenen Bedingungen in der Praxis.

Bei ihren Maßnahmen spekulieren die Funktionäre des Programms von 1990 anscheinend auf einen kollektiven Gedächtnisschwund. Sie hoffen, daß die katastrophalen Erfahrungen mit den großen Vertikalprogrammen, z.B. mit der massiven BCG-Kampagne, dem nationalen Programm zur Ausrottung der Malaria und den drei Versuchen zur Ausrottung der Pocken, die dem von der Weltgesundheitsorganisation geförderten internationalen Programm vorausgingen, längst in Vergessenheit geraten sind."

Prof. Banerji, Neu-Delhi, Professor für öffentliche Gesundheit.

Resistenz der Infektionskeime gegen ihre Angreifer

In unseren westlichen Ländern wird der Kampf gegen die Infektionskrankheiten vor allem als Kampf gegen die Krankheitserreger aufgefaßt. Denn die ganze Gesellschaft ist auf Theorien à la Pasteur eingeschworen, die besagen, daß einer Krankheit ein spezieller Krankheitserreger, eine Mikrobe oder ein Virus, entspricht.

Infolge dieses Postulats besteht seit einem Jahrhundert der Kampf gegen die Infektionskrankheiten in folgendem:
- Man isoliert den entsprechenden Erreger;
- man findet ein Medikament oder ein physikalisches oder chemisches Mittel, das den Erreger vernichtet, oder
- man führt den Krankheitserreger in abgeschwächter Form in den Organismus ein, damit dieser Antikörper entwickelt, die als Abwehrstoffe im Fall eines wirklichen Angriffs des selben Krankheitserregers dienen sollen: Das sind die Impfungen.

Alles, was unsere Gesundheit tangiert, erregt uns emotional und affektiv, was die nüchterne Überlegung erschwert. Aber da die Gesetze, die das Leben regieren - und also auch die Gesundheit (oder Krankheit) - für die Tierwelt die selben sind wie für die Menschen, ja auch die Pflanzen, kann man sich ihrem Verständnis auch auf dem Weg über die Landwirtschaft nähern. Das erleichtert die Sache.

Die Vernichtung der Krankheitserreger, also Mikroben, Viren und Bakterien, entspricht der Vernichtung der Parasiten, ja sogar des „Unkrauts" in der Landwirtschaft.

Die üblichen Methoden sind entweder der Direktangriff mittels physikalischer oder chemischer Waffen, oder der indirekte Angriff durch Impfungen, die, wie man glaubt, die Verteidigungsmaßnahmen der geimpften Organismen mobilisieren.

Auf den ersten Blick zeigt diese Taktik ermutigende Resultate. Auf den zweiten Blick **stellt man Resistenz fest.** Das Unkraut leistet den Herbiziden besseren Widerstand. Man muß die Dosis erhöhen, um das selbe Ergebnis zu erhalten. Das gleiche Phänomen zeigt sich bei den Krankheitserregern. Man muß die Antibiotika in immer stärkerer Dosierung verabreichen, um ein ähnliches Resultat wie vor einigen Jahren mit schwächeren Dosierungen zu erzielen.

In der letzten Zeit stellt man fest, daß auch Mikroben oder Viren Resistenz gegenüber Antikörpern entwickeln, die im Organismus bei Gelegenheit einer früheren Impfung entstanden sind! Die Viren durchbrechen also die Verteidigungslinien des Organismus, die Impfung wird unwirksam.

Die sehr seriöse amerikanische medizinische Zeitschrift „Jama" veröffentlicht in ihrer Nummer vom 30. September 1989 einen gut belegten Artikel über die Resistenz des Virus der Hepatitis B gegen die durch Impfungen entstandenen Antikörper.

Auf den dritten Blick beobachtet man **genetische Mutationen** in den Organismen, die diesen erlauben, gar nicht mehr auf den Aggressor, sei es ein Medikament, ein chemisches Produkt, ein Impfstoff oder sogar einen räuberischen Organismus, anzusprechen.

Z.B. verwendet man in Maiskulturen ein Herbizid namens Atrazin, dessen Wirkbereich im Chloroplast sehr genau definiert ist, wo es den Transfer der Elektronen bei der Photosynthese blockiert. Seit 10 Jahren sind nun Unkrautsorten aufgetaucht, bei denen der Wirkbereich des Herbizid mutiert hat und die deshalb total resistent sind.

Das wirft schwere Probleme in der Landwirtschaft auf, weiß man doch nicht, wie lange diese Resistenz noch auf Kulturpflanzen beschränkt bleibt, bevor sie sich auch auf Unkräuter ausdehnt. Wie könnte man dann die Folgekulturen von resistenten wiederausschlagenden Pflanzen freihalten?

Auf die gleiche Weise wird plasmodium falciparum, verantwortlich für Malaria, gegen Chinin resistent, der Koch-Bazillus gegen Antibiotika usw.

Diese Verwandlung lebender Organismen angesichts der ihnen drohenden Vernichtung müßte uns zwingen, unser Verhalten zu revidieren.

In der Landwirtschaft stellt man fest, daß sich nicht nur lebende Organismen anpassen, um zu überleben, sondern daß das Verschwinden einer Art auch die Ausbreitung anderer Arten begünstigt, so daß ein Übel durch ein anderes, das schwerer zu bekämpfen ist, ersetzt wird, und so weiter bis ins Unendliche.

Heute führt man genetische Manipulationen zur Erzeugung neuer Rassen durch, und zwar sowohl resistenter Pflanzen als auch räuberischer Organismen. Die Eskalation ist in vollem Gange.

Was im Bereich der Landwirtschaft geschieht, geschieht genauso in unserem Organismus. Die Phänomene sind die selben.

Insbesondere die Viren haben genaueste Anpassungen entwickelt. Sie mutieren und nehmen Formen an, die weniger leicht zu identifizieren sind, und kombinieren sich untereinander, so daß neue, noch tödlichere Krankheiten entstehen. Die durch Impfungen in den Organismus eingeführten Viren machen keine Ausnahme von dieser Regel.

Die Erforschung dieser Phänomene steckt noch zu sehr in den Kinderschuhen, als daß man die Konsequenzen nicht nur für unsere Gesundheit, sondern auch für die unserer Nachkommen auch nur annähernd abschätzen könnte. So weit ist die Forschung aber, daß wir schon jetzt allen Anlaß haben, die Wirksamkeit jedes Impfschutzes stark zu bezweifeln. Im Gegenteil: Die Impfungen lassen uns das Schlimmste befürchten, erschüttern sie doch nachhaltig die Gesundheit der geimpften Menschen und ihrer Kontaktpersonen.

Der Begriff des „abweichenden Typus“ bei den Impfungen

Die Gauß'sche Kurve von Dr. Kalmar

Seit Jahren behaupte ich, die wirksamste Methode bei der Bekämpfung der obligatorischen und systematischen Impfungen bestehe darin, von der Variationsbreite der individuellen Reaktionen auszugehen. Das erfordert, der beschwichtigenden und beruhigenden, aber radikal falschen Formel:

Impfung = Immunisierung,
also Schutz

die Formel gegenüber zu stellen:

Impfung = Variation
der immunologischen Reaktionen

Die Bedeutung der immunologischen Variationen im Verlauf der Impfkampagnen – deren Hauptergebnis ist, daß sie falsche Sicherheit erzeugen – läßt sich dadurch charakterisieren, daß man sich der Gauß'schen Kurve bedient. Darauf gestoßen bin ich bei der Lektüre der Zeitschrift „La Vie Claire“ vom Februar 1981 mit einem vorzüglichen, sehr interessanten Artikel von M.Montbel-Dasteux mit dem Titel: „Auf der Suche nach dem durchschnittlichen Franzosen“. Wir lesen dort, daß der „durchschnittliche Franzose“ ein Mythos ist, der auf dem arithmetischen Mittel einer Reihe von Kriterien beruht. Es handelt sich um einen für die Gängelung der Bevölkerung durch Verwaltung und Politik sehr bequemen Begriff. Er erlaubt es nämlich, das durchschnittliche Verhalten der Menschen in einer gegebenen Situation abzuschätzen. Doch auf der Ebene des Individuums entbehrt dieser Begriff jeglicher Realität. Der durchschnittliche Franzose ist also durch eine Gauß'sche Kurve definiert. Sie besitzt die Form einer Glocke und ist eine Häufigkeitskurve, fast symmetrisch zur Vertikalachse in der Mitte der Abszisse. Sie gehört zu dem Phänomen der Statistik, das man eine „Normalverteilung“ nennt. Das Häufigkeitsmaximum fällt mit der Kurvenmitte zusammen. Auf den beiden Seiten fällt die Kurve zu den Abszissen hin ab.

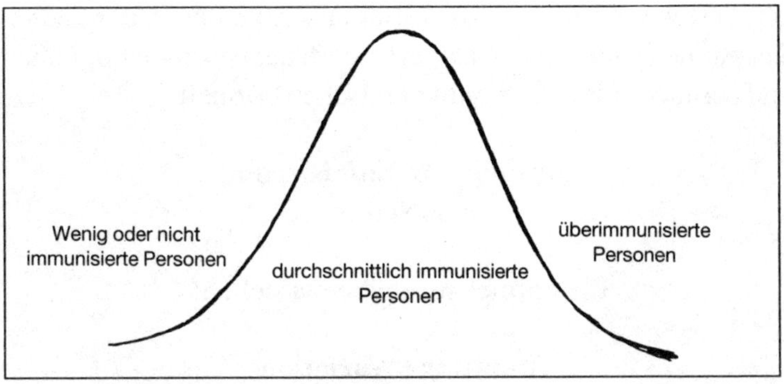

Abb. 4: Gauß'sche Kurve

Nun, die Lektüre eines Buches über Pharmakodynamik, das mir vor ein paar Tagen vor Augen kam, und insbesondere des Kapitels über toxikologische Tests echter oder vermeintlicher medikamentöser Substanzen zeigt, daß, wenn man die kleinste tödliche Dosierung einer Substanz für eine größere Gruppe einer gegebenen Tierart sucht – zum Beispiel für einige hundert Mäuse –, die für die Tötung der Mäuse erforderlichen Dosierungen sich verteilen wie eine Gauß'sche Kurve. In der Mitte liegen die Dosierungen, die am häufigsten tödlich sind. Links befinden sich die Mäuse, die schon an sehr schwachen Dosen sterben, und rechts jene, die gegen mittlere Dosen resistent sind und stärkere Dosierungen brauchen, um zu sterben.

Nebenbei bemerkt: Diese sog. DL 50-Methode (Letale Dosis 50, d. h. diejenige Menge, die die Hälfte einer gegebenen Anzahl Tiere vernichtet) ist vollkommen unsinnig. Aber es läßt sich sagen, daß auch die Verträglichkeit kranker Menschen gegenüber einer medikamentösen Substanz einer Gauß'schen Kurve entspricht. Die Substanz ist - wenigstens dem Anschein nach - für die Mehrheit der behandelten Personen einigermaßen verträglich, sehr gut verträglich für andere Personen (rechte Seite der Kurve), sehr schlecht verträglich für die linke Seite. Weisen wir noch darauf hin, daß allerdings auch eine mehr oder weniger gute Verträglichkeit nicht ausschließt, daß sich unter der Oberfläche verborgene und schleichende Stoffwechselstörungen bemerkbar machen.

Betrachtet man nun eine Anzahl geimpfter Personen, so wird es unter ihnen relativ gut immunisierte Menschen geben (Mitte der Gauß'schen Kurve), Menschen in kleinerer Zahl, die überimmunisiert sind (rechte Seite) und Menschen, die wenig, kaum oder überhaupt nicht immunisiert sind, je mehr man sich dem linken Ende der Abszisse nähert.

Aber die Impfdienste tun immer so, als ob sich alle Geimpften im Zentrum und in den dem Zentrum nächstgelegenen Teilen der Gauß'schen Kurve befänden, oder, anders ausgedrückt, als ob alle immunisiert worden wären, was impliziert, daß der

Begriff eines durchschnittlich Immunisierten mit dem des Geimpften überhaupt gleichgesetzt wird. Doch zeigt die Praxis, daß es auch den Typus des Abweichlers bei allen Graden der Immunisierung gibt, von der Überimmunisierung angefangen bis zum Fehlen jeder Immunität. Solche Personen sind zwar geimpft, aber nicht immunisiert, also auch nicht geschützt. Man übersieht sie einfach, weil man sich nicht die Mühe macht, nach der Impfung die immunologische Wirkung zu überprüfen. Und man überprüft sie nicht, weil man aus Prinzip und per definitionem alle geimpften Personen in den hypothetischen Pferch einer durchschnittlichen Immunität einsperrt, in dem „jedermann zufrieden ist und ein freundliches Gesicht macht", da jedermann immunisiert ist.

Und warum existiert eine solche Einstellung bei den Impfdiensten, die im übrigen recht gut wissen, worauf sie sich in diesem Punkt beschränken müssen? Einfach deshalb – und das wurde mir vom ärztlichen Direktor des Institut Pasteur zu einem Zeitpunkt bestätigt, als Prof. Monod als Generaldirektor amtierte –, weil postvakzinale Überprüfungen, u. a. in Form von Messungen der Antikörpertiter, für die Allgemeinheit zu beschwerlich wären.

Infolgedessen impft man unterschiedslos, sowohl die im Zentrum der Kurve und an der rechten Seite Befindlichen, bei denen es vielleicht auch ohne ginge, weil sie schon ausreichend immun sind, als auch die an der linken Seite der Gauß'schen Kurve Gelegenen, die aufgrund einer Defizienz ihres Lymphozytensystems nicht fähig sind, sich selbst zu immunisieren oder künstlich durch Impfungen immunisiert zu werden.

Was z.B. die Diphtherie im Fall des Ausbruchs einer neuen Pandemie betrifft, so wären 7% der Bevölkerung, also etwa 4 Millionen Menschen tatsächlich ohne Schutz, obwohl sie nach der offiziellen Lesart geschützt wären. Sie würden Diphtherie bekommen. Man würde dann bis zum Äußersten impfen und würde nach Erlöschen der Pandemie Kurven zeichnen, die zeigen, wie dank der Impfung die Diphtherie verschwunden sei. Die Gauß'sche Kurve aber hat den Vorteil, genau zu belegen, daß es mathematisch normal und logisch ist und immer so sein muß, daß eine bestimmte Anzahl von Menschen nicht immunisiert werden kann. Diese künftigen Toten oder Kranken erscheinen aber nicht in den amtlichen statistischen Berechnungen.

Vor einigen Jahren ließ ein Institut, das Institut Mérieux, um es doch beim Namen zu nennen, in den Schaufenstern einiger Apotheken Würfel aufstellen, die verschiedene Impfungen symbolisierten. Dabei wurde an die braven Staatsbürger, die gnadenlos geimpft werden sollten, die Frage gerichtet: „Sind Sie schon geimpft?“ Aber diese Frage besagt gar nichts. Sie hätte lauten müssen: „Sind Sie schon immunisiert?“ Die Absicht ist, im Hirn aller braven Staatsbürger, die sich noch nicht zur Impfung entschlossen haben, das Bewußtsein zu erzeugen, Impfung und Immunisierung sei ein und dasselbe. Zusatzfrage: Wie kann der brave, impfhungrige Staatsbürger sich Gewißheit darüber verschaffen, ob er noch immunisiert ist, wenn sich niemand die Mühe macht, das festzustellen? Anders gesagt: Da schon die Impfdienste sich nicht darum kümmern, so etwas festzustellen, wie soll dann der gute Durchschnittsfranzose, wenn er geimpft ist, wissen, ob er auch immunisiert ist?

3. Kapitel

Schutz der Allgemeinheit

Ist den Impfungen das Verschwinden der Epidemien zu verdanken?

Die Pocken

Beispiel Philippinen

Dieses Beispiel ist interessant, einerseits weil es sich um ein Land handelt, in dem die Pocken vor der Impfung stark endemisch waren, andererseits weil die Impfungen dort besonders massiv durchgeführt wurden.

Im Jahre 1905, als die Inseln von den Amerikanern besetzt wurden, lag die Pockensterblichkeit bei ungefähr 10%. Angesichts dieses ungeheuren Prozentsatzes ging man unverzüglich zu einer systematischen Impfkampagne über.

1905-1906, während diese Kampagne in großem Stil lief, manifestierte sich eine Epidemie: Die Sterblichkeit stieg auf 25%. Es wäre für die Impfgegner leicht gewesen, daraus für ihre Interessen günstige Schlüsse zu ziehen, so wie andererseits ihre Gegner nicht damit gezögert hätten, wenn die Sterblichkeit sich verringert hätte.

Wie auch immer, die Amerikaner ordneten jedenfalls eine sofortige Intensivierung der Impfungen an.

Von 1918-1920, als 95% der Bevölkerung geimpft worden waren, entwickelte sich trotz 15 Millionen in den 13 vorhergehenden Jahren durchgeführten Impfungen die schrecklichste Epidemie, die man jemals erlebt hatte. Die Durchschnittssterblichkeit stieg auf über 54%. Bei einer Bevölkerung von weniger als 11 Millionen Einwohnern gab es 112.549 Pockenfälle, davon 60.855 mit tödlichem Ausgang.

Diese Zahlen würden an sich schon genügen, um berechtigte Zweifel an der Wirksamkeit der Impfungen aufkommen zu lassen. Aber wenn man nun noch feststellt, daß in Manila, wo alle Einwohner geimpft und wieder geimpft worden waren, der höchste Prozentsatz von Todesfällen, nämlich 65,3%, registriert wurde, wird diese Skepsis vollauf bestätigt. Und müssen die Zweifel nicht schließlich zur Gewißheit werden, sobald man erfährt, daß auf der Insel Mindanao, deren Bewohner sich aus religiösen Gründen gegen die Impfungen gesperrt hatten, die niedrigste Sterblichkeitsrate mit nur 11,4% Todesfällen festgestellt wurde? Das bedeutet doch, daß auf diesem Teil des Archipels, dem einzigen, wo man nicht geimpft hatte, die Epidemie nicht ausgebrochen war! Die Sterblichkeit war praktisch genau so hoch geblieben wie zuvor. [1])

Ist es böser Wille, wenn man feststellt: Dort, wo geimpft worden ist, haben sich die Pocken ausgebreitet. Dort, wo man nicht geimpft hat, sind sie nicht weiter vorgerückt?

Professor Lépine aber weicht diesen Fakten aus und begegnet dem Ausbruch der Epidemie mit dem pauschalen Argument, er habe stattgefunden, weil es sich um schlechte Impfstoffe gehandelt habe. Mit diesem Argument haben die Anhänger der Impfungen schon immer operiert. Im Gegenteil –

---

[1]) Diese Zahlen und andere, die wir zitiert haben, sind dem Buch „Pour la Liberté des Vaccinations" (Für die Freiheit der Impfungen) von M. Marcel Lemaire, das leider schon vergriffen ist, entnommen. Einzelheiten wird der Leser in „Béchamp oder Pasteur" von D. Hume, S. 137–158, finden. Sie stammen aus dem amtlichen Bericht über das Forschungsprojekt auf den Philippinen (1921), das vom Generalinspekteur Léonard Wood geleitet wurde.

Die Erklärung für dieses Wiederaufleben der Pocken im Gefolge der Pockenimpfungen liefert Prof. Ramon:

„Die verschiedenen Impfverfahren, die kürzere oder längere Zeit nach Pasteur eingeführt wurden, direkt oder indirekt auf den gleichen Prinzipien wie die Methode Jenners und Pasteurs beruhen und lebende, natürlich oder künstlich abgeschwächte Mikroben verwenden, haben die selben Vor- und Nachteile wie die Virusimpfstoffe nach Pasteur im eigentlichen Sinn. Sie mögen unleugbar ihre Qualitäten besitzen, sie mögen in bestimmten Fällen eine Impfung in einmaliger und begrenzter Dosierung ermöglichen, sie mögen auch eine relativ lange Immunitätsdauer vermitteln. Aber solche Impfstoffe können ebenso auch ungünstige Wirkungen haben, wie sie allen aus lebenden Keimen bestehenden Impfstoffen inhärent sind."

nichts hat sie daran gehindert, die Legende der Wirksamkeit der Impfungen auf einer Reihe von Mißerfolgen aufzubauen, für die man noch stets Entschuldigungen gefunden hat, um den Mythos weiter aufrechterhalten zu können. Aber bis zum heutigen Tag muß dann dieser so ungeheuer wirksame Impfstoff doch recht mittelmäßig gewesen sein, denn 1971 erklärte die WHO, 15% der Impfstoffe, die in von Epidemien heimgesuchten Ländern benutzt würden, entsprächen nicht der Norm. Dies war denn auch die Ursache, der diese Organisation den Fehlschlag der Kampagnen zur Ausrottung der Pocken zuschrieb.

Jedesmal in der Geschichte der Impfungen hat man die Wirksamkeit und Sicherheit eines neuen Verfahrens gefeiert, um es dann in der Folge wieder aufzugeben und durch ein anderes zu ersetzen. Die Unwirksamkeit oder auch die Gefahren des vorhergehenden Verfahrens werden dann stillschweigend zur Kenntnis genommen, ohne daß man sich weiter darüber aufregt. So begann man damit, die Verdienste der Pockenimpfung mit Pockeneiter, -leinwand oder -krusten herauszustellen. Dann war es Jenners Vakzine, deren Wirksamkeit und Unschädlichkeit man in den höchsten Tönen lobte, und zwar mit derselben Überzeugung wie bei der vorhergehenden Technik, die aber jetzt von den Anhängern der neuen als gefährlich und ineffizient betrachtet wurde. Doch auch die neue Technik schlug bei zahlreichen Epidemien fehl, die in vollständig durchgeimpften Ländern wüteten. Man verfiel nun darauf, Wiederholungsimpfungen durchzuführen, ohne die Mißerfolge der Vergangenheit zur Kenntnis zu nehmen. In jeder Periode also das perfekte Verfahren, dem früheren, das doch einige Jahre vorher selbst schon perfekt gewesen war, weit überlegen!

Wir werden im folgenden zahlreiche Beispiele für solche Fehlschläge bringen, die, obwohl sie wiederholt auftraten, dem Ruf der Impfstoffe und ihrer Wirksamkeit keinen Abbruch tun konnten.

Die Ansicht von Professor Alfred Russel Wallace

In Kapitel 18 seines Buches „The Wonderful Century" (Das herrliche Jahrhundert) untersucht dieser hervorragende Wissenschaftler die Häufigkeit der Pockenimpfungen im Verhältnis zur Häufigkeit der Pockenerkrankungen. Für einen Wissenschaftler dieser Qualität war es eine Selbstverständlichkeit, nach einer vergleichenden Methode vorzugehen.

In der Stadt Leicester waren 95% der Babys bis zu dem Tag geimpft worden, an dem die Epidemie der Jahre 1871–1872 ausbrach. Die Zahl der Erkrankungen und die Zahl der Todesfälle machten die Nutzlosigkeit der Impfungen evident (erster Beweis). Die Behörden gaben nun die Impfungen auf und .... ergriffen hygienische Maßnahmen. Die Pocken verschwanden aus Leicester schneller als aus allen anderen Industriestädten, die im gleichen Grad durchgeimpft worden waren (zweiter Beweis)!

A. R. Wallace zog nun die Parallele zwischen dieser nicht geimpften Stadt und dem Heer und der Marine, die man als „vollständig durchgeimpft" bezeichnen konnte.

Höhe der Pockensterblichkeit		**pro Million**
Heer	(1873 - 1874)	37
Marine	(1873 - 1874)	36,8
Leicester	(1873 - 1874)	14,4

„Es ist also vollständig erwiesen, daß alle Erklärungen, durch die die Öffentlichkeit während so vieler Jahre getäuscht worden ist, absolut falsch sind. Es gibt keine fast lückenlose Immunität durch die Wiederholungsimpfungen in Heer und Marine. Niemand verfügt über einen Impfschutz. Wenn die Soldaten in Heer und Marine einer Infektion ausgesetzt werden, werden sie ganz genauso unter der Krankheit leiden wie die übrige Bevölkerung, ja sogar noch mehr. Im Laufe der 19 Jahre von 1889 bis einschließlich 1896, sind in Leicester, dessen Einwohner nicht geimpft worden sind, nur sehr wenige Menschen an Pocken gestorben. Die Behörde spricht von im Durchschnitt 0,01 pro 1000 Einwohner, was 10 Einwohnern auf 1 Million entspricht, und in den 12 Jahren von 1878 bis 1889 gab es nicht einmal ein Todesopfer pro Jahr!

Hier lagen also eine wirkliche Immunität und ein wirklicher Schutz vor. Sie existierten deshalb, weil man in der Bevölkerung genaue hygienische Vorschriften erlassen und strenge Isolierung eingeführt hatte, ergänzt durch eine fast vollständige Abstinenz von Impfungen.

Und weder das Heer noch die Marine weisen ein damit vergleichbares Resultat auf."

Die Anhänger der Impfungen werden dem entgegenhalten, daß das so reibungslose Verschwinden der Pocken aus Leicester den vorher durchgeführten Impfungen zu verdanken sei. Aber dieses Argument sticht nicht, da Heer und Marine kurz zuvor praktisch zu 100% wiedergeimpft worden waren, also über einen unendlich höheren Immunitätsfaktor verfügten – im Prinzip.

Das englische Experiment

Das Vereinigte Königreich, Heimatland Jenners, führte als erstes im Jahre 1872 die obligatorische Pockenimpfung ein: 85% der Kinder wurden geimpft. 1898, als man die Gewissensklausel, noch in sehr begrenztem Ausmaß, gelten ließ, fiel dieser Prozentsatz auf 61%. 1931 erreichte er mit der vollen Anwendung der Gewissensklausel 39% und fiel 1949, als die Impfpflicht aufgehoben und die Freiheit wiedergewonnen war, auf 16%.

Die obigen Zahlen zeigen die durchschnittliche Anzahl der Todesfälle insgesamt.

Nachfolgende Grafik zeigt schlagend, daß der Rückgang der Häufigkeit der Impfungen von einem Rückgang der Pockensterblichkeit gefolgt war. Wir werden uns freilich hüten, daraus den Schluß zu ziehen – wie es unsere Gegner tun würden –, daß die Pocken schon deshalb zurückgegangen seien, weil man weniger impfte. Aber wir stellen fest, daß, je weniger geimpft wurde, desto weniger Pocken auftraten, und daß man diesen Rückgang offenbar anderen Faktoren gutschreiben muß.

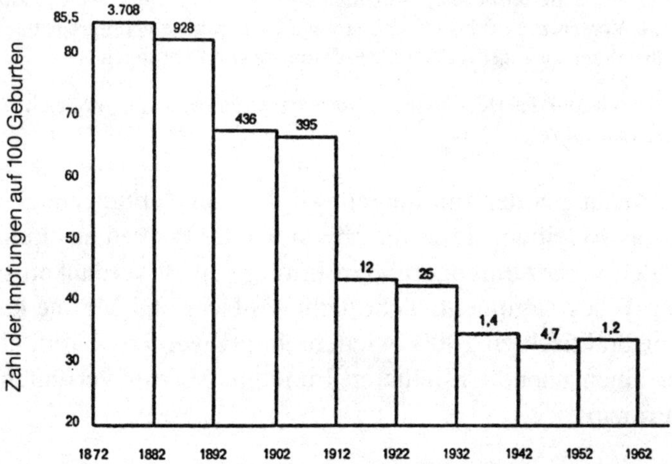

Abb. 5: Rückgang der Zahl der Pockenschutzimpfungen und Rückgang der Todesfälle durch Pocken in Großbritannien (jährl. Durchschnitt).

Einige Bemerkungen

a) Von 1872 bis 1882 waren 85,5% der Kinder jedes Jahr gegen Pocken geimpft worden, wodurch doch nicht verhindert werden konnte, daß die durchschnittliche jährliche Zahl der Toten auf 3.708 kletterte!

b) Heute – und das gilt seit 25 Jahren – wird jährlich nur ein Drittel der Kinder unter 5 Jahren geimpft. Die anderen zwei Drittel vertrauen auf ihre natürliche Widerstandsfähigkeit gegenüber dem Risiko einer Pockenerkrankung. Wenn man in Betracht zieht, daß einerseits die Zahl der Auffrischimpfungen praktisch zu vernachlässigen ist, und daß andererseits laut Auffassung der Impfanhänger der Grad der Immunisierung nach der Impfung 75% (?) nicht übersteigt; und daß schließlich die Immunität nur von sehr kurzer Dauer ist, da es in dem im Amtsblatt vom 12. August 1965 veröffentlichten ministeriellen Erlaß heißt, *nur die Personen, die vor weniger als 3 Jahren geimpft oder wiedergeimpft worden seien, könnten tatsächlich als immunisiert gelten* – wenn man also dies alles in Betracht zieht, muß man zu dem Schluß kommen, daß Großbritannien im Moment praktisch gegen die Pocken nicht mehr künstlich immunisiert ist.

Aber unter den zwei nicht geimpften Dritteln sind innerhalb 25 Jahren nur 4 Menschen an Pocken gestorben, während sich in der gleichen Zeit unter dem geimpften Drittel dank der Impfungen 86 Todesfälle ereignet haben. Die Todesfälle bei den Geimpften sind also 43mal so häufig wie bei den Nichtgeimpften! (Antwort des Gesundheitsministers an das Parlament vom 12.02.64, und Registrar general's Record, in „The Vaccination Inquirer".)

In der uns näher gelegenen und kürzeren Epoche zwischen 1953 und 1961 lassen sich aus den Statistiken des Gesundheitsministeriums folgende Angaben ermitteln:

11 Pockentote auf 37 Millionen Einwohner,
das bedeutet 1,22 pro Jahr und 0,026 pro Million.
37 Tote bei 500.000 Impfungen durchschnittlich im Jahr,
das bedeutet 4,11 pro Jahr und 8,22 pro Million.

Das Verhältnis der Toten in dem Bericht beträgt also 8,22 zu 0,026. Das heißt, daß dieser vorgebliche Schutz 316mal so oft tödlich ist wie die Krankheit selbst.
(P.R.Ord, „Santé, Liberté et Vaccinations" Nr. 28)

c) Die Impfbefürworter behaupten, es sei gerade die erhöhte Anzahl der Impfungen, auf Grund deren die Epidemien verschwunden seien. Sie argumentieren, daß man, wenn 70–80% der Bevölkerung geimpft sind, auf diese Weise eine Immunitätsbarriere schaffe, die stark genug sei, auch die nicht Geimpften zu schützen. Durch welchen geheimnisvollen Vorgang soll das geschehen? Indem die Impfungen die Ansteckungskette durchbrechen, sagen die Impfanhänger. Wenn ihr Argument richtig wäre, so hätte man, als nicht einmal mehr die Hälfte der Bevölkerung geimpft war, ein mächtiges Wiederaufleben der Pocken bemerken müssen. Aber das Gegenteil war der Fall, und die Anzahl der Geimpften stellte sich als ganz belanglos heraus. Wenn Großbritannien das Abnehmen der Pocken einer allgemeinen Pockenimpfung zu verdanken gehabt hätte, hätte die Krankheitskurve seither schon längst wieder einen ansteigenden Verlauf nehmen müssen, da eine enorme Zahl nicht geimpfter Kinder und Erwachsener der Krankheit ein weites Betätigungsfeld nicht immunisierter Menschen geboten hätte.

Man hat also die Wahl zwischen zwei Hypothesen:

Entweder entfalten sich die Pocken, die eine durch und durch ansteckende epidemische Krankheit sind, weitgehend dort, wo sie auf nicht geimpfte Opfer stoßen (wir haben gesehen, daß das nicht zutrifft),

oder die Pocken können sich in einer nicht geimpften Bevölkerung nicht ausbreiten, sofern bestimmte hygienische Bedingungen oder ein bestimmter Lebensstandard vorherrschen.

Einige evidente Beispiele für die Unwirksamkeit der Impfung

Wir beschränken uns darauf, einige amtliche Statistiken zu zitieren, die in „The Truth about Vaccination and Immunisation" (Die Wahrheit über Impfung und Immunisierung) von Lily Loat angeführt sind:

> „Als England maximal durchgeimpft war, war es nicht nur den härtesten Angriffen der Pockenkrankheit ausgesetzt, sondern zu dieser Zeit traten auch die meisten Erkrankungen bei Geimpften auf.

Die Statistik der Pockenklinik in Highgate zeigt, daß 1871 91% der Fälle bei Geimpften auftraten und daß 1881 bei einer Gesamtzahl von 491 Fällen 470 Kranke geimpft waren, was fast 96% entspricht. 'The Lancet' vom 23. Februar 1884 meldet folgende Zahl bei der Epidemie in Sunderland: 100 Fälle, davon 96 unter Geimpften, bei der Epidemie in Browley: 43 Pockenfälle, bei 43 geimpften Personen...

In der Stadt Sheffield, wo unzureichende hygienische Bedingungen herrschten, wütete von 1887–1888 eine schwere Epidemie. Von 7066 Erkrankten gehörten 5891 zur Kategorie der Geimpften, also 83,4%.

Auf 647 Fälle in Warrington kamen von 1892 – 1893 601, d.h. 89,2%, die bei Geimpften auftraten. Ebenso registrierte man in Birmingham 1892–1893 2616 Erkrankungen bei Geimpften (88,8%) im Vergleich zu 2945 Fällen insgesamt, und 739 auf 828 (89,3%) Fälle in Willenhall im Jahre 1894.

In London traten 1901 -1902 bei insgesamt fast 10.000 Fällen an die 7.000 Erkrankungen bei Geimpften auf."

Man wende nun bitte nicht ein, diese Unglücklichen seien zweifellos unzureichend geimpft gewesen!

„In Glasgow zeigten sich von 1900 bis 1902 126 Pockenfälle bei wiedergeimpften Personen. Bei einer davon 13 Tage nach der Wiederholungsimpfung, einer anderen 12 Tage danach, wieder einer anderen 10 Tage danach, bei vier Fällen 9 Tage und bei 13 Fällen 8 Tage danach.

Den unzweideutigsten Beweis für die Unwirksamkeit der Impfungen, die nicht einmal zwei Monate lang Schutz gewähren, liefert der von zwei Militärärzten am 25. November 1944 in »The Lancet« veröffentlichte Bericht über 100 Pockenfälle, die 1944 in der ägyptischen Armee auftraten. Alle Kranken außer vieren waren geimpft worden, 70 von ihnen weniger als zwei Jahre, und 16 weniger als zwei Monate vor Ausbruch der Krankheit. Von 14 tödlich verlaufenden Fällen hatten Personen, die erst vor kurzem geimpft worden waren, die Krankheit bekommen, und der eine kaum zwei Monate, bevor er an Pocken mit Blutungen starb."

Dr. Buchwald, der sein Lebenswerk diesem Problem gewidmet hat, veröffentlichte 1965 eine sehr überzeugende Untersuchung.[2])

[2]) Pockenschutzimpfung und postvakzinale Enzephalitis. „Die Medizinische Welt" Nr. 4, 23.1.1965.

Nachdem er gezeigt hat, wie seit 1796 (dem Jahr des Jennerschen Impfstoffs) bis heute sich die Vorstellungen über die Dauer der Immunität ständig geändert haben - die Ansichten reichen von „das ganze Leben über" bis zu „drei Jahren" – stellt er die Frage: [3])

„Wie lange dauert nun eine Immunität nach der Impfung wirklich?"

Der vorgebliche Impfschutz gegen einen Ausbruch des Übels existiert nicht. Bestenfalls gewährt die Impfung einen Schutz gegen den tödlichen Ausgang der Krankheit.

Da die Anhänger der Impfungen in der Überzeugung, sie gewährleiste einen Schutz fürs ganze Leben, glaubten, es handle sich um eine andere Krankheit, wenn eine geimpfte Person doch krank wurde, gaben sie dieser „anderen" Krankheit den Namen Variolosis (nach Winkle, in „Deutsche Medizinische Wochenschrift" 81 [4]), S. 220, 1956). Der Ablauf einer solchen „Variolosis" gleicht aufs Haar dem der wirklichen Pocken (Ausbruch, Eiterung, Austrocknung).

Am häufigsten tritt sie in abgeschwächter Form auf und heilt im Verlauf von drei oder vier Wochen aus. Aber die Geimpften können auch der schweren Form der Pockenkrankheit zum Opfer fallen. Herrlich beschreibt in der „Deutschen Medizinischen Wochenschrift" 83, S.1 427, 1958, den Fall einer Inderin, die jedes Jahr geimpft worden war, trotzdem 8 Monate nach der letzten Impfung von purpura variolosa befallen wurde und daran starb.

Man hatte schon seit langem die Tatsache, daß ein geimpftes Individuum ganz ebenso wie ein nicht geimpftes von

[3]) In Frankreich schätzt man diese Dauer auf 3 Jahre.

[4]) Das selbe Phänomen tritt bei jeder anderen Impfung auf.

Pocken befallen werden kann, dadurch zu erklären versucht, daß man von einer „Degeneration der vakzinalen Lymphe“ sprach.

In einem Bericht des Bundesgesundheitsamtes [5]) liest man, daß die vakzinalen Lymphen der Nachkriegszeit ungefähr 20mal so virulent waren wie die von vor dem Krieg. Aber trotz dieser so virulenten Lymphen stellt man seit dem letzten Krieg immer wieder fest, daß geimpfte Personen von dieser Krankheit befallen werden.

Hier die Beweise:

1. Griechenland 1950 (Pflichtimpfung für Säuglinge und Wiederholungen mit 8–10 Jahren)

Ein junger Mann von 21 Jahren, zweimal geimpft, wurde vor seiner Reise nach Nigeria, wo er ein Jahr blieb, zum drittenmal geimpft. Bei seiner Rückkehr erkrankte er 8 Tage nach seiner Ankunft in Athen. Es gab 13 Fälle mit 3 Toten. Alle erkrankten Personen waren geimpft.

2. Glasgow 1950

Eine geimpfte Person schleppte die Krankheit ein.

3. Brighton 1951

Eine geimpfte Person schleppte die Krankheit ein. 29 Kranke, 10 Tote, davon 9 geimpft, fünf davon mehrere Male.

4. Frankreich 1954

Ein aus Indochina zurückkehrender Fronturlauber (3 gesetzliche Impfungen plus mehrere andere während seiner Dienstzeit, die letzte vier Wochen vor seiner Abreise) schleppt die

---

5) Deutsche Medizinische Wochenschrift.

Pocken nach Vannes in der Bretagne ein. Er steckt seinen einjährigen Sohn an. Da man allgemein davon überzeugt ist, daß die Impfung des Vaters wirksamen Schutz bietet, denkt man an eine andere Krankheit und bringt das Kind in einen großen Saal eines Kinderkrankenhauses. 67 Personen werden angesteckt, davon 15 nicht geimpfte. 14 Tote. Von den 15 nicht geimpften Kindern stirbt keines. Drei nicht geimpfte Erwachsene bekommen die Krankheit, werden aber wieder gesund. Die 14 Toten waren alle geimpft. 10 starben an der schwersten Form der Krankheit, der hämorrhagischen, 4 an Komplikationen. Unter den Toten befanden sich der Amtsarzt und eine Krankenschwester, die sich noch einmal hatten impfen lassen, sobald sie von den Pockenfällen erfahren hatten.

5. Hamburg 1957

Ein 28jähriger Elektriker, der im ersten Lebensjahr und mit 12 Jahren geimpft worden war (vier Impfnarben am rechten Oberarm waren deutlich sichtbar), wurde am 27. 1. 1950 noch ein drittes Mal geimpft, bevor er im Auftrag seiner Firma nach Indien reiste. Diese Impfung bewirkt die Ausbildung gut sichtbarer Impfpusteln. Vom 14. bis 23. 4. 1957 kehrt er von Karachi aus per Flugzeug über Rom, Amsterdam und London, und von London über Amsterdam nach Hamburg zurück. In jeder Stadt macht er Station. Am letzten Tag seiner Reise, dem 23. 4. 1957, den er in London verbringt, erkrankt er leicht. Er kommt in Hamburg am Nachmittag des 24. 4. 1957 an.

Erst am siebten Krankheitstag diagnostizierte man Pocken. Aber trotz zahlreicher Kontakte des Kranken, trotz Fehlens jeder Desinfektion in den Flugzeugen und das 8 Stunden lang, und trotz der engen familiären Kontakte während der Inkubationszeit und der Krankheitsphasen des Ausbruchs, der Austrocknung und der Eiterung, trat kein weiterer Fall auf. Selbst das kleine 8jährige Mädchen, welches mit dem Erkrankten während der Zeit vom 25. bis 28. 4. 1957 „lockeren Kontakt“

hatte (Wohnung im gleichen Haus, Benutzung der gleichen Waschräume und der gleichen Toiletten), welches bisher noch nicht gegen die Pocken geimpft worden war, wurde nicht geimpft, es ist nicht erkrankt. [6])

6. Heidelberg 1958 - 1959

Ein Mediziner der Universitätsklinik Heidelberg, der schon als Kleinkind, dann in der Schule und schließlich mehrere Male in der Bundeswehr geimpft worden war, tritt am 6.10.58 eine Urlaubsreise nach Indien an. Am 27.11.58 erkrankt er in Hatton an undefinierbaren Störungen. Sie werden einige Tage später schwächer. Am 3.12.58 nimmt er das Flugzeug von Colombo nach Genf, dann am 4.12.58 ein anderes Flugzeug nach Zürich und von Zürich den Zug nach Heidelberg. Am nächsten Tag, den 5.12.58, nimmt er seine Arbeit an der Universitätsklinik Heidelberg wieder auf. Er begrüßt Kollegen und Patienten. Im Gesicht trägt er eine deutlich sichtbare Pustel. Aber keiner der Ärzte der Klinik, deren Chef Prof. Matthes ist, nimmt das Wort „Pocken" in den Mund als er von seinen Krankheiten kurz vor seiner Rückkehr aus Indien erzählt. Natürlich hatten sie alle sofort an Pocken gedacht. Aber keiner von ihnen glaubt Grund zu haben, dieser Spur nachzugehen, da ja ihr Kollege mehrere Male mit positivem Ergebnis gegen Pocken geimpft worden war. Am 15.12.58 erkrankt ein weiterer Arzt der Klinik, auch er geimpft, ebenso sein 7 Monate altes Kind, und zwar am 16.12.58. Am 18.12.58, also vierzehn Tage nach der Ankunft des Kranken in der Klinik, wird das Innenministerium, und am 19.12.58 das Bundesgesundheitsamt benachrichtigt.

In den darauffolgenden Tagen erkrankt die Zugehfrau, die am 12.12.58 die Wäsche aus einem bis dahin noch nicht geöffneten Koffer aufräumt. So erkranken in Heidelberg schließlich

[6]) Vgl. den Artikel von Dr. Buchwald in Santé, Liberté et Vaccinations, Nr. 18,5.5, ebenso „Abschaffung der Pockenimpfung".

der Arzt Nr. 1, der Arzt Nr. 2, dessen Kind, die Zugehfrau, ein Barbesitzer aus Kaiserslautern, dem der Arzt Nr. 1 im Zimmer von Prof. Matthes die Hand gedrückt hatte, eine 70jährige Patientin; eine Ärztin, etwas später Prof. Matthes selbst, eine Krankenschwester, ein Priester, ein Reporter und einige andere Patienten. Im ganzen 15 Personen, von denen 14 geimpft worden waren. Zwei starben: die nicht geimpfte Ärztin und die geimpfte 70jährige Patientin.

7. Brüssel 1960

Ein im Mai 1960 geborenes Kind wurde im April 1961 zum ersten Mal im Kongo geimpft, wo seine Mutter in einem Krankenhaus arbeitete, das zahlreiche Pockenkranke beherbergte. Kurze Zeit vor ihrer Abreise nach Brüssel, die am 12.10.61 erfolgte, wurde das Kind zum zweiten Mal geimpft. Am 14.10.61 wurde es unter Pockenverdacht ins Krankenhaus eingeliefert. Es starb am 18.10.61.

8. Ansbach 1961

Der Fotograf K. E., der als Kleinkind, in der Schule und mehrere Male im Zusammenhang mit beruflichen Reisen in Indien geimpft worden war, war das letzte Mal einige Monate bevor er erkrankte geimpft worden. Bei seiner Rückkehr aus Indien hatte er einen starken Hautausschlag. Er erzählte einem Freund in Frankfurt davon, der sofort an Pocken dachte und das Gesundheitsamt in Frankfurt verständigte, das wiederum das in Ansbach benachrichtigte. Der Pockenverdacht bestätigte sich. In Zusammenarbeit mit der WHO machte man alle Personen ausfindig, die seit K.E.s Abreise aus Indien mit ihm in Berührung gekommen waren. Sie alle waren, einschließlich seiner Eltern, mehrere Male geimpft worden, erkrankten aber an Pocken. Die Mutter starb, der Vater und K.E. selbst wurden wieder gesund. Etwas später, als K.E. schon wieder aus der Quarantäne entlassen war, erkrankte auch der Hausarzt der Familie, der vier Wochen zuvor geimpft worden war.

9. London 1962

Zwei Pakistani waren am 21.11.61 in ihrem Land nach den gesetzlichen Vorschriften geimpft worden. Beide erkrankten bei ihrer Ankunft in London an Pocken und starben im Januar 1962 in London. Zweifellos hatten sie das Unglück gehabt, unmittelbar nach der Impfung angesteckt zu werden, also zu einem Zeitpunkt, wo, wie wir noch sehen werden, die Anfälligkeit für die Krankheit besonders groß ist.

10. Simmerath, Kreis Monschau

Eingeschleppt aus Indien durch eine geimpfte Person.

11. Düsseldorf 1962

Ein Ingenieur aus Düsseldorf, Herr W.J., der als Kleinkind und in der Schule geimpft, mehrere Male wiedergeimpft und das letzte Mal vor zweieinhalb Jahren geimpft worden war, reiste beruflich nach Liberia. Nach seiner Rückkehr machte er zahlreiche Reisen durch Deutschland und kam dabei mit vielen Menschen in Berührung. Besonders intensive Kontakte hatte er mit seiner Frau und seinen Kindern. Die Familie beschäftigte auch eine Aushilfe. Nach der Einlieferung Herrn Js. ins Krankenhaus wegen Pocken erkrankten seine mehrere Male geimpfte Frau sowie einer seiner Söhne, dessen Impfreaktion negativ gewesen war, an Pocken. Alle Personen, die Kontakt mit Herrn J. gehabt hatten, wurden unter Quarantäne gestellt, die Kranken isoliert. Die Zugehfrau und die drei anderen Kinder Herrn Js. wurden nicht infiziert.

Die Personen, die die Kranken behandelten, sowie die unter Quarantäne gestellten Personen wurden geimpft. Die Krankenschwester Elisabeth S., als Kleinkind und im Schulalter geimpft, wurde am 1. Januar wiedergeimpft. Da sie den Impfstoff nicht annahm, wurde sie am 6. Januar erneut geimpft. Sie betreute die Mitglieder der Familie, nicht die Kranken. Am 12. Januar erkrankte sie und starb am 19.

Die Krankenschwester Martha L., die ebenfalls wiedergeimpft worden war, starb am 17. Februar in Düsseldorf. Im ganzen gab es 23 Erkrankungen.

In allen Fällen, die wir hier untersucht haben, hatten die Träger der Krankheitskeime die Krankheit aus Ländern mitgebracht, wo Pocken endemisch sind und mehr oder weniger große Epidemien hervorrufen. *All diese Personen waren nach den Gesetzen ihrer Länder mindestens zweimal, andere noch öfter geimpft worden. Die Mehrzahl von ihnen hatten vor der Abreise ins Ausland oder vor der Rückkehr in die Heimat Auffrischimpfungen bekommen. Trotzdem wurden sie krank.*

Indessen nahm die Krankheit in den meisten Fällen einen relativ glimpflichen Verlauf, mit Ausnahme der beiden Pakistani und des Kindes aus dem Kongo. Dieses Kind und die beiden Pakistani hatten höchstwahrscheinlich das Unglück, sich sehr kurze Zeit nach der Impfung anzustecken. All diese Personen waren, da man ihnen entsprechende Versicherungen gemacht hatte, vom wirksamen Schutz der Impfungen überzeugt, die sie hatten durchführen lassen. So dachten sie, wenn im Verlauf ihrer Krankheit Hautausschläge auftraten, an alles andere, nur nicht an Pocken.

Aber es waren eben doch Pocken.

Im Lichte dieser Erfahrungen muß man mit ziemlicher Sicherheit zu dem Schluß kommen, daß Impfungen nicht gegen eine Ansteckung mit Pocken schützen. Man kann mit fast ebenso großer Sicherheit ergänzen, daß für einen Menschen, der das Unglück hat, während eines bestimmten Zeitraums nach der Impfung mit dem Pockenvirus angesteckt zu werden, diese Impfung und die ihr folgende Ansteckung den sicheren Tod bedeuten (der Fall des Amtsarztes und der Krankenschwester in Frankreich, der beiden Krankenschwestern in Düsseldorf, der Pakistani in London, des belgischen Kindes in Kongo).

Wir sehen uns daher gezwungen, festzustellen, daß die Pockenepidemien in der Bundesrepublik und die Opfer dieser Epidemien aufs Konto der falschen Impfpropaganda der Gesundheitsbehörden gehen. Ähnliche Unglücksfälle werden sich übrigens nur dann wiederholen, wenn der Glaube an den von den Impfungen gewährten Schutz in einem Großteil der Bevölkerung lebendig bleibt. Solange man die Bevölkerung in diesem Irrtum beläßt, wird jeder, der bei der Rückkehr aus dem Ausland von einer Krankheit befallen wird, an alles denken – nur nicht an die Pocken.

Ohne diese falsche Propaganda wäre die Krankheit in Düsseldorf, Ansbach und Heidelberg weit früher erkannt worden. Man hätte ihre Ausbreitung verhindern können, ebenso die Todesfälle. Ja, die Pockenkranken dürfen auf keinen Fall von gerade geimpften Personen betreut werden, da eine solche Wiederholungsimpfung für diese ein erhöhtes Risiko bedeutet (nach Herrlich in der DMW, Nr. 86, S. 2024, 1961). Herrlich schreibt anläßlich der Massenimpfungen bei Epidemien: „Sie sind wirksam nur bis zum fünften Tag der Inkubationszeit. Danach sind sie eher schädlich!"

Die Pocken haben sich in den Ländern des Orients gehalten. Zwischen ihrer Häufigkeit und der der Impfungen besteht kein Zusammenhang.

Wenn Impfungen die einzige Ursache für das Verschwinden der epidemischen Krankheiten wären, müßten die Ergebnisse in allen Ländern, wo man ausgiebig impft, identisch sein. Doch weiß man recht gut, daß z.B. in Indien und Pakistan die Pocken trotz intensiver und wiederholter Impfkampagnen nicht ausgestorben sind. Man muß sich also klarmachen, daß hier ein anderer Faktor im Spiel ist. Er ist es, nicht der Impfstoff, der die Entwicklung der Krankheit beeinflußt. Im übrigen wurde in der Aprilnummer 1964 der „Sélection" auf die Bereitstellung eines neuen Produktes, des BW 33.7.57, hingewiesen, das nach der medizinischen Zeitschrift „Lancet“ seit der Erfindung der Impfung den vielleicht größten Fortschritt im Kampf gegen die Pocken darstellen soll. Es wird die Wirkung der Impfungen im Vernichtungskampf gegen die Epidemien möglicherweise weit übertreffen (das würde uns gar nicht überraschen!). Und der Artikel bringt folgendes Beispiel, das praktisch auf ein Geständnis hinausläuft:

„Im Verlauf einer Epidemie, die im Sommer 1963 in Madras (Indien) ausbrach, erhielten 1.100 Personen, die enge Kontakte zu Pockenkranken gehabt hatten, das neue Produkt. Man stellte fest, daß bei ihnen drei leichte Fälle der Krankheit auftraten. Im Gegensatz dazu registrierte man bei einer gleichen Anzahl von Kontaktpersonen, die, zum größten Teil geimpft, das Medikament nicht erhalten hatten, 78 Fälle von Pockenerkrankungen, davon 12 Tote.“

Nach einem Bericht des Staatsinstitus für Infektionskrankheiten in Delhi „hat die nationale Kampagne gegen die Pocken, die 1962 begann, in 167 Bezirken (u.a. dem Staat Madras, wo die Impfungen noch im Gange sind) ihr Ziel erreicht. In 156 weiteren Bezirken wird sie fortgesetzt. 302 Millionen Menschen sind geimpft oder wiedergeimpft worden.“

Nun zählte Indien damals 490 Millionen Einwohner, was besagt, daß in den Jahren 62 und 63 ein Prozentsatz von etwa 61% der Gesamtbevölkerung Indiens gegen Pocken geimpft oder wiedergeimpft worden war. Stellt man die früheren Impfungen in Rechnung, so scheint es nicht zu hoch gegriffen, wenn man veranschlagt, daß mindestens 80% der Bevölkerung geimpft worden waren. Die Tatsache, daß sich trotz eines Prozentsatzes von Impfungen, wie er weder in England noch in Frankreich (wo die Pocken inzwischen unbekannt sind) erreicht wird, in Indien immer noch Epidemien entwickeln können, zeigt ohne jeden Zweifel, daß die Ursachen für den spektakulären Rückgang der Pocken in bestimmten Ländern, durchgeimpft oder nicht, nicht bei den Pockenimpfungen, sondern anderswo gesucht werden müssen.

Dem Staat Madras im besonderen attestierte der Bericht des Jahres 1957, daß 95,7% der Bevölkerung geimpft worden waren (und 21,9% jedes Jahr wiedergeimpft, was eine Auffrischimpfung praktisch alle fünf Jahre bedeutet!). Weiter wurde angegeben, daß im selben Jahr 3.893 Menschen an Pocken starben.

Dieser außergewöhnlich hohe Anteil an Geimpften hinderte übrigens nicht, daß sich der Prozentsatz der Todesfälle bei Personen über 10 Jahren 1960 noch auf 31,1% belief (nach dem oben zitierten Bericht aus dem Jahre 1962).

Dieser Fehlschlag in einer zu 95,7% durchgeimpften Bevölkerung entkräftet endgültig die Behauptung des französischen Gesundheitsministeriums, nach der nur eine 70–80prozentige Durchimpfung der Bevölkerung geeignet ist, Frankreich weiter von den Pocken freizuhalten. Seit mehreren Jahren hat Frankreich einen so hohen Prozentsatz nicht mehr erreicht (England seit einem halben Jahrhundert nicht mehr). Und selbst angenommen, es wäre so, wie es in Schweden, England und Deutschland vor den Epidemien von 1870 - 1873 der Fall war, selbst angenommen, wir wären wie die Inder zu 95% geimpft, so sehen wir doch, daß der Schutz, den wir genießen, ganz anderen Ursachen zu verdanken ist!

Es ist interessant, sich ins Gedächtnis zurückzurufen, daß, wie wir gesehen haben, alle früheren englischen Kolonien seit der Zeit Jenners systematisch durchgeimpft worden sind. In Kanada sind die Pocken seit fünfzig Jahren unbekannt, obwohl man dort in den englischsprachigen Provinzen seit langem toleriert hat, daß die Zahl der Geimpften abnimmt. Umgekehrt hat in Indien trotz systematischer Wiederholungsimpfungen der Mißerfolg bis in die letzten Jahre angehalten, d.h. bis zu einem Augenblick, in dem man sich endlich klar darüber wird, daß man diese Geißel der Menschheit erst überwinden wird, wenn man die elementarsten hygienischen Maßnahmen trifft

(Isolation und Pflege). Diese Mißerfolge traten mit Sicherheit deshalb auf, weil man sich blindlings auf die Behauptung verließ, die Impfstoffe seien wirksam.

Eine andere besonders interessante Erfahrung hat man in Sumatra gemacht. Sie wurde im „Bericht über eine Pockenepidemie in der Provinz Nordsumatra" vom Chefarzt des Goodyear-Krankenhauses in Dolok Mérangir, Dr. E.W. Diehl, analysiert – (in „Die Medizinische Welt" Nr. 17, 26. April 1969, S.1012). Dr. Diehl, Facharzt für Chirurgie, arbeitet seit mehr als sieben Jahren als Chefarzt dieses Krankenhauses im feucht-heißen Nordostteil Sumatras. Unter dem oben angegebenen Titel schildert er seine Erfahrungen, die er anläßlich einer Pockenepidemie in den Tropen gemacht hat.

In Sumatra findet die erste Impfung ab dem 5. Monat nach der Geburt statt. Von da an wiederholt man die Impfung jedes Jahr.

Aufgrund der Größe des Landes ist es nicht möglich, eine exakte Statistik über den Grad des „Impfschutzes" der Gesamtbevölkerung zu erstellen. Diehl schätzt, daß sich die „Impflücke" (der Prozentsatz der Gesamtbevölkerung, der nicht geimpft ist) auf nicht mehr als 20% belaufen könne. Er gibt diese Zahl an, da die Impfexperten behaupten, eine Impflücke von 20%, der ja eine Durchimpfung der Bevölkerung von 80% entspricht, bedeute einen sicheren Schutz gegen Pockenepidemien.

Anfang November 1966 hatte er mit der jährlichen Routineimpfung begonnen. Im Lauf des Monats November 1966 wurden fünf gutartige Pockenfälle, die alle Impfnarben aufwiesen, in die Isolierstation des Krankenhauses eingewiesen.

In dieser Gegend kommen 95% der Plantagenarbeiter aus dem übervölkerten Java, wo Pockenepidemien, trotz ununterbrochener Impfungen, eine Alltäglichkeit sind, und es ist sehr wahrscheinlich, daß die Pocken von solchen javanischen Arbeitern eingeschleppt worden waren.

Dr. Diehl, der auf die Wirksamkeit der gerade erst erfolgten Impfung, desgleichen auf die Tatsache der gutartigen Manifestation und günstigen Entwicklung der Krankheit bei diesen fünf Patienten baute, machte sich nicht über Gebühr Sorgen.

Im Dezember 1966 und dann auch im Januar 1967 wurden jedesmal weitere fünf Kranke ins Krankenhaus eingeliefert.

Aber als im Februar und März die Zahl der Fälle anstieg und es sogar Tote gab, ordnete Dr. Diehl, der zu diesem Zeitpunkt noch an die Wirksamkeit der Impfungen glaubte, eine neue Impfung der gesamten Bevölkerung an.

Zu diesem Zweck verwendete man einen aus Medan kommenden Impfstoff und impfte mit großen, tiefen Schnitten.

Bis zu dieser neuen Impfung waren 103 Fälle, 5 davon tödlich, aufgetreten. Nach der Impfung stieg die Anzahl der Fälle steil an: 51 im April und 57 im Mai 1967. Da man im August fünf Todesfälle registrieren mußte, alarmierte Dr. Diehl die Regierung. Nach zahlreichen mit großem technischen Aufwand durchgeführten Untersuchungen schrieben die Experten den Fehlschlag der Impfungen wie gewöhnlich „einer mangelhaften Impftechnik“ und einem „unwirksamen Serum“ zu und ordneten eine neue Impfkampagne mit einem „hochwirksamen“ Impfstoff an.

Dr. Diehl war inzwischen skeptisch geworden und warnte vor dieser neuen Impfung: „Obwohl ich aufgrund meiner Erfahrungen mit der ersten Impfung starke Bedenken entwickelt hatte, konnte ich mich angesichts der etwa 24.000 Plantagenarbeiter, für die ich verantwortlich war, dieser von der Regierung angeordneten Impfung nicht widersetzen und mußte dem Schicksal seinen Lauf lassen.“ Die neue Impfung wurde Anfang September 1967 durchgeführt. Im Laufe von 15 Tagen wurden 28.000 Plantagenarbeiter mit ihren Familien geimpft.

Der „Erfolg“ wurde durch eine Flut von 43 neuen Fällen mit der höchsten Sterblichkeit, die es bis dahin in den Monaten der Impfung gegeben hatte, erkauft: 6 Todesfälle.

In den folgenden Monaten traten unaufhörlich weitere Fälle auf. Von September 1967, dem Datum der Impfung mit dem „hochwirksamen“ Impfstoff, bis September 1968 wurden 209 Personen von der Krankheit befallen, die alle geimpft worden waren. Von diesen 209 Personen hatten 60% auf die Impfung mit der Ausbildung von Pusteln reagiert, was als Zeichen dafür gilt, daß ein sicherer Schutz gegen die Krankheit vorliegt.

Auf Sumatra wurde außer der Behandlung und Isolierung der Kranken weiter nichts gegen die Krankheit selbst unternommen. Die Zahl der Fälle nahm dann langsam ab, man hatte keine Todesopfer mehr zu beklagen, und im Februar 1969 erlosch die Epidemie.

Diehl legt Wert auf den Umstand, daß er im Verlauf der Krankheit keinen Unterschied zwischen den mit „Erfolg“ Geimpften und denen, die „ohne Erfolg“ geimpft worden waren, entdecken konnte, also keinen Unterschied, der auf einen mildernden Einfluß der Impfung hätte schließen lassen.

Die im April 1967 wiederholte Impfung hatte offenbar keine Wirkung auf die Epidemie, denn die Zahl der Fälle wies steigende Tendenz auf, und im Monat August 1967 hatte es fünf Todesfälle auf 16 Erkrankungen gegeben, also 35% Sterblichkeit.

Auf jeden Fall hatte die Wiederimpfung eine negative Auswirkung gehabt. Tatsächlich bestand ihre Wirksamkeit wahrscheinlich nur darin, daß sie für sechs Todesfälle verantwortlich war, wenn sie nicht überhaupt die Zahl der Erkrankungen stark in die Höhe getrieben hatte. Dr. Diehl schließt seinen Bericht mit den Worten: Mit Sicherheit gewährt die Impfung keinen Schutz gegen die Krankheit, und außerdem schützt sie wahrscheinlich auch nicht vor dem Tod , umgekehrt weist alles darauf hin, daß die unmittelbar nach der Wiederholungsimpfung aufgetretenen Todesfälle echte Impfschäden sind.

Wirkungen des Impfstoffs zur Zeit der Pockenepidemien in Europa

Die Lügenpropaganda, der falsche Glaube an zurechtgemachte und tendenziös ausgewertete Statistiken, die offensichtliche Unwirksamkeit der Impfungen bei Epidemien, ja ihre Schädlichkeit und Ursächlichkeit für das Fortdauern der Pockengeißel - das alles taucht auch in den Debatten des Internationalen Kongresses der Impfgegner in Köln 1881 auf. Es ist gut, sich einmal an diese Epoche zu erinnern, als die Pocken noch in Europa wüteten, da sie seitdem verschwunden sind. Es seien einige Auszüge aus sehr gut belegten Referaten, die anläßlich dieses Kongresses gehalten wurden, hierhergestellt. Wir stellen sie Autor nach Autor vor und nicht nach Themen geordnet, obwohl diese sich ständig überschneiden. (Wir haben auch die typisch belgischen Wendungen so belassen, wie sie sind: Es handelt sich um einen von Dr. Hubert Boëns, dem Präsidenten der Internationalen Liga der Impfgegner, veröffentlichten Originaltext.)

Vorurteile und Irrtümer in bezug auf den Pockenimpfstoff

von Mr. Taylor, Mitglied des englischen Parlaments

Die Mauer des Schweigens

„Offensichtlich ist die Losung ausgegeben worden, jeder Diskussion mit den Gegnern der Impfungen aus dem Weg zu gehen. Von der kleinen, exklusiven Gruppe der medizinischen Experten, die vom Staat große Gehälter beziehen, um für die Sache der Impfungen zu streiten, erscheinen von Zeit zu Zeit

Berichte in der Presse. Sie enthalten fast ausnahmslos Tatsachen, die gar keine sind, und auf eine Art aufbereitete Statistiken, daß man sie nicht wiedererkennt. Will aber jemand ihren Unterstellungen die gebührende Antwort erteilen, so weigern sich die Zeitungen, die Antworten abzudrucken. [7]) Von den medizinischen Fachzeitschriften wird der Terror zur Abschreckung von Diskutanten so weit getrieben, daß sie nicht einmal mehr Anzeigen für Bücher gegen die Impfungen aufnehmen wollen. Dieses Prinzip der Unterdrückung, diese Verschwörung des Schweigens ist erst letzthin vom „Lancet" zugegeben und verteidigt worden. Wir, die wir davon überzeugt sind, daß es sich bei den Impfungen um einen Irrtum handelt und nicht die geringsten Beweise für ihre Schutzwirkung gegen die Pocken vorliegen, glauben so sehr an die Macht der Wahrheit, wenn sie nur nicht unterdrückt wird, und an den gesunden Menschenverstand unserer Landsleute, daß wir nur um eines bitten: die Freiheit der Diskussion in dieser Frage zuzulassen. Das erste Ergebnis einer solchen Diskussion wäre, da bin ich mir völlig sicher, daß zumindest die Pflichtimpfung in der nächsten Zukunft abgeschafft werden würde.

Die Impfung vermehrt die Pockenfälle noch

„Das beste Mittel, um festzustellen, was die Impfungen taugen, schienen mir die Statistiken Londons, der bestdurchgeimpften Stadt des Königreichs, zu sein. Ich habe sie überprüft. Ich habe die Ergebnisse der 5 Jahre von 1819–1823, die der Praxis der Pflichtimpfungen vorausgingen, mit denen der 5 Jahre von 1869–73 verglichen, als die Pflichtimpfung seit 20 Jahren eingeführt war. In den ersten 5 Jahren, in denen also die Impfung auf freiwilliger Basis erfolgte und die Zahl der Geimpften wahrscheinlich nicht einmal 10% der Bevölkerung betrug, belief sich die Anzahl der in London an Pocken gestor-

---

[7]) Genauso ist es auch noch im Jahre 1991.

benen Menschen im Schnitt auf 292 pro Jahr, während in den anderen 5 Jahren, als seit 20 Jahren streng geimpft wurde und 95% der Bevölkerung geimpft waren, der Durchschnitt der jährlichen Toten bei 679 lag: also eine außergewöhnliche Vermehrung.

Nehmen wir die Anzahl der Toten in England und Wales:

Pockentote im ersten Jahrzehnt (1854–63) nach der Einführung

der Pflichtimpfung:	33.515
im zweiten Jahrzehnt:	70.458

Die Pocken befallen die am häufigsten Geimpften

Dr. Cameron, erklärter Vorkämpfer der Impfungen im Unterhaus, schrieb vor kurzem in der „Times“:

»Seit 1836 sind unsere Statistiken so verfeinert worden, daß wir sogar in der Lage sind, Vergleiche bei der Pockensterblichkeit nicht nur zwischen allen Kategorien von Geimpften zu verschiedenen Zeitperioden, sondern auch innerhalb jeder Kategorie geimpfter Personen, d.h. bei Personen, die z.B. eine, zwei, drei oder vier mehr oder weniger gute Impfnarben besitzen.«

Ich bin diesen Möglichkeiten nachgegangen und habe feststellen können, daß sich die Sterblichkeit nach einer Impfung progressiv erhöht hat, nicht nur bei der Gesamtheit der Geimpften, sondern auch in jeder einzelnen Kategorie. Ganz **enorm** hat sie sich bei der Kategorie erhöht, bei der **die Impfungen die positivste Reaktion** hervorgerufen hatten.

In Paris beliefen sich die Sterbefälle während der 13 Monate von Januar 1871 bis Januar 1872 auf 12.042, das ist eine zweimal so hohe Sterblichkeit wie in den vorhergehenden

10 Jahren. Im Jahre 1871 ereignete sich etwas sehr Merkwürdiges. Es herrschte damals eine wahre Impfwut und dauernd wurde mit dem aus Färsen gewonnenen reinen Impfstoff geimpft und wiedergeimpft. Tausende von Menschen waren in all diesen Wochen geimpft worden (wobei sich die Sterblichkeit von Monat zu Monat erhöhte), bis sich plötzlich im Dezember die medizinische Fakultät alarmiert zeigte und den Impfungen schleunigst ein Ende machte. Zwei Monate später, also im März 1872, waren die Todesfälle auf 230 zurückgegangen.

Mr. Carpentier behauptet, „in geimpften Gegenden seien die Pocken im Verlauf einiger Jahre verschwunden".

Antwort: Das ist gleichzeitig richtig und falsch. Richtig ist es, wenn die Impfungen im Verlauf einer Pockenperiode durchgeführt wurden, die im Begriff war, von selbst zu erlöschen, um dann der Bevölkerung eine Atempause von einigen Jahren zu gönnen. Das war bisher in der Geschichte aller Epidemien die Regel. Aber es ist falsch, absurd und steht im Gegensatz zu allen empirischen Beobachtungen, wenn die Impfungen durchgeführt wurden, als keine Epidemien wüteten: Der Impfstoff behindert dann das Vordringen der Pocken in keiner Weise. Sie wissen, daß in London das Verhältnis von Geimpften zu nicht Geimpften 300:1 beträgt. In Leicester beträgt es bei den Kindern nur 2:1. Doch wurde und wird London von den Pocken heimgesucht, während Leicester seit vielen Jahren nur zwei Pockenkranke hatte - und diese beiden Kranken waren geimpft.

Allein in New York starben trotz der reichlich übertriebenen Impfungen oder besser wegen ihnen 2.263 Menschen im Jahre 1875–76 an Pocken. Nun betrug die gesamte Anzahl an Pockentoten im Verlauf von 72 Jahren, von 1804–1875, in dieser Stadt nur 15.841. Es starben also in New York vor der Einführung der Pflichtimpfung jährlich durchschnittlich 220 Pockenkranke. Aber nach der übertriebenen Impferei forderte eine einzige Epidemie 1.100 Tote im Jahr!

Mißerfolge der Impfung in Irland, Schottland und Schweden

Dr. Wood aus Edinburgh erklärte vor der Untersuchungskommission, in Schottland gebe es sehr wenige nicht geimpfte Personen. Dr. Playfair versicherte am 6. Juli 1870 dem Unterhaus, „das Gesetz zur obligatorischen Impfung sollte genügen, die Pocken auszurotten“. Trotzdem brach fast unmittelbar nach dieser Erklärung im Jahre 1871 eine schreckliche Epidemie in Schottland aus, in deren Verlauf nach dem „Lancet“ sich die Zahl der jährlichen Toten auf 36.000 pro Millionen Einwohner belief.

Auch Irland wurde von den Vorkämpfern der Impfungen als Beispiel zitiert. Sir Dominic Corrigan, Mitglied des Dubliner Parlaments, erklärte im Brustton der Überzeugung, die Verwendung des Impfstoffs habe die Pocken in Irland endgültig vernichtet. Doch gab es seitdem furchtbare Epidemien in Dublin, Cork und Belfast. In Dublin war die Pockensterblichkeit 1871-72 dreimal so hoch wie in London während der schlimmsten Epidemie des Jahrhunderts. In Cork war die Sterblichkeit in der Zeit von April bis Juni 1872 10mal so hoch wie in London.

Was Schweden anbelangt, so wurde auch dieses Land von den Impfbefürwortern kurz vor der letzten Epidemie als Beispiel angeführt. Aber Rektor P.A. Siljestron erklärt in seinem Aufsatz über die Impfungen in Schweden, daß „zu diesem Zeitpunkt (1873–74) das Land unter den Pocken leidet, wie es seit Menschengedenken noch nicht gelitten hat“.

Wenn die Pocken noch nicht vom Erdball verschwunden sind, so sind die nicht Geimpften daran schuld.

Das ist freilich mehr als ein Vorurteil. Es ist eine ungeheure Dummheit und eine abscheuliche Lüge. Alle Statistiken beweisen unumstößlich, daß, solange keine Epidemie herrscht, niemand, weder Geimpfte noch Ungeimpfte, an Pocken sterben, daß aber, sobald eine Epidemie ausbricht, sich der Tod seine Opfer gleichermaßen unter Geimpften und Ungeimpften holt.

Sie kennen zweifellos Dr. Vogt, nach einhelliger Meinung einer der hervorragendsten Statistiker Europas. Nun gut: Die wissenschaftliche Erforschung der Pockensterblichkeit – er hat 400.000 Fälle registriert – hat ihm die Augen für die Irrtümer in bezug auf die Impfungen, für die er sich vorher eingesetzt hatte, geöffnet.

Pockenepidemien in Deutschland

von Dr. Oidtmann

Nach einer Präsentation von Tabellen über Pockenepidemien in mehreren deutschen Städten stellt der Autor fest:

Auch dort gibt es viele Pockenkranke. Aber die 11- bis 20jährigen Patienten sind nicht nur schon vor langer Zeit geimpft, sondern zum Großteil erst kürzlich neu geimpft worden. Und die Pocken suchen sich hauptsächlich unter ihnen ihre Opfer! Das hindert jedoch die deutschen, englischen und sonstigen Thiléniusse nicht, ihre Augen fest zuzudrücken und auszurufen: O heilige Tugend des Impfstoffs!

Die selben Beobachtungen lassen sich bei der Altersklasse der Soldaten zwischen 20 und 30 machen, unter denen es ebenso viele Pockenkranke gibt, geimpfte und sogar mehrere Male wiedergeimpfte. Je mehr man sie impft und wiederimpft, eine desto größere Tendenz zeigen sie, an Pocken zu erkranken.

Diese statistischen Tatsachen liegen für jeden auf der Hand, der nicht fanatisch an die Impfungen glaubt.

Das Gesetz der Letalität folgt denselben Entwicklungsphasen wie das der Morbidität. Es sterben mehr geimpfte als ungeimpfte Pockenkranke. Das ergibt sich aus der Auswertung der Gemeindestatistiken, die wir zu Rate gezogen haben und deren Aussagen zu bestreiten auch der hartnäckigste Jennerist nicht wagen wird...

Zwei Beispiele für Schwindeleien

Greifen wir, um unsere soeben gemachten Anführungen zu belegen, zwei beliebige Beispiele heraus.

In Bonn gab es 1871 116 Pockenkranke, davon 112 geimpft. Von den 4 nicht Geimpften starben zwei, von den Geimpften nur 13. In den amtlichen Statistiken schrieb man: Nicht Geimpfte: 50% Todesfälle; Geimpfte: 12%, ohne an die besondere Sterblichkeit bei Säuglingen unter einem Jahr bei allen Krankheiten zu denken und die im Verhältnis kleine Anzahl der Pockenerkrankungen bei den Ungeimpften zu erwähnen!

In Lübeck befand sich unter 46 Pockenkranken ein einziger nicht Geimpfter. Nun gab es damals 1729 nicht geimpfte Kinder, die Kontakt zu den Familien der Kranken hatten. Also blieben mehr als 999 von tausend ungeimpften Kindern von der Krankheit verschont. Aber als dieses eine nicht geimpfte Kind dem Tod nahe war, meldeten die lokalen Behörden dem Minister und seiner Ärztekommission folgendes: Nicht geimpfte Kranke zu 100% verstorben! Leider hatte dieser kleine Kranke dann doch das Glück, wieder gesund zu werden. Daran sieht man, welchen Mißbrauch die amtlichen Statistiker mit ihren Tabellen treiben können...

Nicht der Impfstoff hat das plötzliche Verschwinden der Pocken verursacht, sondern die Tatsache, daß man mit der direkten Variolation aufhörte.

Die Kommissare aus Berlin wiederholten bis zum Überdruß, was vorher und nachher unaufhörlich in den Salons und auf den Straßen nachgeplappert wurde: „Seit Einführung der Impfungen sieht man nicht mehr so viele Pockennarbige wie vorher." Niemals hat sich ein größerer Unsinn in den Köpfen der Wissenschaftler und im Volk festgesetzt. Deutschland und England haben stets Schweden als Vorbild für die Impfungen angeführt. Doch was machte man vor der Einführung des Impfstoffs sowohl in Schweden als auch in England? Man injizierte direkt und in Unmengen den Pockeneiter selbst. Daraus entstanden diese furchtbaren Epidemien, die fast ununterbrochen oder nur mit wenigen Jahren Unterbrechung andauerten. Man injizierte den Pockeneiter, und die Wissenschaftler damals versprachen den Betroffenen eine unfehlbare Immunität. Außer der direkten Injektion gab es indirekte mittels der Wolle pockenkranker Schafe (Schafpocken) und durch Kleider, Wäsche usw. von Kindern oder sonstigen Pockenkranken. Wenn die Pockensterblichkeit und die Epidemien im Moment der Einführung der Impfstoffe drastisch zurückgingen, so war es nicht der Impfstoff selbst – man verwendete ihn damals erst in geringen Mengen –, der diese glückliche Wendung der Dinge verursachte, sondern die unleugbare Tatsache, *daß man aufgrund königlicher Erlasse damit aufgehört hatte, direkt und indirekt den Pockeneiter zu injizieren.*

Das also ist des Pudels Kern! Das ist der Grund, weshalb man von 1800 bis 1840 plötzlich weniger Pockennarbige sah. Bei Gott, man übertrug die Pocken eben nicht mehr jedem beliebigen Opfer, mit oder gegen seinen Willen!

Die Pocken herrschten am Ende des 18. Jahrhunderts mit unerhörter Gewalt, als der gewohnheitsmäßige Menschenmord durch Einsatz von Hemden Pockenkranker und von mit Lanzette injiziertem Pockeneiter plötzlich durch die weniger tödliche, aber nicht minder unsinnige und perfide Jennermethode ersetzt wurde.

Pockenepidemien in Schweden

Nach seiner Schilderung des beindruckend steilen Absinkens der Zahl der Pockenfälle infolge der Abschaffung der Pockeninjektionen, brandmarkte Dr. Oidtmann die Propaganda der deutschen Impfer. Diese besäßen die Kühnheit zu behaupten, die ab 1799, dem Datum der Freigabe des Impfstoffs, progressive Vermehrung der Pockenfälle sei auf die Tatsache zurückzuführen, daß im Jahre 1800 nur ein Individuum auf tausend geimpft gewesen und daß die 999 Ungeimpften für die Ansteckung verantwortlich seien. (Aber wie erklären sie dann, so fährt Dr. Oidtmann fort, die geringe Sterblichkeit der Jahre 1797 und 1798, in denen es keinen einzigen Geimpften gab?)

Man beachte nun, daß 1802 die Sterblichkeit von 5.100 (1801) auf 2.500 zurückging, was immer noch viermal so hoch war wie 1798. Aber die Kommission in Berlin hatte die unglaubliche Dreistigkeit zu behaupten, dieses neue Absinken sei den Geimpften zu verdanken, von denen es im Jahre 1802 zwei auf 1000 gab. *Woher soll den zwei Geimpften auf 998 nicht Geimpfte die Fähigkeit gekommen sein, auf einen Schlag, in einem Jahr, die Sterblichkeit um 50% zu verringern?*

Hat man jemals einen Scharlatan so albern daherreden hören? Sie behaupten, daß 1800 ein Geimpfter auf 1000 Menschen die Entwicklung der Epidemie und der Sterblichkeit nicht habe verhindern können, während 1802 zwei Geimpfte auf 1000 die Kraft gehabt oder das Wunder vollbracht haben sollen, sich selbst und gleichzeitig auch noch 998 Ungeimpfte vor der Krankheit zu schützen. Ihre Argumentation ist auf einen Nenner gebracht folgende: Die Sterblichkeit nimmt zu, daran sind die nicht Geimpften schuld. Die Sterblichkeit nimmt ab, das ist das Verdienst der Geimpften, selbst wenn diese nur eine winzige Minderheit der Bevölkerung bilden. Und auf diese Art hat man die wissenschaftliche Welt und die

Öffentlichkeit seit fast einem Jahrhundert getäuscht und hinters Licht geführt!

Fragen wir uns nun, weshalb die Berliner Kommission, die 1872 einen Bericht über die Pocken und die Impfungen schrieb, mit dem Jahr 1855 aufhörte und über die recht gut bekannten Tatsachen, die sich seitdem bis 1871 ereigneten, nicht weiter berichtet hat. Vielleicht, weil durch diese Fakten den Impfanhängern eine Welt zusammenstürzen würde?

„Niemals sind in Schweden, einem Land mit der verbreitetsten Impfpraxis, Pockenepidemien ähnlich denen des 18. Jahrhunderts ausgebrochen, und dieser Vorzug ist den Impfungen zu verdanken.“ Aber die Tinte, mit der diese hochtönende Erklärung geschrieben wurde, war noch nicht trocken, als schon das schrecklichste Dementi diese *Behauptung Lügen strafte. Niemals hatte man in Schweden, dem Land mit dem höchsten Durchimpfungsgrad der Welt, so viel geimpft wie in den Jahren 1870, 71, 72 und 73. Allein im Jahre 1873 waren 105.000 Kinder unter einem Jahr, das sind mehr als 70% der Neugeborenen, geimpft worden. Und siehe da: In dem Maße, wie diese Impfwut sich austobte, wuchs auch die Pockensterblichkeit. Von 1869 bis 1874 starben mehr geimpfte Kinder als in den schlimmsten Jahren der vorhergehenden Jahrhunderte.*

Fakten und Beweise gegen die Impfungen

von Dr. Pigeon (Frankreich)

Die Impfungen, auch wenn immer wieder aufgefrischt, schützen nicht vor den Pocken.

Dr. Pigeon, der sich auf eine Unmenge statistischer Daten und besondere Fakten stützt, die seine Auffassung belegen, bemerkt,

„daß die Pocken von 1870-71 epidemieartig gewütet haben, und zwar vor allem im kriegführenden Heer, obgleich jeder französische Soldat ordnungsgemäß geimpft und jeder deutsche Soldat ordnungsgemäß geimpft und wiedergeimpft worden war..."

Stellen wir in diesem Zusammenhang fest, daß im Gegensatz zu den Behauptungen Prof. Lépines im Kolloquium vom 30. November 1969 die französische Armee während der Epidemie 1870 ausgiebig geimpft und daß das Gros der Rekruten bei ihrer Einberufung ebenfalls geimpft worden war. Das geht aus zahlreichen Dokumenten dieser Zeit hervor. Die 12.500 Pockenfälle mit 24.000 Toten, die man hat feststellen können, sind also ebensoviele Zeugen für die Unwirksamkeit des Impfstoffs.

„Zu gleicher Zeit", fuhr Dr. Lépine fort, „gab es in der Stadt Paris 18.000 Todesfälle infolge von Pocken. Glauben Sie, daß dieses Beispiel ausreichte, die Bevölkerung davon zu überzeugen und die Familien dazu zu ermuntern, sich impfen zu lassen? Leider nicht. Wenn ich nur die Stadt Paris nehme, so zeigen die amtlichen Statistiken von 1869 bis 1873, daß es innerhalb von vier Jahren 50.000 Pockenfälle mit 17.681 Toten gab. Das war die Pockensterblichkeit bis zu dem Zeitpunkt, wo das Gesetz von 1902 die Pockenschutzimpfung für alle Franzosen zur Pflicht machte."

Diese Behauptungen sind genauso wenig stichhaltig wie die, die 1855 die Gegner der Impfungen denunzierten. Um das zu beweisen, genügt es, darauf hinzuweisen, daß man damals in Frankreich extensiv, wenn nicht schon obligatorisch, impfte, und das seit langem. Die Protokolle der Lazarette in Gros-Caillou oder Val-de-Grâce stehen dafür ein, ebenso – z.B. – ein Brief des ärztlichen Generalinspekteurs Cazalas, der versichert, daß „die Anzahl der nicht geimpften Menschen 2 oder 3% nicht überschreitet, und die Anzahl der vor ihrer Einberufung wiedergeimpften Personen im Verhältnis zum Gesamtbestand ziemlich hoch ist."

Dieser auffällige Mißerfolg veranlaßte Prof. Tardieu, Mitglied der Académie de médicine, zu seiner abschließenden Erklärung, die am Ende dieses Kapitels steht. Doch zurück zum Referat des Dr. Pigeon:

Die Impfungen disponieren für die Pocken und tragen dazu bei, daß die Krankheit schwerer verläuft. - In einem Brief mit Datum vom 10.Juli berichtet ein praktischer Arzt aus Lille, daß er ein an Pocken erkranktes Kind von vier Jahren behandelt und verloren habe, obwohl es zuvor erfolgreich geimpft worden war und sich seitdem in der Periode befand, in der der vorgebliche Impfschutz wirken sollte.

Wir selbst haben gerade einen akuten Pockenfall bei einem kleinen Arbeiterkind unseres Bezirks, das soeben eine erfolgreiche Impfung hinter sich hat (zwei Narben auf einem Arm, drei auf dem anderen).

Dr. Boëns aus Belgien hat über zahlreiche ähnliche Fälle berichtet. So waren eine Frau und zwei ihrer Kinder, alle drei geimpft, von den Pocken befallen worden und die zwei Kinder waren daran gestorben, aber die vierte Person des Haushalts, ein nicht geimpftes neunjähriges Mädchen, das half, die anderen zu pflegen, blieb verschont. - Monsieur Fayt, Kapitän des 13. Linienregiments, erklärte, sein Vater, Apotheker in Binche, habe 7 Kinder gehabt, von denen ein einziges geimpft gewesen sei, die 6 anderen nicht. Der Kapitän selbst, eins dieser Kinder, habe sich der in der Armee obligatorischen Impfung entziehen können. Alle wurden von den Pocken befallen. Der Geimpfte wäre fast daran gestorben und ist seitdem schrecklich gezeichnet. Die 6 nicht Geimpften bekamen nur pockenähnliche Krankheiten, die keine Spuren zurückließen. - Eine andere aus acht Mitgliedern bestehende Familie, von denen vier geimpft und vier nicht geimpft waren, zeigte die Besonderheit, daß die vier geimpften pockenkrank wurden, während die vier nicht geimpften allesamt verschont blieben.

Dr. Oidtmann, Generalstabsarzt der preußischen Armee, schildert in einem amtlichen Bericht, daß in einer sechsköpfigen Familie mit vier Geimpften und zwei Ungeimpften nur die beiden letzteren nicht krank geworden seien. Im selben Bericht schreibt er, in den Jahren 1868, 69 und 70 seien in Düren nur geimpfte Personen von den Pocken befallen worden.

Der Bericht der französischen Académie de médicine aus dem Jahre 1865 stellt fest, daß es 16 Tote in den 10 am wenigsten geimpften Départements, dagegen in den 10 Départements mit dem höchsten Durchimpfungsgrad 106 Tote gegeben habe. Im Bericht von 1867 heißt es, daß 88 Pockenfälle in den am wenigsten durchgeimpften Départements, hingegen 427 Pockenkranke in den am stärksten durchgeimpften Départements gezählt worden seien und daß auf jeden Toten in den 10 am schwächsten durchgeimpften Départements 49 Tote in den 10 am stärksten durchgeimpften Départements kamen. Dr. Ducharme, Regimentsarzt im 1. Füsilierregiment, berichtet, daß 1868 das 1. und das 2. Füsilierregiment in ähnlichen Unterkünften an demselben Kasernenhof untergebracht waren, daß man bei 437 Soldaten des 1. Regiments eine Auffrischimpfung vornahm und daß in diesem Regiment die Pocken auftraten und mehrere Opfer forderten, während das andere Regiment, in dem keine Impfungen durchgeführt worden waren, von der Krankheit verschont blieb.

Ein englischer Statistikexperte, Mr. Proeter, führt ähnliche Beispiele aus Schottland, Irland und Schweden an.

Dr. Grégory kam, nachdem er 50 Jahre lang Impfanstaltsleiter in London gewesen war, schließlich aufgrund seiner zahlreichen Beobachtungen zu dem Schluß, daß die Idee, die Pocken durch Impfungen ausrotten zu können, ein Wahnbild sei und daß die Geimpften im Gegenteil für diese Krankheit anfälliger sind als die Ungeimpften.

....Bei den 293 oben erwähnten Pockenerkrankungen unter den Kindern – alle geimpft und wiedergeimpft – des Waisenhauses von Bristol gab es 18 Todesfälle, also mehr als 6%, während wir schon gesehen haben, daß die Zahl der Toten bei stationär behandelten Pockenkranken, von denen ein bestimmter Teil nicht geimpft war, 4% nicht überstieg. Aus einer Statistik von Prof. Vogt (Schweiz) geht hervor, daß es in Preußen in einer Periode von 50 Jahren, von 1820 bis 1870, bei 201.895 Soldaten – alle geimpft und wiedergeimpft – 19 Pockentote pro Jahr gegeben hatte, während nur zwölf Todesfälle pro Jahr bei der gleichen Anzahl von Zivilisten im gleichen Alter auftraten, von denen ein bestimmter Teil nicht geimpft war.

Aus einer anderen Statistik desselben Professors erfährt man, daß die nicht geimpften Heere der Kreuzfahrer des Mittelalters, der Spanier in Mexiko und Napoleons in Italien nicht von den Pocken befallen wurden, die damals in den umkämpften Ländern wüteten, während das im Gegensatz dazu bei den heutigen Heeren der Fall war, die alle geimpft und wiedergeimpft waren.

Für die Pockenepidemie in Köln (1870-1873) wurde anhand amtlicher Erhebungen bewiesen, was Dr. Hubert Boens in seinem Rückblick zusammengefaßt hat:
1. Die Pocken herrschten schon seit mehreren Wochen in verschiedenen Bezirken Kölns, als die erste nicht geimpfte Person von ihnen befallen wurde: Es war der 174. Pockenkranke!...
2. Überall in den Familien waren die ersten, die krank wurden, ebenfalls die Geimpften. Insbesondere traten der 329.,330. und 331 Pockenfall bei nicht Geimpften erst auf, als sich ihre Eltern, geimpft und wiedergeimpft, schon im Stadium der Eiterung befanden.
3. Die geimpften und wiedergeimpften Pockenkranken wiesen die schwersten Symptome auf und starben am ehesten.

Es ist sinnlos, hier die Beispiele, die sich gegenseitig bestätigen und stützen, noch zu vermehren. Schließen wir diese Epoche ab, indem wir die mutigen und realistischen Worte Prof. Tardieus zitieren, die er angesichts der sichtlichen Ohnmacht der Impfmaßnahmen bei der Epidemie von 1870 in Paris vor der Académie de médicine sprach:

»Man impft seit langem mit schöner Regelmäßigkeit und Systematik, aber, wir scheuen uns nicht, es auszusprechen, trotz all unserer Bemühungen nimmt die Seuche weiter ihren Lauf, wird noch stärker und spottet all unserer Impfmaßnahmen. Was hilft es uns, daß wir dauernd betonen, Impfungen seien ein zuverlässiges Gegenmittel? Die Menge der Todesfälle, deren jede Woche mehr werden, beweist das Gegenteil.«

Liest man all diese Beispiele, so kommt man nicht umhin zuzugeben, daß es den Impfungen nicht gelungen ist, die Pocken in all den Fällen verschwinden zu lassen, *wo die äußeren Bedingungen, die dieses Verschwinden sonst automatisch hervorrufen, fehlten.*

Merken wir noch an, daß in den Ländern, in denen die Impfungen mit zwei oder dreifacher Wiederholung obligatorisch waren, immer mehr Pockentote zu beklagen waren als in Ländern, wo totale Impffreiheit herrschte (also auch dort, wo die Impfungen weniger zahlreich waren), wo aber auch der Lebensstandard und das Niveau der hygienischen Maßnahmen höher waren.

Von 1933 bis 1952:

Frankreich:	dreifache Impfung obligatorisch	99 Tote
Italien:	zweifache Impfung obligatorisch	310 Tote
Portugal:	zweifache Impfung obligatorisch	2.371 Tote
Niederlande:	von 1928 bis 1940 totale Freiheit, ab 1940 Gewissensklausel	6 Tote
Schweiz:	totale Freiheit in mehreren Kantonen:	kein Toter

(Amtlicher Bericht der Weltgesundheitsorganisation)

Zusammenfassung

Nichts deutet darauf hin, daß die Pockenschutzimpfung die Krankheit zum Erliegen oder auch nur zum Rückgang gebracht hätte. Alles führt zu dem Schluß, daß der Rückgang der Pocken nichts mit den Impfungen zu tun hat.

Dieser Standpunkt wird im Bericht des Generaldirektors des Exekutivkomitees der WHO zum Programm der Pockenbekämpfung aus dem Jahre 1977 bestätigt:

„Während des 10jährigen Kampfes um die Ausrottung der Pocken hat sich gezeigt, daß sich die Pocken auch in vollkommen durchgeimpften Bevölkerungen ausbreiten können. Infolgedessen ging man zu einer anderen Strategie über: Die Massenimpfungen wurden durch gezielte Überwachung und Behandlung des Übels ersetzt."

Dank dieser neuen Strategie, zu der noch das Verbot der Variolation hinzukam, deren Praxis sich in den niederen Volksschichten gehalten und zur Ausbreitung der Krankheit beigetragen hatte, konnte im Mai 1980 feierlich die totale Ausrottung der Pocken verkündet werden.

Die Diphtherie

In Frankreich hatten die Diphtherieschutzimpfungen 1948 eine verheerende Ausbreitung der Seuche zur Folge.

Grafische Darstellungen zeigen klar, daß vor der Impfung das jährliche Mittel an Diphtherieerkrankungen in Frankreich bei 12.000 lag, daß sich aber von dem Zeitpunkt an, wo man in großem Stil mit dem Anatoxin impfte (1923), dieser Durchschnitt auf 20.000 Fälle erhöhte. Und mit der Einführung der Pflichtimpfung 1938 begann eine schreckliche Krisenperiode.

Hector Grasset gibt in seinem Buch „Le Transformisme Médical" (Der ärztliche Transformismus) interessante Informationen über die Art und Weise, wie man die Statistiken fälschte, indem man verglich, was unvergleichbar ist.

„Früher betrachteten die Kliniker als diphtherische Angina lediglich die kruppartigen, schwer toxischen Anginen mit Pseudomembranen. Heute nennt man jede Angina diphtherisch, bei der sich der Loefflersche Bazillus findet, den man für das eigentliche Agens hält. Aber die Mikrobe zeigt sich auch mit voller Virulenz bei 15% der Scharlacherkrankungen und bei 25% der gesunden Individuen (Heubner), oder sogar bei 40% (Variot). Das bedeutet, daß die einfachsten Anginen, auch die gutartigen mit weißlichen Belägen, als diphtherisch klassifiziert werden, während man sich in solchen Fällen früher keine Sorgen machte. Von daher stammt die auffällige Vermehrung in den Statistiken. Die Fälle, die von selbst ausheilten (denn außer nach der Verabreichung des Serums war niemals zu beobachten, daß eine gutartige Angina sich plötzlich zum Schlechteren gewendet hätte), wurden der Wirkung der Behandlung zugeschrieben. Was die bakteriologischen Statistiken der Kliniken noch mehr verzerrt, ist, daß in 25% der Fälle toxischer Angina sich bei den tödlichen Formen keine Diphtheriebazillen finden. Diese Anginen mit Streptokokken oder Staphylokokken wurden also bei der Diphtheriesterblichkeit nicht mitberücksichtigt. Außerdem bringt man alle Patienten, die an Komplikationen sterben, in anderen Rubriken unter."

Die Ansicht von Prof. Tissot [1])

„Die Diphtherieimpfung mit dem Anatoxin begann 1923. Seitdem ist sie die Ursache für zahllose Zwischenfälle gewesen. Aber man hat das nie zur Kenntnis genommen.

Als 1925 bei der Rheinarmee eine Epidemie ausbrach, entschloß man sich, zu Impfungen überzugehen. Der Militärarzt Zöller machte in Mainz einen ersten Kontrollversuch. Er impfte 305 Rekruten mit zwei Injektionen in einem Abstand von drei Wochen mit dem Diphtherie-Anatoxin. Andere, nicht geimpfte Rekruten dienten als Kontrollgruppe. Bei den 305 Geimpften zeigten sich während der drei Wochen Intervall zwischen den beiden Injektionen elf Fälle von Diphtherie. Nur ein einziger Fall trat bei den etwa 700 nicht geimpften Rekruten auf. Die Schlußfolgerung lautete also, daß die Impfung den unerwarteten, aber deutlichen Effekt gehabt hatte, elfmal so viel Diphtherieerkrankungen bei den Geimpften wie bei den nicht Geimpften zu produzieren. Dieses wahrlich katastrophale Resultat mit dem Anatoxin hätte demnach unbedingt dazu führen müssen, daß man von der weiteren Verwendung des Stoffes absah.

Aber nichts dergleichen geschah, hätte doch eine solche Entscheidung den Handel mit dem Impfstoff gestoppt, der seit zwei Jahren in Schwung gekommen war. Daher behauptete man, die Diphtherieerkrankungen bei den Geimpften seien aufgetreten, weil die Betreffenden nur unzureichend immunisiert gewesen seien. Ihre Impfungen seien vor zu kurzer Zeit erfolgt. Man müsse sie daher statistisch von der Gruppe der Geimpften in die Gruppe der nicht Geimpften überführen, die indessen noch weniger, da überhaupt nicht, immunisiert waren.

---

[1]) J. Tissot, Prof. für allgemeine Physiologie am naturgeschichtlichen Museum: „La Catastrophe des Vaccinations obligatoires“ (Die Katastrophe der Pflichtimpfungen).

Es wird dem Leser sicher nicht entgehen, daß diese Argumentation bar jeder Logik und falsch ist. [2])

Diese Verdrehung der Wahrheit hatte zur Folge, daß das Ergebnis des Zöllerschen Experiments in sein gerades Gegenteil verkehrt wurde. Jetzt trafen auf weniger als einen Fall bei den Geimpften elf bei den Ungeimpften. Der Impfstoff hatte also Absolution für seine Untaten erhalten und konnte weiter verkauft werden, um in der Praxis ferneren Schaden zu tun und seinen Produzenten reichen Profit einzubringen.

Niemals ist man im Lauf der Jahrhunderte im Bereich der Wissenschaft einer derart plumpen Fälschung einer Statistik begegnet, wobei die dahinterstehende Absicht noch derart unverschleiert zutage trat, einer so absurden Mystifikation des Publikums, die eine Herausforderung für den gesunden Menschenverstand darstellt. Aber das Publikum wird sich sicher nicht zum Narren halten lassen. Das Experiment Zöllers bewies und entlarvte die katastrophale Wirkung des Diphtherieanatoxins und verlangte kategorisch seine Abschaffung.

Es wäre also leicht gewesen, diese Katastrophe zu vermeiden. Sie hätte überhaupt niemals zu entstehen brauchen. Die Ursache, durch die sie hervorgerufen wurde, ist also: die Verfälschung des Zöllerschen Experiments mit dem Ziel, den Handel mit dem Impfstoff nicht zu behindern.

Die Tatsachen, die ich soeben dargestellt habe, sind vollständig bekannt, und, so könnte man sagen, historisch belegt. Sie ereigneten sich 1925.

Am 6. Dezember 1927 gab die Académie de médicine folgende Stellungnahme ab:

---

[2]) Aber dieses Argument wird auch heute noch gern verwendet. Es dient z.B. Prof. Debré dazu, anläßlich der Polioepidemie in Saint-Brieuc den Wert des Impfstoffs zu beweisen, um die Genehmigung dafür zu bekommen. [Vgl. „Mirages statistiques et fictions vaccinales" (Fata Morgana der Statistik und Fiktion der Impfungen)]

‚In der Erwägung, daß die Diphtherie im letzten Jahr besonders bösartig gewütet und eine Erhöhung der Zahl der Diphtherietoten in unserem Land hervorgerufen hat; daß ferner die Diphtherieschutzimpfung in Frankreich und mehreren anderen Nationen schon praktiziert wird;

daß außerdem diese Impfung den Beweis ihrer Wirksamkeit und Unschädlichkeit erbracht hat;

fordert die Académie de médicine von den Organen des Staates, daß diese Methode nun systematisch bei den Kindern eingeführt wird, besonders bei denen, die Schulen besuchen ... usw.‘ [3])

So bestätigte zwei Jahre nach dem Experiment Zöllers, das die katastrophale Wirkung des Anatoxins bewiesen hatte, die Académie de médicine trotzdem dessen Wirksamkeit und Unschädlichkeit, die sie selbst nicht nachgewiesen und über die sie vom Produzenten nicht den geringsten Nachweis verlangt hatte.

Aus diesen Voraussetzungen leitete man zunächst das Recht ab, diesen Impfstoff zwangsweise jungen Soldaten zu injizieren.

Von 1927 bis 1938 war das Anatoxin für eine Reihe schwerer Zwischenfälle verantwortlich, manche davon tödlich. [4])

Man bemerkte, daß die Geimpften häufig schwerer an Diphtherie erkrankten als die nicht Geimpften. Viele Ärzte protestierten. Man nahm keine Notiz davon. Im Gegenteil: Man legte dem Parlament einen Gesetzesentwurf zur Einführung der Pflichtimpfung vor, und zwar mit dem offenkundigen Ziel, den Verkauf des Impfstoffs gewaltig anzukurbeln.

Tatsächlich enthält der Bericht über das Gesetz, verlesen vor den Mitgliedern des Senats, folgende Angaben:

‚Die Kosten werden gewiß durch die Verhinderung von 20.000 Diphtheriefällen aufgewogen werden ... Die Unkosten der Impfungen werden sicher geringer sein als die Ersparnisse,

[3]) Abgeordnetenkammer, Sitzungsperiode 1930. Anhang zum mündlichen Protokoll der 2. Sitzung vom 11.Juli 1930.

[4]) Sie werden in dem Buch „Nous, les cobayes“ (Wir Meerschweinchen) (Editions Médicis, Paris) von Dr. P.Chavanon geschildert.

die durch die Verhinderung der Diphtherie hereingebracht werden.‘[5])

Wie wir noch sehen werden, haben diese Angaben, offensichtlich falsch und im Widerspruch zur Wahrheit stehend, die Mitglieder des Senats arglistig getäuscht. Nur weil diese dadurch auf eine falsche Fährte gesetzt worden waren, haben sie für das Gesetz gestimmt. Die Wirklichkeit sieht anders aus.

Untersucht man die Anzahl der Diphtheriefälle von 1912 bis 1945, so sieht man, daß während der freiwilligen Impfung von 1923 bis 1940 die jährliche Anzahl der Diphtherieerkrankungen nie unter der Zahl der Fälle vor den Impfungen lag; daß vielmehr während der ersten sieben Jahre der freiwilligen Impfung, also von 1923 bis 1930, aufgrund der Impfungen die jährliche Zahl der Fälle von 12.000 auf 24.000 stieg.

Diese Fakten beweisen also an sich schon, daß die dem Senat gemachten Versicherungen falsch waren. Dieser Umstand wurde im Jahre 1938 noch weiter erhärtet, als sich das katastrophale Ergebnis der Impfungen in Deutschland zeigte, wo sie die Zahl der Diphtheriefälle von 30.000 in 1926 auf 147.000 in 1937 hochtrieben. Dieser enorme Anstieg, der im Jahr 1938 überall bekannt war, mußte also eigentlich jeden Versuch, zu versichern und zu glauben, daß das neue Gesetz in Frankreich die Diphtherie endgültig erledigen würde, von vornherein widerlegen.

Dieser neuerliche Anschlag gegen die Wahrheit zeigt somit, daß es nur durch eine Täuschung der Mitglieder des Parlaments möglich war, dieses üble Gesetz zu verabschieden, das die Franzosen ihrer kostbarsten Freiheit, der Möglichkeit, frei über ihre Körper zu entscheiden, beraubt hat. Diese falschen Versicherungen sind im Amtsblatt vom 28. Juni 1928, S. 7371 schriftlich niedergelegt. Auf die Anwendung des üblen Gesetzes erfolgte eine schreckliche Antwort in Form der 150.000

[5]) Amtsblatt vom 28. Juni 1938, S. 7371

Diphtheriekranken, die mit dem Impfstoff geimpft worden waren, und der mehr als 15.000 ab 1941 durch ihn getöteten Kinder. Betrachten wir die Ergebnisse der Anwendung dieses üblen Gesetzes nach den Angaben der amtlichen Statistik: Die Zahl der Diphtheriefälle, die 1940 13.795 betrug, kletterte 1943 auf 46.750, 1944 auf 41.500, 1945 auf 45.500, und die Sterblichkeitsrate bei den Geimpften war zwei- bis viermal so hoch wie bei den nicht Geimpften. Zählt man das Jahr 1946 mit, so gab es von 1940 bis 1946 150.000 Diphtherieerkrankungen zusätzlich zu der vor den Impfungen üblichen Anzahl, und mehr als 15.000 von dem Anatoxin getötete, nein, ermorderte Kinder. Was die Départements betrifft, so betrug die Anzahl der Fälle zwei bis fünf, 10, 15, 20, 25, ja bis 35mal soviel wie vor den Impfungen, was beweist, daß jedes Département Ort eines Experiments war, dessen Ergebnis das des Zöllerschen Experiments bestätigte oder an Beweiskraft noch übertraf."

Entwicklung der Diphtherie in Frankreich seit 1912 (50 Jahre)

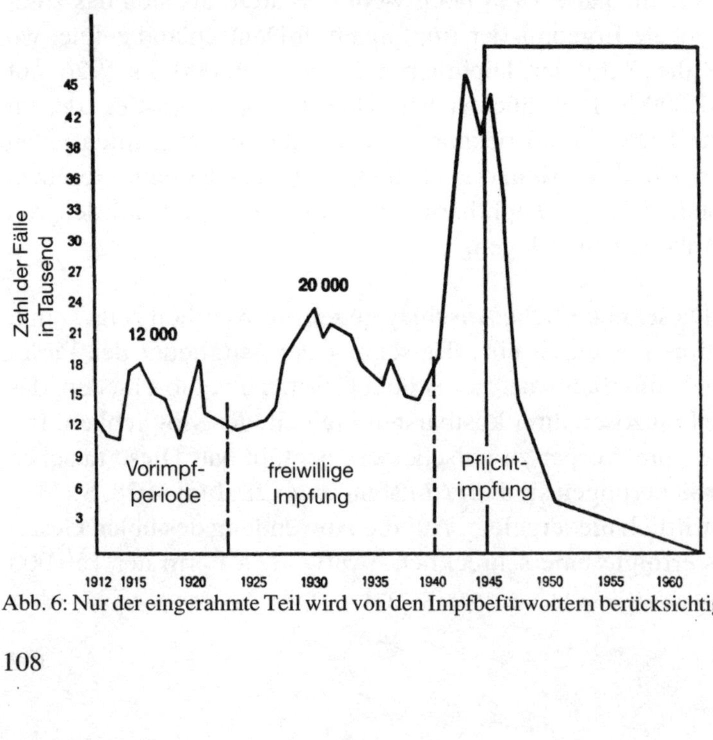

Abb. 6: Nur der eingerahmte Teil wird von den Impfbefürwortern berücksichtigt.

Aus diesen Fakten lassen sich folgende Schlüsse ziehen:
1. Niemals ist die Unschädlichkeit des Impfstoffs, wie sie vom Gesetz gefordert wurde, verifiziert worden. Er überträgt die Diphtherie vielmehr und hat schon Tausende von Kindern getötet.
2. Also war die Behauptung der Académie de médicine vom 6. Dezember 1927, „daß diese Impfung nachweislich unschädlich ist", unrichtig und stellte eine gravierende Irreführung der Mitglieder des Parlaments dar. Sie trug wesentlich zur Verabschiedung des Gesetzes von 1938 und in der Folge zur Auslösung der Katastrophe bei.

Wie können unter diesen Umständen die Vorkämpfer der Impfung behaupten, diese habe die Diphtherie zurückgedrängt?

Sehr einfach: Man brauchte nur die ersten Jahre der Impfung zu unterschlagen, vom Krisenjahr auszugehen und zu sagen: 1945 haben die Diphtherieerkrankungen die enorme Zahl von 45.514 erreicht. Dank der Impfung sind sie auf so spektakuläre Weise zurückgegangen, wie es junge Mediziner bestimmt noch niemals erlebt haben. Was zu beweisen war!

Warum aber arrangieren die Impfanhänger die Fakten auf diese Weise? Könnte es sein, daß ihnen die Wahrheit peinlich ist? Wir bewegen uns hier nicht mehr auf dem Gebiet der Wissenschaft, sondern auf dem reiner Polemik!

Von den Behörden wird immer nur der rechte Teil der Grafik, also von 1945 an, präsentiert. Man nennt das dann: „Rückgang der Diphtherie dank der Impfungen mit Anatoxin." [6])

Die vollständigste wissenschaftliche Untersuchung der Häufigkeit der Diphtherieimpfungen im Verhältnis zu den

[6]) Zufall? Seit dem Erscheinen der ersten Auflage eines Buches, in dem wir diese Information verbreitet haben, verbreiten die Gesundheitsämter diese Grafik nicht mehr!

Diphtherieerkrankungen wurde von Dr. Robert Rendu, früherem Stellvertreter des Klinikchefs der medizinischen Fakultät zu Lyon, im „Journal de Médecine de Lyon", Nr. 819, vom 20. Februar 1954 durchgeführt.

„Der Rückgang der Diphtherie seit dem Höhepunkt 1943 - 44 ist tatsächlich sensationell. 1951 war die Zahl der gemeldeten Fälle überall in Europa niedriger als je zuvor.

So scheint die Diphtherie tatsächlich eine im Aussterben begriffene Krankheit zu sein. Da dieser ‚spektakuläre' Rückgang mehr oder weniger mit der Ausdehnung der Impfpraxis (ausgenommen in Deutschland und Japan) in allen zivilisierten Ländern der Welt zusammenfiel, zog man den Schluß, es sei das Anatoxin gewesen, das diesen Rückgang verursacht habe. Natürlich ist das die erste Hypothese, die einem in den Sinn kommt, wenn man die annähernde Gleichzeitigkeit beider Phänomene konstatiert. Aber es könnte auch sein, daß es sich um einen bloßen Zufall handelt. Wie pflegte Claude Bernard zu sagen: In der Medizin sind ‚die Koinzidenzen eine der gefährlichsten Klippen'. Die einzige Möglichkeit, die Wahrheit zu finden, ist, ‚zu versuchen, seine eigenen Schlußfolgerungen durch Gegenexperimente zu widerlegen'. [7])

‚Dieses Rezept gilt absolut, besonders in der medizinischen Wissenschaft, die wegen ihrer Komplexität immer wieder zu Irrtümern Anlaß gibt ... selbst wenn eine Tatsache logisch, d.h. vernünftig erscheint, sollte man sich niemals damit begnügen, sondern immer noch versuchen, den Gegenbeweis anzutreten oder ein Gegenexperiment zu machen.' [7])

Im vorliegenden Fall soll das Experiment feststellen, ob auf Impfungen in einer Stadt oder einem Land ein Rückgang der Diphtherie erfolgt. Das Gegenexperiment hätte dann zum Ziel, zu beobachten, was sich ereignet, wenn ‚man versucht, nichts zu tun' [7]) – um wieder einen Ausdruck von Claude Bernard zu gebrauchen.

---

[7]) Claude Bernard: Introduction à l'étude de la médicine expérimentale (Einführung in die Praxis der experimentellen Medizin).

Man hat zwar keine Impfexperimente mit simultanen Kontrollgruppen durchzuführen versucht. Aber es zeigt sich, daß solche Experimente unbeabsichtigt in manchen Ländern doch stattgefunden haben.

Vergleichende Experimente in der Zeit zwischen den beiden Weltkriegen

Australien: 1923 [8]) bemerkte K.R. Moore in Australien, daß die Diphtherie in den nicht geimpften Gegenden genauso zurückgegangen war wie in solchen, wo Impfkampagnen durchgeführt worden waren.

Ungarn: Ungarn ist das erste europäische Land, wo eine massive Kinderimpfung praktiziert wurde. Sie begann Ende 1928 und hatte drei oder vier Jahre später einen starken Rückgang der Krankenzahlen zur Folge. Aber dieses Experiment wurde nur auf dem Land durchgeführt, während in der Stadt Budapest

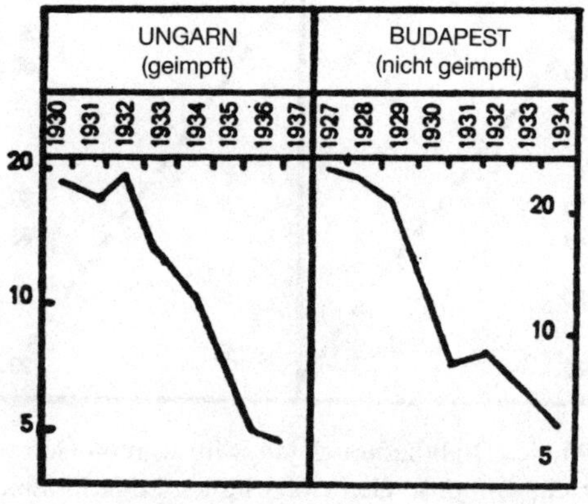

Abb. 7: Vergleich des Rückgangs der Diphtherie in den ländlichen Gebieten Ungarns (geimpft) und in Budapest (nicht geimpft). Sterblichkeit auf 100.000 Einwohner. Logarithmischer Maßstab.

[8]) K. R. Moore, „Bull de L'Of.Int. D'Hyg. Publ.", 1926, S. 210

praktisch nicht geimpft wurde [9]), was nicht daran hinderte, daß die Diphtherie in der Hauptstadt genauso stark zurückkging wie in der Gesamtheit der ländlichen Provinzen.

Schweiz: Dank der Autonomie, die die Kantone der Schweiz genießen, konnte einer von ihnen, der Kanton Genf, ab 1932 die Pflichtimpfung einführen. Von da an verringerte sich die Diphtheriesterblichkeit erheblich. Dieser Rückgang wurde allgemein als schlüssiger Beweis für die Effizienz der Impfung gewertet.

Die Studie, auf die wir uns stützen, zeigt uns indessen, daß die Krankheit sich in der gleichen Zeit in den 24 nicht geimpften Kontrollkantonen genauso zurückgezogen hat wie in Genf.

Die scheinbar günstigen Resultate waren also nur ein Zufall und der Tatsache zu verdanken, daß man „zur Zeit der

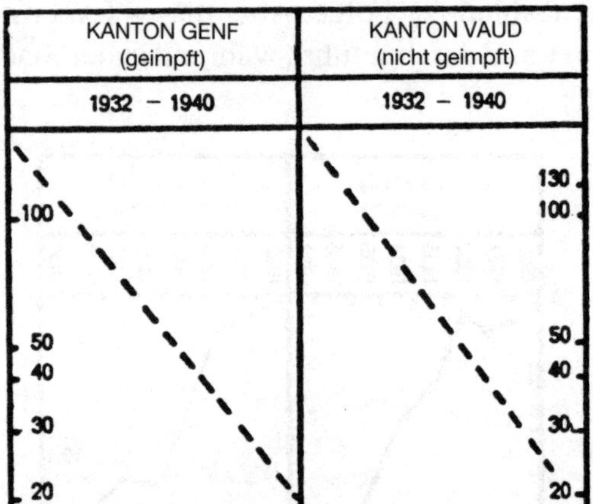

Abb. 8: Vergleich des Diphtherierückgangs im Kanton Genf (geimpft) und Vaud (nicht geimpft). Gemeldete Fälle. Logarithmischer Maßstab.

[9]) R. Rendu, „Etude critique des résultats de la V.A.D. en Hongrie“ (Kritische Untersuchung der Ergebnisse der Diphtherieschutzimpfungen in Ungarn): Beitrag zur „Grande Semaine Médicale de Budapest“ (Große Medizinerwoche Budapest) vom 4. bis 12. September 1948.

Ebbe" geimpft hatte, also während des Rücklaufs der epidemischen Welle von 1930. Vergleicht man den Kanton Genf, wo die Impfung seit 1932 obligatorisch ist, mit dem benachbarten Kanton Vaud, wo die Pflichtimpfung erst 12 Jahre später (1944) eingeführt wurde, so sieht man, daß von 1932 bis 1940 die Zahl der Fälle in dem geimpften Kanton von 137 auf 20 und in dem nicht geimpften Kanton von 135 auf 25 fiel [10]) (Abb. 8).

Deutschland: In Duisburg schien es so, als ob die von 1934-1935 [11]) massenhaft durchgeführten Impfungen die Diphtheriesterblichkeit im Lauf der folgenden zwei oder drei Jahre merklich gesenkt hätten. Doch ergab sich eine ähnliche Senkung zur gleichen Zeit in anderen Städten des Ruhrgebiets, z.B. Essen [12]), in denen nicht geimpft worden war.

Auch in der Folge zeigten sich in geimpften Städten ebenso günstige Kurven wie in nicht geimpften. In Düsseldorf, wo von 1939-1940 eine intensive Impfkampagne durchgeführt worden war, fiel die Sterblichkeitsrate im Jahre 1941 stark, doch gab es einen Rückgang auch in benachbarten Städten, wo man nicht in diesem Umfang geimpft hatte. [13])

USA: Nach dem zyklischen Wiederaufleben der Diphtherie von 1915–1925 begannen die Krankheits- und die Sterblichkeitsrate sehr schnell zu sinken, und zwar in den sehr wenig geimpften Gebieten oder Städten ebenso wie dort, wo sehr stark geimpft worden war. [14])

---

[10]) „Bull. du Serv. Féd d'Hyg. Publ." Bern, 29. August 1942, S. 382-383

[11]) Gundel: „Bull. Of. Int. Hyg. Publ." 1935, II, S. 1755–1758, und 1936, suppl. Februar, S. 3–20

[12]) Reichsgesundheitsblatt 1934 bis 1939

[13]) F. Goebel, DMW, LXVIII, 35, 15. August 1941, S. 903

[14]) White House Confer. on Child Health and Protection, Century Co., New York 1931

Der selbe Rückgang ergab sich in Providence, wo eine energische Impfkampagne durchgeführt worden war, und in San Francisco, wo man nur einige wenige Kinder geimpft hatte.

Polen: Während der Impfkampagne von 1937 auf 1938 ging die Krankheit in den nicht geimpften Gebieten genauso zurück wie dort, wo Impfkampagnen obligatorisch waren.

Vergleichende Experimente während des Zweiten Weltkriegs und danach

Niederlande und Schweden: In den Niederlanden und Schweden bietet sich ein interessanter Vergleich an. Denn die Diphtherieerkrankungen in diesen beiden Ländern hatten 1944 ihren Höhepunkt erreicht. Aber während man in den Niederlanden mit Massenimpfungen 1939 [15]) zu Beginn der Wachstumskurve der Epidemie anfing, wurden sie in Schweden erst 1944 [16]), d.h. im Krisisjahr selbst, organisiert.

Vergleicht man nun die Entwicklung der Diphtherie in beiden Ländern während der dem Höhepunkt vorhergehenden Jahre, so erkennt man (Abb. 9), daß der Anstieg der Kurve in den - geimpften - Niederlanden ebenso steil und deutlich war wie in dem – nicht geimpften – Schweden.[17])

Frankreich: Die Untersuchung wurde einerseits in sieben sehr stark durchgeimpften Départements durchgeführt, wo der Prozentsatz der geimpften Kinder zwischen 47% und 95%

[15]) Hoogendorn: Over de difterie in Nederland, 1. Band 1948

[16]) Ericsson: „Nord. Med.", 1. November 1946, S. 2528-32 und „Bull. de l'O.I.H.P.", Juli/September 1946, S. 616-618

[17]) R. Rendu: „Recrudescence de la diphtérie dans les pays à vaccination obligatoire" (Rückgang der Diphtherie in den Ländern mit Pflichtimpfung), „Lyon Médical", 27. August 1955, S. 152-156

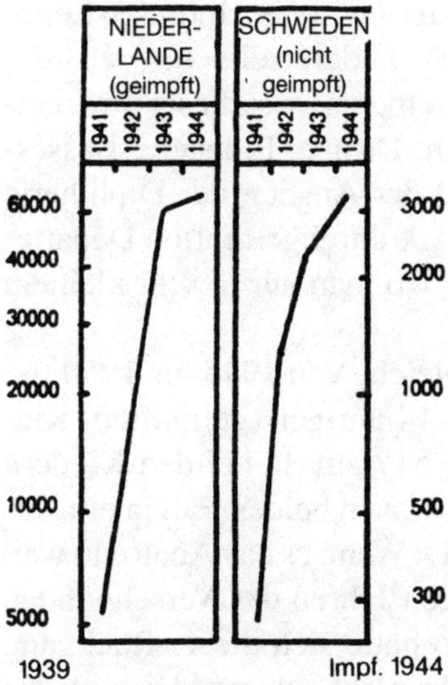

Abb. 9: Vergleich der Diphtherieerkankungen in den Niederlanden (geimpft) und in Schweden (nicht geimpft) von 1941 bis 1944. Gemeldete Fälle. Logarithmischer Maßstab.

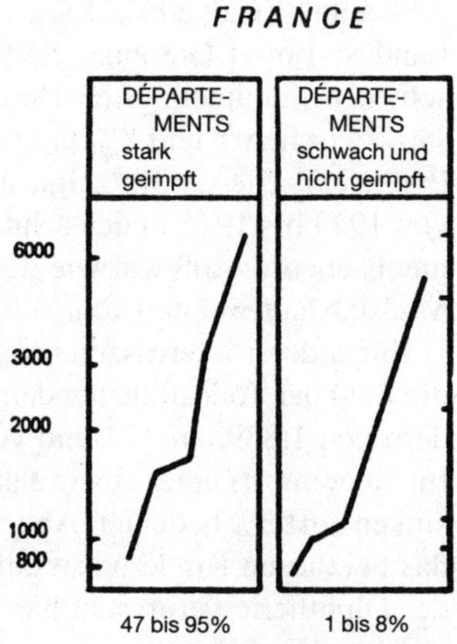

Abb. 10: Vergleich der Diphtherieerkrankungen in sieben stark und vier schwach oder nicht geimpften französischen Départements. Anstieg der Pandemie von 1943 bis 1945. Gemeldete Fälle. Logarithmischer Maßstab.

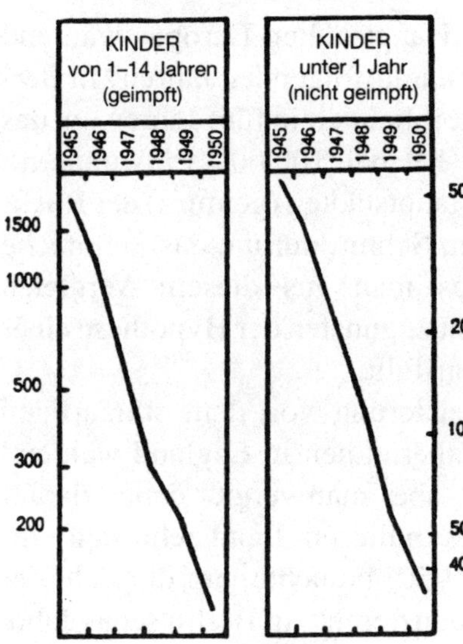

Abb. 11: Vergleich des Rückgangs der Diphtherie in Frankreich bei Kindern zwischen 1 und 14 (geimpft) und unter 1 Jahr (nicht geimpft). Logarithmischer Maßstab.

schwankte (Calvados, Eure, Eure-et-Loire, Indre-et-Loire, Landes, Lot-et-Garonne, Sarthe), andererseits in vier sehr schwach durchgeimpften Départements, wo dieser Prozentsatz zwischen 1 und 8% lag (Ain, Drôme, Finistère, Basses-Pyrénées): Die Grafik zeigt, daß der Anstieg der Diphtherie von 1943 bis 1945 in den sehr stark durchgeimpften Départements ebenso groß war wie dort, wo man nur in sehr kleinem Maßstab hatte impfen können.

Ein anderer interessanter Vergleich: Von 1945 bis 1950 fiel die Zahl der Todesfälle bei den 1-14jährigen (geimpften) Kindern von 1.839 auf 121 und von 517 auf 34 bei den Kindern (nicht geimpft) unter einem Jahr, was in beiden Fällen ein Absinken um 93% bedeutet (Abb. 11). Wenn es das Anatoxin war, das bei diesen Kindern seit einigen Jahren das Verschwinden der Diphtherie verursacht hat, so hätte sich dieser Rückgang bei den Kindern unter einem Jahr nicht zeigen dürfen, da sie nicht geimpft waren. Anders ausgedrückt: Die Ergebnisse der Nicht-Impfung sind ebenso „spektakulär" wie die der Impfung.

Berlin: Was geschah in den Hauptstädten Europas während des Krisenjahres und den vier darauffolgenden Jahren? In Berlin (nicht geimpft) sank die Sterblichkeit in fünf Jahren um das Vierzigfache (von 74,8 auf 1,9 bei 100.000 Einwohnern), während bei den 10 anderen Hauptstädten (geimpft) der Rückgang im gleichen Zeitraum im Schnitt nur um das Zehnfache erfolgte. Das mindeste, was man aus diesem Vergleich schließen kann, ist, daß er nicht zugunsten der Hypothese einer Wirksamkeit der Impfungen ausfällt.

Man spricht oft mit Begeisterung von dem sturzartigen Rückgang der Zahl der Diphtherietoten in England während des großen „Impfkreuzzugs", aber man vergißt dabei, darauf hinzuweisen, daß, während es in diesem Land zehn Jahre intensiver Impfung (1940 bis 1950) brauchte, um die Zahl der Toten von 2.480 auf 49 zu „reduzieren", in Berlin sechs Jahre

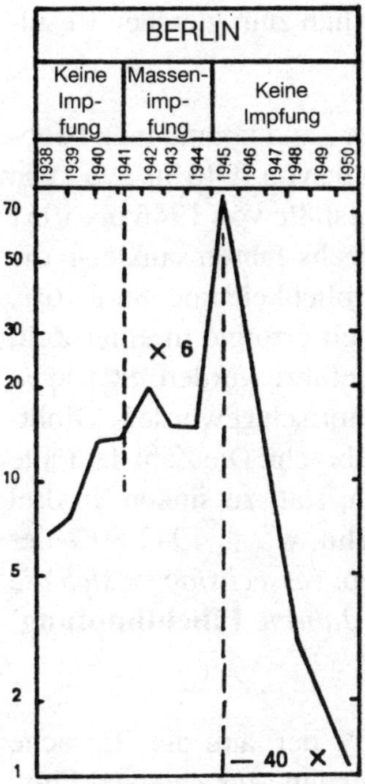

Abb. 12: Entwicklung der Diphtherie in Berlin von 1938-1950, bezogen auf die Impfungen. Sterblichkeit auf 100.000 Einwohner. Logarithmischer Maßstab.

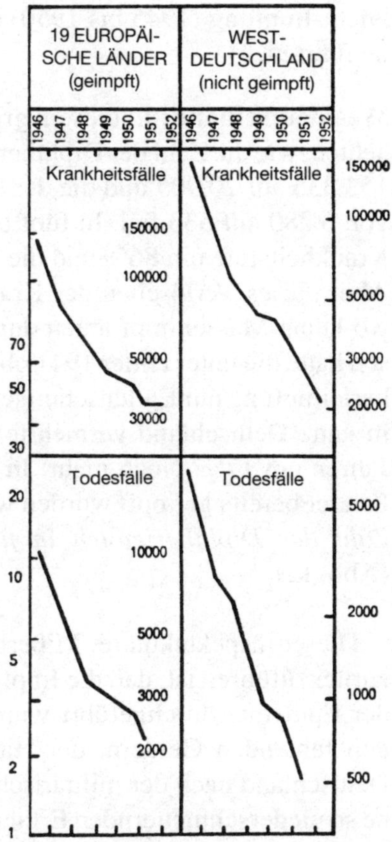

Abb. 13: Vergleich des Rückgangs der Diphtherie in 19 (geimpften) europäischen Ländern und Westdeutschland (nicht geimpft) von 1946 bis 1952. Krankheits- und Todesfälle. Logarithmischer Maßstab.

Nicht-Impfung (1945 bis 1950) deutlich zum gleichen Resultat führten. [18])

Westdeutschland: In diesem großen Land konnte man beobachten, wie die Zahl der Diphtheriefälle von 1946 bis 1952 von 153.335 auf 20.905 und die der Todesfälle von 1946 bis 1951 von 6.280 auf 533 fiel. In fünf bis sechs Jahren sank also die Krankheitsrate um 86% und die Sterblichkeitsrate um 91,6%. Aber dieses Verlöschen der Krankheit erfolgte in einer Zeit, wo keine Massenimpfungen durchgeführt wurden. Statt dessen hatte die unter Hitler 1941 obligatorisch gewordene Diphtherieimpfung nur Enttäuschungen gebracht: Die Zahl der Fälle in ganz Deutschland vermehrte sich, statt zu sinken, in drei Jahren um 17%. Noch mehr: In Berlin, wo ab 1942 80% der Kinder bereits geimpft worden waren, *versechsfachte sich die Zahl der Diphtherietoten in fünf Jahren* **Pflichtimpfung!** (Abb. 12)

Dieser „spektakuläre Mißerfolg“, der auf die Tatsache zurückzuführen ist, daß die Impfkampagne zur Zeit der „Flut“ der Epidemie durchgeführt wurde, ist sicher, zusammen mit den fehlenden Geldern, der Hauptgrund dafür, daß man in Deutschland nach der militärischen Niederlage von 1945 keine so niederschmetternden Erfahrungen machen mußte.

Um noch besser zu erkennen, was das Verschwinden der Diphtherie in Westdeutschland (nicht geimpft) bedeutet, vergleichen wir diesen Rückgang mit dem in den 19 geimpften europäischen Ländern, über deren Entwicklung in der fraglichen Zeit die Statistiken Auskunft geben (Abb. 13). Wenn in diesen 19 Ländern [19]) die Krankheits- und Sterblichkeitsrate um 76% bzw. 81% zurückgingen, so betrug der Rückgang

[18]) Die Todesfälle gingen von 2.175 in 1945 auf 45 in 1950 zurück.

[19]) Die Erkrankungen gingen von 140.493 auf 33.261 (1946–1952) zurück, also um 76,3%, die Todesfälle von 10.248 auf 1.868 (1946–1951): 81,8%

in Westdeutschland (nicht geimpft) 86% und 91%. Er war also von der gleichen Größenordnung, sogar noch etwas stärker. Die parallel laufenden Kurven (Abb. 13) dürften somit beweisen, daß die Impfungen nicht die Ursache für das Verlöschen der Diphtherie in den geimpften Ländern sein können.

Die Tatsachen sprechen hier eine besonders deutliche Sprache, denn nach der militärischen Katastrophe von 1945, den Bevölkerungsbewegungen, den Zerstörungen durch den Krieg, der Verarmung des Landes, der Unterernährung, der engen Zusammenballung von Menschen in den Flüchtlingslagern, den schlechten Wohnverhältnissen und der Überbevölkerung, mußte man, wie 1947 Knud Stowman ausführte, befürchten, daß die Diphtherie in Deutschland „einen dauernden Infektionsherd bilden würde, der ganz Europa bedrohte, falls keine energischen Impfmaßnahmen ergriffen würden". Aber man ergriff keine solchen Maßnahmen, und das Gegenteil von dem, was man vorausgesehen hatte, traf ein: Die Krankheitsrate verringerte sich in sechs Jahren um das Sieben- bis Achtfache, so daß in manchen Städten, ganz wie in Paris, die Diphtherieabteilungen der Krankenhäuser, die früher von Kranken regelrecht belagert wurden, ihre Pforten schließen mußten, ja daß man letztes Jahr in manchen Gegenden Deutschlands ab und zu Schwierigkeiten hatte, den jungen Medizinstudenten Diphtheriekranke vorzuführen.

Einige Gesundheitsminister, z.B. in Frankreich und England, hatten darauf spekuliert, daß dem Staatssäckel Ersparnisse in Milliardenhöhe dadurch zufließen würden, daß die Impfungen die Diphtherie reduzieren und somit auch die Krankenhauskosten verringern würden. Die Gesundheitsbehörden in Deutschland dagegen (und auch in Japan, wie wir noch sehen werden), die sich während des Rückgangs der Epidemie von 1945 bis 1952 weigerten, systematisch zu impfen, kamen zu den selben Ergebnissen, sparten aber zusätzlich noch den Aufwand der Impfpropaganda und -kampagnen.

Schottland: Rückgang der Sterblichkeits- und Krankheitsrate bei der Diphtherie in Schottland von 1941 bis 1951 unter den nicht geimpften Personen. Es sei angemerkt, daß sich hier die Diphtherie ohne Impfungen bis zum völligen Verschwinden zurückzog (es handelt sich um nicht geimpfte Personen). Man stelle sich vor, daß man ab 1941, als es 10.161 Diphtheriefälle im Jahr gab, geimpft hätte. Was wäre passiert? Der selbe Rückgang wäre erfolgt. Was hätte man daraus geschlossen? Daß dieser Rückgang den Impfungen zu verdanken sei... Genau das ist in allen Ländern geschehen, wo die Krankheit zurückging und wo man gleichzeitig impfte.

Japan: Man begann im Oktober 1948 zu impfen, doch wurde die Impfkampagne während des ganzen Jahres 1949 infolge von etwa 40 auf die Impfung zurückgehenden Todesfällen [20]) eingestellt, um erst 1950 wieder aufgenommen zu werden.

Infolge des Mangels an Impfstoff war die Zahl der tatsächlich geimpften Kinder weit niedriger als vorgesehen.

Der Höhepunkt der Epidemie fiel in die Jahre 1944 und 1945. Von da an erfolgte ein geradezu sensationeller Rückgang der Krankheit, da in sieben bis acht Jahren (1944-45 bis 1952) die Zahl der Erkrankungen von 94.274 auf 8.235 und die der Todesfälle von 7.840 auf 513 sank. Mit anderen Worten: Die Krankheits- und Sterblichkeitsrate fielen dort um das Elf- bzw. Fünfzehnfache. Sie erreichten tatsächlich das niedrigste Niveau, das bisher in diesem Land beobachtet worden war. (Abb. 14)

Dieses Verlöschen ist um so bemerkenswerter, als dort wie in Deutschland die zwangsläufigen Auswirkungen der Niederlage: Verwüstungen jeder Art, wirtschaftliche Desorganisation, Exodus von Flüchtlingen, Unterernährung und äußerstes Elend nur das Schlimmste befürchten ließen.

[20]) M. Kominami, „Tokio Med.Journ.", September 1952 bis Januar 1953

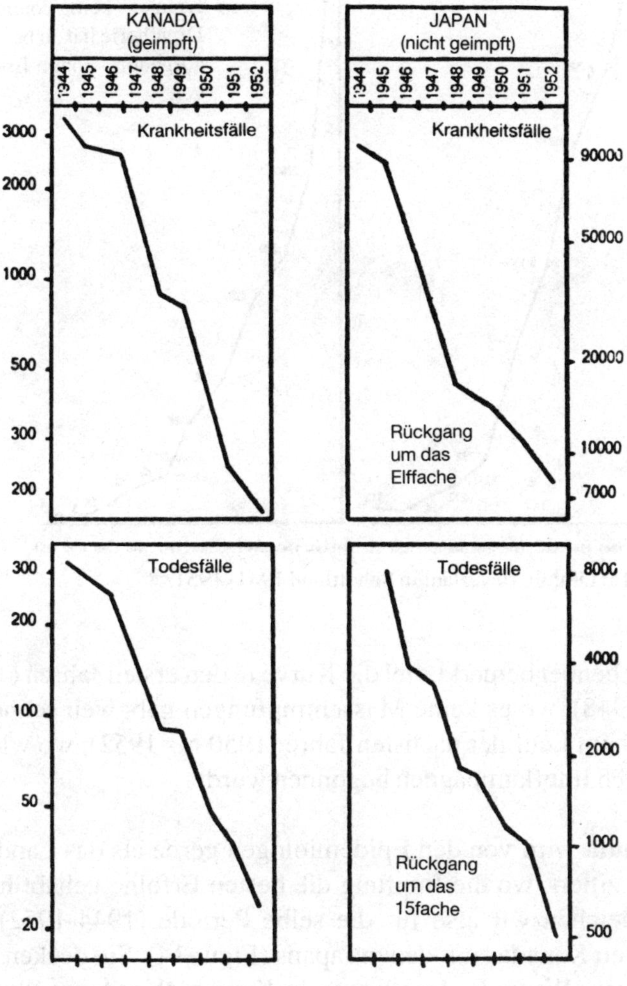

Abb. 14: Vergleich des Rückgangs der Diphtherie in Kanada (geimpft) und Japan (nicht geimpft) von 1944 bis 1952. Krankheits- und Todesfälle. Logarithmischer Maßstab.

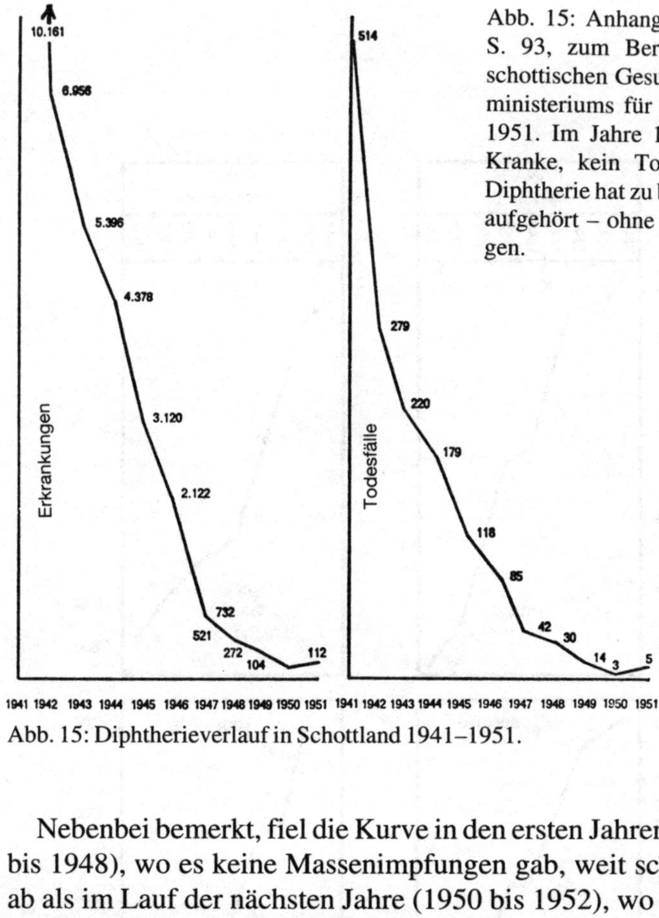

Abb. 15: Anhang Nr. 14, S. 93, zum Bericht des schottischen Gesundheitsministeriums für das Jahr 1951. Im Jahre 1961: 76 Kranke, kein Toter: Die Diphtherie hat zu bestehen aufgehört – ohne Impfungen.

Abb. 15: Diphtherieverlauf in Schottland 1941–1951.

Nebenbei bemerkt, fiel die Kurve in den ersten Jahren (1944 bis 1948), wo es keine Massenimpfungen gab, weit schneller ab als im Lauf der nächsten Jahre (1950 bis 1952), wo wieder mit den Impfkampagnen begonnen wurde.

Kanada wird von den Epidemiologen gerne als das Land der Erde zitiert, wo die Impfung die besten Erfolge gehabt habe. Vergleichen wir also für die selbe Periode (1944-1952) die Kurven Kanadas mit denen Japans (Figur 14). Sie decken sich deutlich. Wenn die Impfungen in Kanada Wunder vollbracht haben, so hat auch die Nicht-Impfung in Japan wahre Wunder gewirkt.

Diskussion der Ergebnisse

Man wird sicher zögern, dem entgegenzuhalten: ‚Aber wenn Deutschland und Japan einer intensiven Impfung unterworfen worden wären, wäre der Rückgang noch stärker gewesen.' Denn wer so argumentieren würde, würde nichts weiter als eine Hypothese aufstellen und schon als wahr annehmen, was erst noch bewiesen werden muß.

Man wird natürlich auch einwenden, daß zwar in diesen beiden Ländern keine Massenimpfungen stattfanden, daß aber dort die Kinder sehr wohl ‚privat' freiwillig geimpft worden sein können. Aber jeder weiß, daß dort, wo keine öffentliche Propaganda für die Impfung gemacht oder keine gesetzlichen Pflichtimpfungen eingeführt wurden, die Zahl der einzeln geimpften Kinder immer nur einen sehr niedrigen Prozentsatz erreichte, der die epidemischen Kurven nicht beeinflussen konnte.

Vielleicht wird man uns noch entgegenhalten: Die Impfungen waren eben doch notwendig, um die Diphtherie auszulöschen. Wenn einige Länder darauf verzichten konnten, so deshalb, ‚weil es in der Biologie nichts Absolutes gibt'. Der Fall Deutschlands und Japans ist eine ‚Ausnahme, die die Regel bestätigt'. Aber wenn diese Redewendung in Sachen Grammatik auch stimmen mag, so ist sie in der Medizin doch nicht statthaft, wo ‚man immer bereit sein muß, eine Theorie fallenzulassen, sobald ein Faktum ihr widerspricht' (Laënnec).

Wenn übrigens Deutschland und Japan eine Ausnahme von der Regel darstellen, so wird man zugeben müssen, daß es eine sehr große Ausnahme ist. Denn diese beiden Länder haben zusammen 130 Millionen Einwohner, mehr als die Hälfte der Bevölkerung der geimpften europäischen Länder, die zum Vergleich herangezogen wurden.

Es wird auch Leute geben, die die Genauigkeit unserer Zahlen anzweifeln. Darauf können wir nur erwidern, daß sie aus der selben Quelle stammen, auf die auch die Anhänger der Impfungen zurückgreifen, nämlich die Publikationen der WHO. Überdies gibt es nicht den geringsten Grund für die Annahme, die statistischen Darstellungen der Krankheits- und Todesfälle in so an Ordnung gewöhnten Ländern wie Deutschland und Japan seien weniger zuverlässig als die aus romanischen Ländern kommenden Angaben. Und wäre es nicht so, daß man, wenn die in Deutschland und Japan vorhandenen Statistiken für die These der Wirksamkeit der Impfungen sprächen, wohl nicht im Traum daran dächte, sie abzuqualifizieren?

Des weiteren wird man uns entgegenhalten: ‚Wenn die zyklischen Entwicklungen der Krankheit wirklich in gewissem Sinn erklären können, daß die Diphtherie zurückgegangen ist, so waren doch nur die Impfungen in der Lage, die Krankheits- und Sterblichkeitsrate auf ein Niveau hinunterzudrücken, wie es zuvor nie erreicht worden war.‘ Darauf läßt sich unschwer erwidern, daß auch in Deutschland, Japan und Berlin die Zahl der Kranken und Toten so niedrig lag wie nie zuvor, genau wie in den Ländern oder Städten, in denen der höchste Durchimpfungsgrad erreicht wurde.

Stellen wir noch fest, daß die Diphtherie manchmal in geimpften Städten häufiger war als in nicht geimpften. 1938 betrug die Sterblichkeitsrate in Québec (geimpft) 4,17 auf 100.000 Einwohner und 0 in Stockholm (nicht geimpft)! In den Niederlanden war nach einem Dutzend Jahren Impfung die Diphtherie immer noch (1951) zweimal so häufig wie vor Beginn der Impfkampagnen.

Die wichtigsten unbeabsichtigten ‚vergleichenden Studien‘ sind die, die sich in Westdeutschland und Japan ergeben haben. Beide Länder führten infolge ihrer Niederlagen keine Massenimpfungen durch, was aber nicht verhinderte, daß die Diphtherie dort ebenso spektakulär verschwand wie in den am stärksten durchgeimpften Ländern der Erde. Wenn der in den geimpften Ländern beobachtete schwindelerregend steile

Abfall der Krankheitskurve eine Tatsache ,ohne Beispiel in den Annalen der Immunologie' darstellt, so wird man auch zugeben müssen, daß ein identisches bzw. noch stärkeres Absinken, das zur gleichen Zeit in zwei großen nicht geimpften Ländern erfolgte, eine Erfahrung ,ohne Beispiel in den Annalen der Nicht-Impfung' bedeutet.

Die Bundesrepublik Deutschland führte zwischen 1970 und 1980 massive Impfungen durch. Dieses Experiment bestätigt die folgenden Beobachtungen nur (Abb. 16).

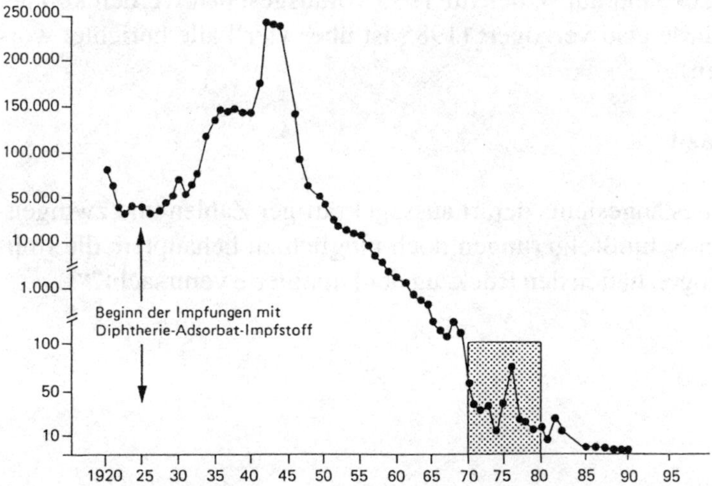

Abb. 16: Entwicklung der Diphtherie in Deutschland seit 1920 (Statistisches Bundesamt, Wiesbaden)

Aus dem Kurvenbild ist zunächst der gleiche steile Rückgang ersichtlich, wie er bei allen Infektionskrankheiten nachzuweisen ist. Die Erkrankungen an Diphtherie waren seit 1918 von etwa 100.000 in wenigen Jahren bis auf ca. 50.000 abgesunken. Im Jahre 1925 wurde die Diphtherieimpfung eingeführt, stark propagiert und sehr häufig durchgeführt. Daraufhin stiegen die Erkrankungszahlen an Diphtherie unaufhörlich an. Sie erreichten 1942 mit 250.000 pro Jahr ihren Höhepunkt, um nach Beendigung des Krieges steil abzufallen, obwohl („richtiger“: weil?) in der Nachkriegszeit kaum oder nur sehr wenig geimpft wurde.

Die gepunktete Fläche entspricht 7.763.944 von den Gesundheitsämtern durchgeführten Impfungen.

Am Ende des Zweiten Weltkriegs jedoch zog sich die Krankheit zurück, aber die zwischen 1970 und 1980 durchgeführten Massenimpfungen hatten eine negative Auswirkung auf die Entwicklung der Krankheit. Die Zahl der Diphtheriekranken war 1976 höher als vor den Massenimpfungen. Der Rückgang auf 0, der für 1983 vorausgesehen werden konnte, wurde also verzögert (1985 ist über vier Fälle berichtet worden).

Fazit

Ist es angesichts derart aussagekräftiger Zahlen und zwingender Schlußfolgerungen noch möglich zu behaupten, die Impfungen hätten den Rückzug der Diphtherie verursacht?“

Kinderlähmung

Frankreich

Monsieur Poniatowski, damaliger Gesundheitsminister, hatte an mehrere Abgeordnete einen Brief versandt, in dem er ihnen bewies, daß an der Wirksamkeit der Impfungen kein Zweifel bestehen könne.

Er behauptete folgendes:

„Die Impfungen setzten 1957 ein. Im Verlauf dieses Jahres wurden 4.109 Polioerkrankungen, davon 304 mit tödlichem Ausgang, registriert. 1960 wurde eine deutliche Verringerung der Endemie festgestellt: 1.663 Fälle, 149 mit tödlichem Ausgang.

Diese Tendenz hat sich fortgesetzt:

1963: 773 Fälle, davon 74 tödlich
1966: 221 Fälle, davon 36 tödlich
1969: 68 Fälle, davon 15 tödlich
1972: 37 Fälle, davon 8 tödlich."

Diese Zahlen lassen sich in die untenstehende Kurve umsetzen. Sie ist genau und sehr eindrucksvoll, gibt aber ein falsches Bild von der Realität, da die Zahlen aus den vorhandenen Angaben so ausgewählt wurden, daß man beweisen konnte, was bewiesen werden sollte.

Wir wollen kurz das Gesamtergebnis dieser Untersuchung rekapitulieren:

1. Der Rückgang der Kinderlähmung begann bereits vor der Impfung.

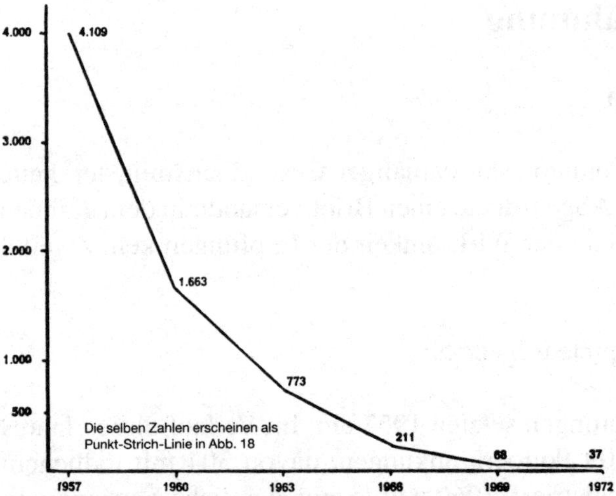

Abb. 17: Abnahme der Fälle von Poliomyelitis (Zahlen von M. Poniatowski).

2. Ein plötzliches Wiederaufleben der Kinderlähmung kann sich sowohl in geimpften als auch in nicht geimpften Zonen manifestieren.
3. Die Tatsache, daß 1980 die Krankenzahlen annähernd denen von vor 20 oder 30 Jahren entsprachen, läßt in keinem Fall einen Schluß auf die Effizienz der Impfungen zu.

Betrachtet man die Gesamtheit der relativen Zahlen zu Beginn der fraglichen Periode (das Ende ist nicht interessant, da es nicht mehr signifikant ist) so erhält man Abb. 18, in die als Strich-Punkt-Linie die vorherige Kurve eingezeichnet ist.

Warum also nicht sagen:

1956: Der Impfstoff wird freigegeben, man beginnt mit der Anwendung .1.150 Fälle
1957: .... 4.109 Fälle
oder
1956: .... 1.150 Fälle
1959: .... 2.559 Fälle

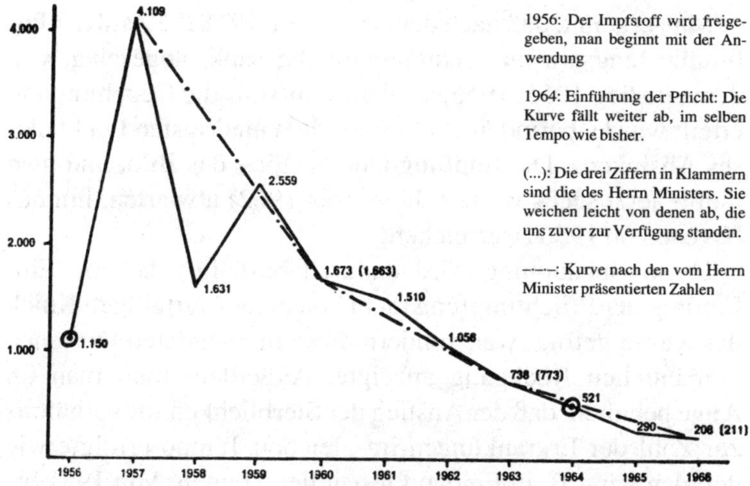

Abb. 18: Verlauf der Fälle von Kinderlähmung seit Einführung der Impfung.

Es ist unter diesen Voraussetzungen tendenziös, zu behaupten, wie es der Minister tut, daß 1960 „eine deutliche Verringerung der Endemie festgestellt“ wurde: Nach mehr als drei Jahren Impfung war die Zahl der Erkrankungen noch nicht einmal auf die von 1956, vor jeder Impfung, zurückgegangen!

Auch hier empfiehlt es sich wieder, die gesamte Kurve zu analysieren.

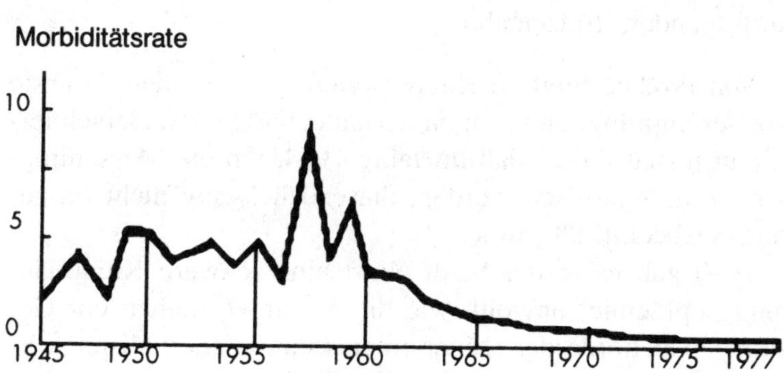

Abb. 19: Entwicklung der Morbidität bei Kinderlähmung von 1945 bis 1977 in Frankreich (nach Inserm).

Man erkennt, daß nach dem Hoch von 1948 die Zahl der Poliofälle langsam und sehr regelmäßig sank, abgesehen von dem Anstieg 1955. 1956, als dem Impfstoff die Genehmigung erteilt wurde, befinden wir uns auf dem niedrigsten Punkt dieses Absinkens. Die Impfung jedoch störte das Bild, und man mußte jetzt sechs weitere Jahre (bis 1962) abwarten, um das Niveau von 1956 zu erreichen!

Diese Behauptung wird dadurch bestätigt, daß die Einführung der Pflichtimpfung nicht von einem auffälligen Knick der Kurve gefolgt war, sondern diese im Gegenteil nur einen allmählichen Rückgang anzeigte. Außerdem muß man im Auge behalten, daß der Anstieg der Sterblichkeit im Verhältnis zur Zahl der Erkrankungen im gleichen Tempo erfolgte wie der, den wir z.B. in England feststellen können. Von 1951 bis 1963 schwankte diese Sterblichkeit zwischen 7 und 13% (im Mittel 10,5%). Aber diese Zahl stieg

1964 auf 17%	1965 auf 48%	1966 auf 26%
1967 auf 48%	1968 auf 55%	1969 auf 51%

Das bestätigt, was wir auch in England oder Brasilien sehen können, wo die Polio, im Grunde eine gutartige Krankheit, die sehr häufig mit einer einfachen Angina koinzidiert, nach einer Impfung ein schweres Verlaufsbild mit Lähmungen und darauffolgendem Tod annahm.

Von 1962 an zeigt die Kurve weiterhin die Tendenz, wie sie vor der Impfung schon begonnen hatte, und es ist äußerst interessant festzustellen, daß im Jahre 1964, wo die Massenimpfungen obligatorisch wurden, dieser Rückgang nicht im geringsten beeinflußt wurde.

1970 gab es in der Stadt Niort eine schwere Kinderlähmungsepidemie, obwohl, wie die Verantwortlichen der Gesundheitsbehörde des Départements einem Journalisten versichert hatten („Parisien Libéré“ vom 13.12.69), alle zwischen 1 und 32 Jahre alten Personen zu 90% geimpft worden waren!

Das letzte französische Département mit Kinderlähmung war das Département Deux-Sèvres. Die Krankheit verschwand, als der Bezirksrat Kredite zur Reparatur der Wasserleitungen beschlossen hatte. Zufall?

Zusammenfassung: Die Häufigkeit der Poliomyelitis ging in Frankreich kurz vor der Einführung des Impfstoffs zurück.

Nach dieser Einführung erfolgte ein Anstieg der Fälle. Es ist daher grober Mißbrauch, diesem Verfahren ein Verdienst zuzusprechen, das es nicht besitzt.

Großbritannien

Nach den Berichten des englischen Gesundheitsministeriums erfolgte nach Beginn der Impfungen im Jahre 1956 im Lauf von sechs Jahren eine Abnahme der Sterblichkeit um 67%.[1])

1956:	137 Tote	1962:	43 Tote

Ein wunderbarer Rückgang, zweifellos. Aber ist er den Impfungen zuzuschreiben?

Ein einziger Blick auf die Kurve der Allgemeinentwicklung der Sterblichkeit durch Kinderlähmung von 1916 bis 1962 beweist das Gegenteil: Der Rückzug der Polio wurde schon vor Beginn der Impfung eingeleitet.

Im übrigen kann man sich auch Fragen in bezug auf diese allgemeine Entwicklung stellen.

---

[1]) Die Zahlen, die wir hier geben, weichen etwas von denen ab, die wir früher veröffentlicht haben. Das Ministerium selbst hat sie geändert, weil es nicht mehr nach den selben Kriterien wie früher vorgeht. Die mehr als ein Jahr nach dem Beginn einer Erkrankung aufgetretenen Todesfälle werden in diesen Statistiken nicht mehr gezählt. Die allgemeine Kurve ist daher leicht verändert, doch im wesentlichen gleich geblieben.

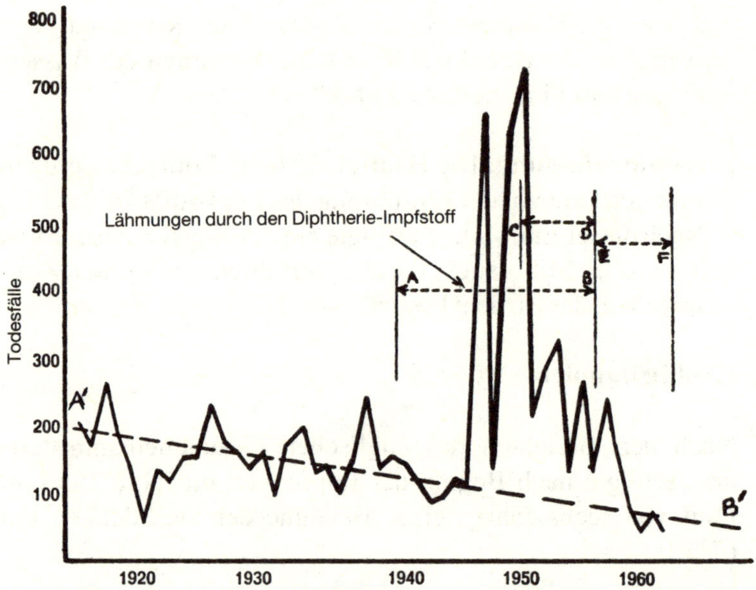

Abb. 20: Todesfälle durch Poliomyelitis in Großbritannien von 1916 bis 1962.
Quelle: Office of Population Censuses.

Nach 1916 begann ein langsamer, doch stetiger Rückgang, den wir durch die Gerade A'B' andeuten. Unsere englischen Freunde und besonders Mr. Ord, dem wir diese Kurve verdanken, machen darauf aufmerksam, daß 1940 das Jahr der Einführung der Diphtherieschutzimpfung und 1946 das Jahr war, in der sie voll zur Anwendung kam. Aber ab 1946 erlebte Großbritannien eine plötzliche und starke Zunahme der Poliomyelitiserkrankungen, die erst wieder aufhörte (in C), als man die Anwendung dieses Impfstoffs im Jahre 1950 (Periode AC) stoppte.

Erinnern wir uns bei dieser Gelegenheit an die Ausführungen von C.V.d'Autrec in seinem außergewöhnlichen Buch „Les Charlatans de la Médecine“ (Die Scharlatane der Medizin), S. 170:

„Die Ärztevereinigung Großbritanniens verbot (April 1950) die Verwendung des Diphtherie- und Keuchhustenimpfstoffs, weil nach Gebrauch desselben zahlreiche Fälle von Poliomyelitis festgestellt wurden. Im Guy Hospital in London: 50 Fälle; in den Midlands: 65 Fälle; in St. Pancras: 40 Fälle. Mehr als 80 Kinder, erklärte Dr. John K. Martin aus London, seien von Kinderlähmung befallen worden und hätten die ersten Symptome, kurz nachdem sie geimpft worden seien, gezeigt. In 49 Fällen blieb die Lähmung auf das Glied beschränkt, in das der Impfstoff injiziert worden war."

Seit 1950 und bis 1956 (CD), d.h. während der sechs Jahre, die der Polioimpfung vorausgingen, erfolgte ein absolut blitzartiger Rückgang der auf diese Krankheit zurückgehenden Todesfälle: – 82%

1950	755 Tote
1956	137 Tote

Die Einführung der Impfung ging Hand in Hand mit dem Wiederaufleben der Krankheit (1957) (ein periodisches Wiederaufleben, wie die Linie zeigt), gefolgt von einem Absinken, das aber nach den Impfungen nicht schneller war als vorher (im Bereich CD: – 82%, im Bereich EF: – 67%).

Allmählich, von 1960 an, schwenkte die Kurve wieder auf die Linie des grundsätzlichen Rückgangs ein, die sie vielleicht niemals verlassen hätte, wenn das „Genie" des Menschen in diese Entwicklung nicht eingegriffen hätte.

Es folgen nun einige Kurven aus kürzeren Zeiträumen, die es erlauben, die Wirkung der Polioschutzimpfung besser abzuschätzen.

Es ist sehr interessant, die Zahl der Todesfälle während der prä- und postvakzinalen Perioden einmal näher in Augenschein zu nehmen, wobei man sie in Beziehung setzen kann zur Anzahl der geimpften Personen im Verhältnis zu den Teilen der Bevölkerung, die man als ansteckungsgefährdet betrachtete (Zahlen des Ministeriums).

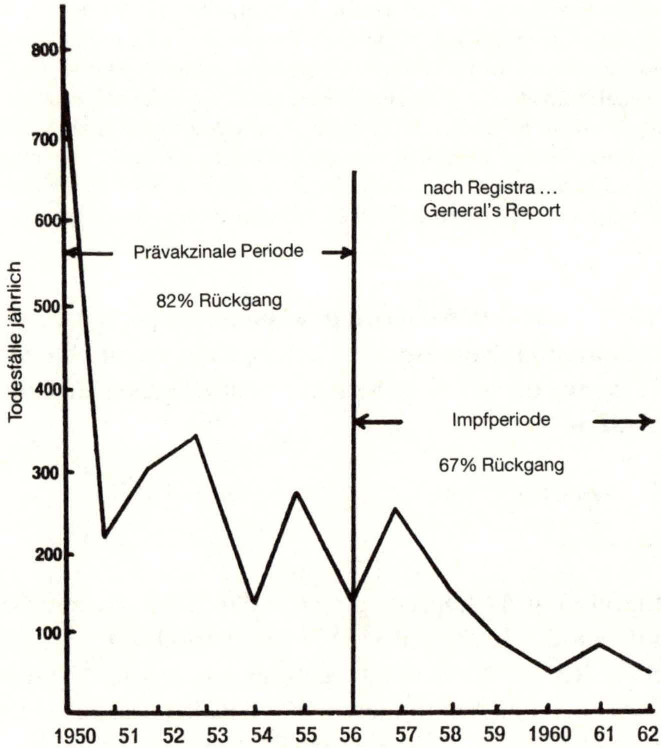

Abb. 21: Sterblichkeit bei Poliomyelitis 1950–1962 (Großbritannien). Nach Registrar... General's Reports

Prozentsatz der Geimpften auf die ansteckungsgefährdete Bevölkerung	Entwicklung der Zahl der Toten
1957 23 %	1957 – 40 %
1958 35 %	1958 – 43 %
1959 45 %	1959 – 47 %
1960 56 %	1960 + 72 %
1961 70 %	1961 – 43 %
	1962 – 16 %
	1963 – 24 %

Das ist in der folgenden Grafik wiedergegeben:

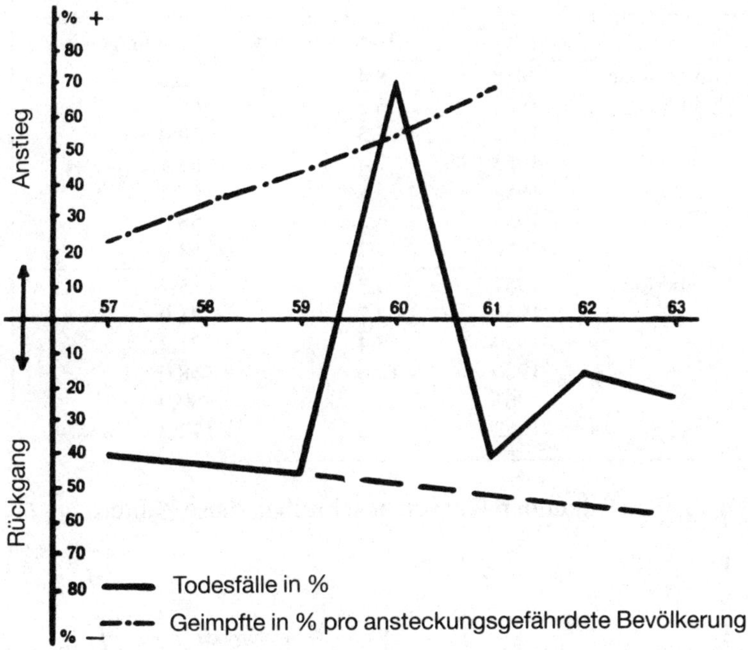

Abb. 22: Zahl der Toten von 1954 bis 1962 in bezug auf den Prozentsatz der Geimpften.

Der Rückgang der Krankheit hätte proportional zum Anstieg der Zahl der geimpften Personen erfolgen müssen. Aber das war keineswegs der Fall. Ganz im Gegenteil: Der Spitzenwert 1960 (Anstieg der Todesfälle um 72%) und die Zahlen von 1961, 1962 und 1963 sprechen durchaus nicht zugunsten einer Wirksamkeit der Impfungen. Statt stärker als bisher abzufallen, steigt die entsprechende Kurve sogar über die Strich-Punkt-Linie. Offenbar kann man hier **zumindest** den Schluß ziehen, daß der Vermehrung der Zahl der Geimpften keine Verringerung der Todesfälle durch Poliomyelitis entspricht.

Ein anderes sehr bemerkenswertes Phänomen, das anscheinend konstant auftritt: Die Impfungen korrelieren mit einer verhältnismäßigen Vermehrung der schweren Formen der Krankheit, die zu Lähmung und Tod führen können.

	Jahr	Todesfälle in %	Lähmungen in %
prävakzinale Periode	1950	8,4	72,0
	1951	8,3	68,0
	1952	7,5	70,0
	1953	7,4	65,4
	1954	6,8	67,3
	1955	4,3	58,6
	1956	4,2	53,6
Impfperiode	1957	5,3	65,7
	1958	7,7	71,0
	1959	8,4	71,9
	1960	12,0	68,0
	1961	9,1	80,0
	1962	16,6	72,2

Die beiden folgenden Kurven beschreiben diese Zahlen.

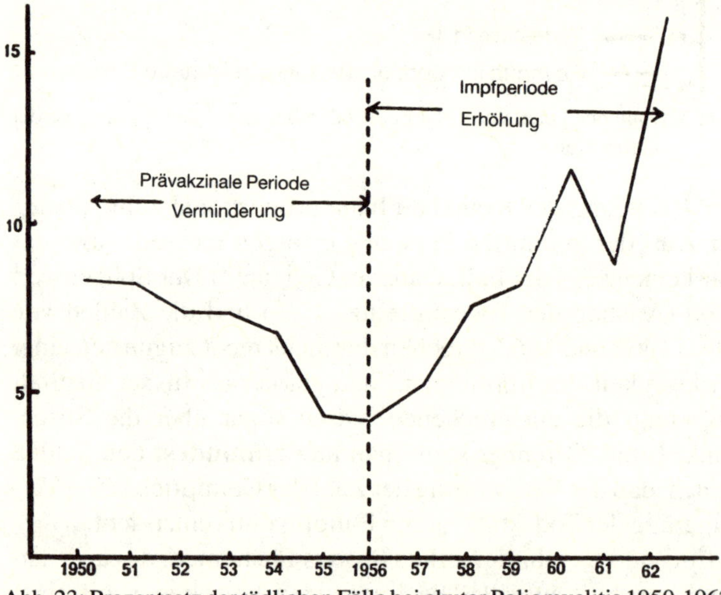

Abb. 23: Prozentsatz der tödlichen Fälle bei akuter Poliomyelitis 1950-1962.

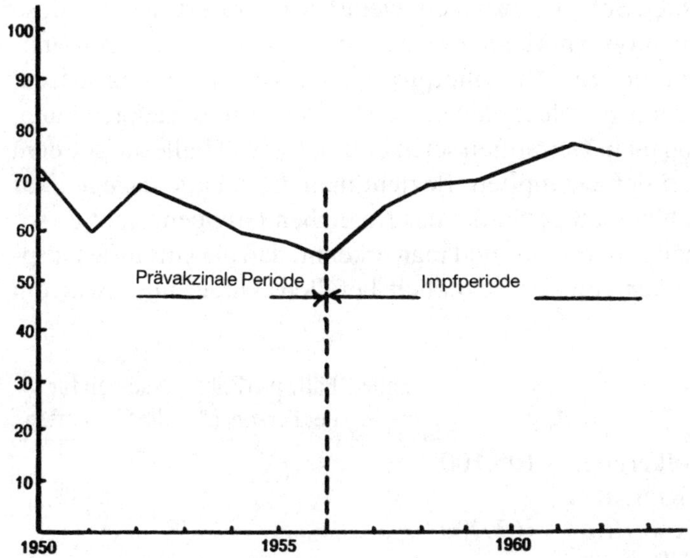

Abb. 24: Prozentsatz der paralytischen Formen der Poliomyelitis. 1953-1962. Quelle: Auszug aus den Berichten des Gesundheitsministeriums (Großbritannien).

Blackburn: Polioepidemie

Nach allem Gesagten kann man kaum anders, als skeptisch gegenüber der Effizienz dieser Impfungen zu sein. Das folgende Beispiel bestätigt diese Einstellung. Es zeigt, wie nützlich es ist, die Auswirkungen einer „Polioepidemie" in einer geimpften Bevölkerung mit denen in einer nicht geimpften Bevölkerung, und zwar in der selben Stadt, zu vergleichen. Bei einer Gesamteinwohnerzahl von 105.100 hielt man 63.000 Menschen für ansteckungsgefährdet. Von ihnen waren 14.000 geimpft, 49.000 nicht geimpft (die Zahlen wurden der National Antivaccination League von den englischen Behörden überlassen).

Die Zeitungen hatten über 15 Fälle bei den nicht Geimpften und 5 Fälle bei den Geimpften (plus 4 undefinierbare Fälle) berichtet. Solange man nicht weiter differenziert, scheint diese Information ein klarer Beweis für die Wirksamkeit der Impfungen zu sein. Die Impfpropaganda ist immer sehr erfreut über derartige Neuigkeiten, da man nun z.B. behaupten kann, bei den nicht Geimpften seien dreimal so viel Fälle aufgetreten wie bei den Geimpften. Bezieht man diese Fälle dagegen auf die zahlenmäßige Stärke der fraglichen Gruppen, sieht es sofort ganz anders aus, und man erkennt, daß die geimpfte Gruppe stärker von der Krankheit befallen wurde, und zwar um 21%.

		Fälle	Fälle pro Zahl der Personen	Nachteil für die Geimpften
Bevölkerung:	105.100			
Der Krankheit ausgesetzt:	63.000			
Zahl der Geimpften:	14.000	5	1 / 2.800	21 %
Nicht Geimpfte:	49.000	15		

Befassen wir uns „spaßeshalber" auch mit den 4 unsicheren Fällen: Das Verhältnis war 5 zu 15, also 1 zu 3. Schlagen wir nun 1 Fall den Geimpften und 3 Fälle den nicht Geimpften zu (Verhältnis 1 zu 4). Der Nachteil liegt immer noch bei den Geimpften mit 13,6% mehr Erkrankungen als bei den nicht Geimpften.

+ 4 unsichere Fälle	14.000	5 + 1 = 6	1 / 2.333	13,6 %
	49.000	15 + 3 = 18	1 / 2.700	

Israel, USA und Kanada

Prof. Gaston Ramon vom Institut Pasteur schrieb in seiner Korrespondenz mit der Akademie der Wissenschaften am 2. Mai 1960:

„Payne (von der WHO) hat gemeldet, daß 1985 in Israel eine Epidemie mit mehreren hundert Fällen auftrat, die fast ebensosehr unter geimpften Personen wie unter nicht geimpften grassierte“... „bei der Epidemie in Detroit war eine erhebliche Zahl von erkrankten Kindern geimpft“.

„Eine einmalige und einigermaßen paradoxe Beobachtung konnte man 1959 in Ländern wie den Vereinigten Staaten und Kanada machen, wo die Impfung sehr weit verbreitet ist. In den Vereinigten Staaten begann die Poliomorbidität ab dem Jahr 1955, in dem nur in sehr begrenztem Umfang geimpft worden war (da es Zwischenfälle gegeben hatte), zurückzugehen.

Dieser Rückgang hielt 1956 und 1957 an. Aber schon 1958 registrierte man ein leichtes Wiederaufleben der Poliomyelitis, und 1959 hatte sich die Zahl der Fälle im Vergleich zu 1958 verdoppelt.

Nun schätzte man 1959 (nach Burney), daß in einem Zeitraum von vier Jahren 68 Millionen Menschen vollständig (drei Dosierungen mit dem Salk-Impfstoff) und 18 Millionen unvollständig geimpft worden waren.

In Kanada (siehe folgende Tabelle) registrierte man 1954 (vor den allerersten Versuchen mit Impfungen) 2.390 Fälle von

Jahr	Fälle	Tote
1954	2.390	157
1955	1.021	36
1956	607	51
1957	273	26
1958	323	26
1958 (9 Monate)	156	15
1959 (9 Monate)	1.082	85

Kinderlähmung und 1.021 im Jahre 1955, als man mit den Impfungen gerade erst begonnen hatte.

In den darauffolgenden Jahren führte man systematische Impfungen durch. Die Polioerkrankungen gingen stetig zurück: 607 Fälle in 1956, 273 in 1957, 323 in 1958: Man war daher versucht, den Rückgang der Kinderlähmung den Impfungen zuzuschreiben. Doch 1959, als seit 1955 mehr als 20 Millionen Dosierungen des Impfstoffs verteilt und die Mehrzahl der Kinder sowie ein bestimmter Anteil der Erwachsenen geimpft worden waren, mußte man ein plötzliches Wiederaufleben der Poliomyelitis konstatieren: Bis Ende September gab es 1.082 Fälle und 85 Tote gegen 156 Fälle und 15 Tote in der gleichen Zeit des Jahres 1958, also fünfmal so viel Fälle und Tote in 1959 wie 1958. Unter Berücksichtigung der anderen Bedingungen in Frankreich erlebte man dort ein analoges Phänomen."

Von dieser Zeit an verschwand die Poliomyelitis aus den USA, während der Impfstoff nach Salk, dessen Effizienz man damals doch so hoch gelobt hatte, überall durch den Sabin-Impfstoff ersetzt wurde. Die Propaganda zog daraus prompt den Schluß, diese Ausrottung der Krankheit sei den Impfungen zu verdanken. Wie erklärt man sich aber, daß nach der Verbreitung desselben Impfstoffs in Portugal, Brasilien und Afrika diese Krankheit, die vorher dort praktisch unbekannt war, überhaupt erst in Erscheinung trat?

Wenn der Impfstoff wirksam ist, so muß er es überall sein. Wenn man ihm an einer Stelle das Verschwinden der Polio zuschreibt, so muß man ihm an einer anderen das Auftreten der Polio zuschreiben. Wenn der Impfstoff nicht wirksam ist, weil bestimmte, uns unbekannte Voraussetzungen, nicht gegeben sind, hat man dann das Recht, darauf zu schließen, er sei wirksam, sobald diese Voraussetzungen gegeben sind?

Im übrigen handelt es sich nicht um Einzelfälle:

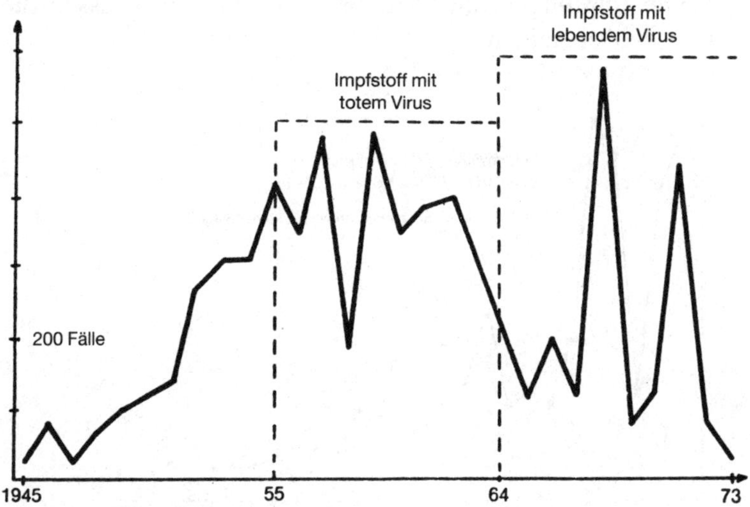

Abb. 25: Poliomyelitis in Venezuela.

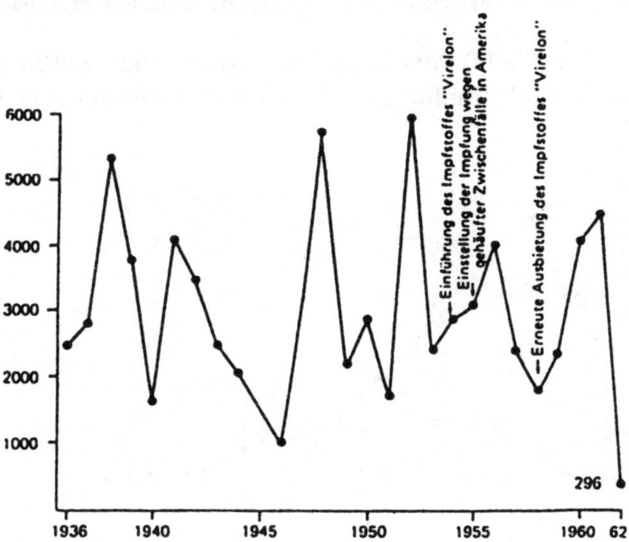

Abb. 26: Poliofälle in Deutschland von 1936 bis 1962.
Der 1954 verwendete Salk-Impfstoff (Virelon) hatte eine negative Wirkung auf die Entwicklung der Krankheit.

Zwischen 1955 und 1958 Unterbrechung der Impfungen. Erneute Impfungen mit „Virelon“ im Jahre 1958 lassen die Kurve steil ansteigen.

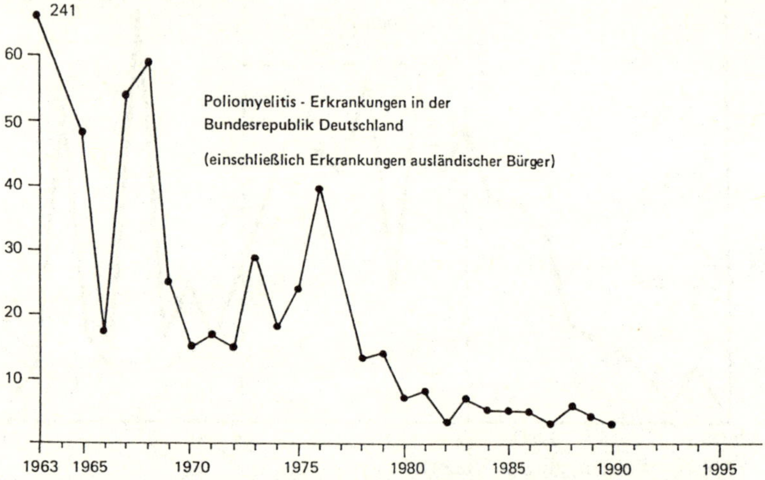

Abb. 27: Entwicklung der Poliomyelitis (Stat. Bundesamt, Wiesbaden).

1961 gab es 4.000 Poliofälle, während in 1962, dem Jahr der ersten Schluck-Impfungen, die Krankheit zurückging (296

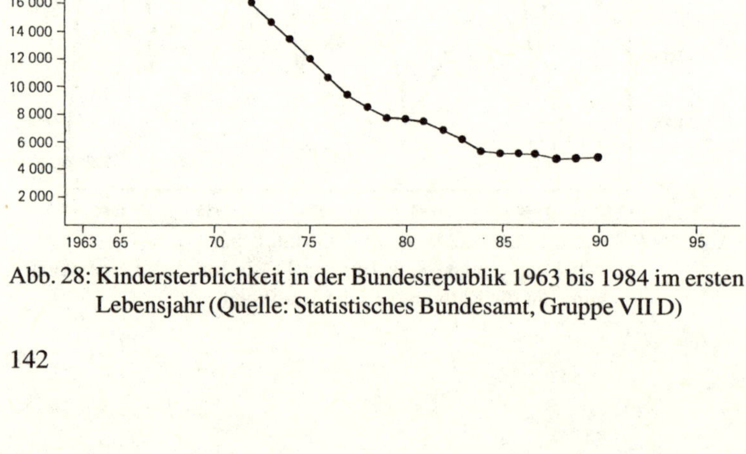

Abb. 28: Kindersterblichkeit in der Bundesrepublik 1963 bis 1984 im ersten Lebensjahr (Quelle: Statistisches Bundesamt, Gruppe VII D)

Fälle). Doch war der Rückgang der Polio sowie das Sinken der Kindersterblichkeit insoweit nicht den Impfungen, sondern der verbesserten Milchqualität und einem gestiegenen Lebensstandard zu verdanken (Quelle: „Die Rolle der Medizin", Thomas McKeown, Edition Suhrkamp Nr. 109).

Vor der Impfung gab es in **Rio de Janeiro** etwa 80 Poliofälle pro Jahr. Es handelte sich dabei um eine gutartige Krankheit, die manchmal mit Katarrh, Grippe, Angina usw. koinzidierte und nur sehr selten zu Lähmungserscheinungen führte.

Doch im Jahre 1965, als man jahrelang Massenimpfungen mit dem Impfstoff nach Salk, von 1956 bis Oktober 1961, dann mit dem Sabin-Impfstoff durchgeführt hatte, stieg die Zahl der Fälle auf über 700, wobei diesmal zahlreiche Fälle mit Lähmungen der Atemwege auftraten.

Die Öffentlichkeit und die Behörden erregten sich so sehr darüber, daß sie Dr. Sabin herbeizitierten. Aber seine beschwichtigenden Worte konnten nicht verhindern, daß die Zahl der Poliofälle auf 1.200 anstieg.

In **Madeira** wurde die erste Injektion mit Polioimpfstoff erst 1964 durchgeführt. Die Krankheit war dort praktisch unbekannt. Prof. Rentchnick schrieb in „Médicine et Hygiène" (Nr. 1021 vom 30. August 1972): „1965 hatte man von 100.000 unter 20jährigen etwa 7.000 Personen, vor allem Kleinkinder, geimpft. 1966 fand bei 40.000 Kindern eine Schluckimpfung mit dem Sabin-Impfstoff statt. Im Lauf der folgenden Jahre impfte man ungefähr 3.000–4.000 Kinder, teils zum ersten Mal, teils als Wiederholung, aber man verwendete gleich im ersten Anlauf den trivalenten Impfstoff...

...Der erste Fall der Polioepidemie dürfte am 10. März 1972 diagnostiziert worden sein...

...Zwischen dem 10.März und 1. August gab es 81 stationäre Fälle (das Alter schwankte zwischen 15 Monaten und viereínhalb Jahren) und 12 Patienten starben an Bulbärparalyse. Erstaunlich ist, daß die Polio auch zahlreiche Kinder befiel, die geimpft worden waren, und daß von den 12 Toten vier geimpft worden waren. Also ein Drittel der Toten war mit dem trivalenten Impfstoff nach Sabin geimpft worden... In einem Fall war ein von der Kinderlähmung befallenes Kind viermal im Lauf der zwei vorhergehenden Jahre geimpft worden!"

Man versteht, daß unter solchen Bedingungen Prof. Rentchnick bei Fehlen jeglicher Bestätigung durch Lumbarpunktion oder Autopsie nachdenklich feststellt:

> „In Madeira hätten die Ärzte zu dem Glauben gelangen können, die Polioschutzimpfung sei gefährlich, hatte es doch vor den Impfungen nie Polioepidemien gegeben. Aber sie rechtfertigten ihre Diagnosen mit dem Umstand, daß eben die Impfung die Epidemie blockiert habe."

So stark ist also das Vorurteil zugunsten des Impfstoffs, daß die Behörden angesichts des klaren Fehlschlags, statt mit den Impfungen aufzuhören, sich entschieden, die Epidemie zu "bekämpfen", indem sie ab Juni bei 93.000 Kindern eine Schluckimpfung mit dem Sabin-Impfstoff durchführten!

Die Polio ist eine aus Europa praktisch verschwundene Krankheit. Sie befällt höchstens noch Erwachsene, die von einem Kind, das den Lebendimpfstoff oral eingenommen hat, angesteckt wurden. Eine von der WHO von 1970 bis 1974 in acht Ländern durchgeführte Enquête stellt fest, daß auf 360 Fälle von Poliomyelitis mit Lähmungserscheinungen 205 mit Impfungen im Zusammenhang stehende Fälle kommen (61 bei Geimpften selbst und 144 bei von ihnen Angesteckten). Das hat die Behörden dazu veranlaßt, den Schluckimpfstoff, der sich reaktivieren oder auch genetische Varianten aufweisen kann, die bei den Polioviren häufig sind, immer weniger zu verwenden.

Vom August 1984 bis Januar 1985 sind in Finnland neun Fälle paralytischer Polio und ein nicht paralytischer Fall aufgetreten, nachdem die Krankheit 20 Jahre lang verschwunden und ein Impfprogramm, wie man glaubte erfolgreich, abgeschlossen worden war:

> „Polioepidemie in Finnland trotz eines ordnungsgemäß durchgeführten Impfprogramms: eine Virusmutation?
>
> Das in 1960 in Finnland begonnene massive Polioimpfprogramm bezog 90% der Bevölkerung und 98% der Kinder unter einem Jahr ein. Es waren 6 Dosierungen inaktivierten Impfstoffs im Alter von 6 Monaten, zwei, sechs, elf und sechzehn Jahren plus einer Dosierung beim Eintritt ins Militär verabreicht worden. Nach 20 Jahren, in denen die Krankheit schon ausgerottet schien, entstand plötzlich Beunruhigung, da man sechs Fälle von Poliomeylitis beobachtete. Der erste in Helsinki Mitte Oktober 1984: Eine Meningitis bei einem sechsjährigen Kind, wobei man in der Umgebung eine Verseuchung mit Polioviren vom Typ 3 entdeckte, die anderen fünf im November und Dezember 1984 vom Typus, bei dem die Atemwege gelähmt sind, einer davon tödlich. Diese Epidemie grassierte unter Kindern und Erwachsenen. Zwei Kranke waren nicht vorschriftsmäßig geimpft worden. Mehrfache Untersuchungen haben virale Verseuchung der Umgebung der Kranken nachgewiesen. In acht verschiedenen Bezirken Helsinkis war das Wasser kontaminiert, ebenso an zwölf anderen Stellen im Lande.
>
> Das Virus, das man entdeckte, war vor allem vom Typ 3: Doch hatte sich 1982 eine Immunität gegen Polio bei 1.463 getesteten Personen positiv in Bezug auf Typ 3 in 47-60% der Fälle, positiv in bezug auf Typ 1 in 62 bis 67% und in bezug auf Typ 2 in 83-93% der Fälle ergeben, und zwar bei ein- bis sechsjährigen Kindern, während die Ergebnisse bei den Sieben- bis Vierzehnjährigen 76-85% in bezug auf Typ 3, 80-88% in bezug auf Typ 1 und 25-28% in bezug auf Typ 2 waren. Die Menschen sind also am wenigsten immunisiert gegenüber dem Virus Nr. 3.
>
> Man kann sich diese Epidemie kaum erklären. Aber es sieht so aus, als ob die für die Krankheit verantwortlichen Virenstämme von den entsprechenden Antikörpern nur wenig neutralisiert würden, was befürchten läßt, daß sich neue virale Antigene entwickelt haben." (Ärzteblatt Nr. 31, 1985)

Umgekehrt grassiert die Polio weiterhin in den Ländern der Dritten Welt und dies trotz einer guten Impfdichte und - der

Anwesenheit von Antikörpern. Diese Feststellung wurde 1987 auf dem Kongreß von Niamey gemacht.

Aber außer den schon bekannten Problemen sieht sich das Erweiterte Impfprogramm einer neuen großen Schwierigkeit gegenüber, die in den Besprechungen in Niamey ausführlich dargestellt wurde: der Schwierigkeit einer relativen Ineffizienz bestimmter Impfkampagnen. Im Moment scheint sich dieses Phänomen besonders auf virale Affekte wie Poliomyelitis und Röteln zu beziehen. Besonders aufschlußreich in dieser Hinsicht ist das Beispiel der Polioepidemie, die im Lauf des Jahres 1986 in Westafrika auftrat. Diese große Epidemie grassierte in einer Zone (bestehend aus Gambia und Kolda, einer benachbarten Region Senegals), in der die Empfehlungen der WHO genau beachtet worden waren. Insbesondere war die Impfdichte so hoch, daß man hätte erwarten sollen, der Schutz der Bevölkerung sei gesichert gewesen. Vor allem die Poliomyelitis schien in Gambia im Begriff zu sein, auszusterben.

Doch suchte die epidemische Welle nicht nur diese Region heim, sondern die Krankheit befiel auch 200 Kinder, von denen man dachte, sie seien korrekt geimpft worden. Einige von ihnen starben. Die französisch-amerikanischen epidemiologischen Untersuchungen haben noch keine Aufschlüsse über die genauen Ursachen dieses Phänomens gebracht.

Tatsächlich hat man den Eindruck, daß die üblichen technischen Erklärungen (Probleme mit der Kühlung des Impfstoffs, Probleme des Kalenders, auch schlechte Organisation der Impfdienste usw.) nicht mehr aufrechterhalten werden können.

> „Man hatte dieses Phänomen auch schon in Ländern wie Indien, Israel, Mexiko oder Brasilien beobachten können,"

führt Dr. Jacques Drucker, wissenschaftlicher Direktor des APMP aus.

„Doch niemals hat man eine so deutliche Diskrepanz zwischen dem serologischen Schutz, den man für gesichert hielt, und der klinischen Realität beobachten können. Und man ist erstaunt über den Umstand, daß in Ländern, wo die Impfdichte zwischen 30 und 50% liegt, die Epidemien heftiger grassieren als zuvor."

Statistische Tricks

Seit 1957 nimmt die WHO in die Statistik nur die paralytischen Formen der Poliomyelitis auf, während vor der Impfung alle Formen darin enthalten waren. Dadurch läßt sich der Anschein eines Rückgangs der Fälle erwecken, was aber weit von der Wahrheit entfernt ist. Doch selbst bei Anwendung solcher wenig fairen Tricks gelingt es nicht, eine positive Wirkung der Impfung auf den Rückgang der Krankheit zu beweisen.

In den USA hat man einen wirklich sehr plumpen Trick angewendet. Prof. Greenberg hat ihn aufgedeckt. Er wunderte sich über die unerwartet schlechten Ergebnisse der Polioschutzimpfung in den USA. Dr. A. Langmuir, der für die Impfungen verantwortliche Arzt, hatte im Herbst 1955 vorausgesagt, man werde nach Ablauf von zwei Jahren nur noch 100 Poliofälle zu beklagen haben. Aber 1959 zählte man noch 6.000, von denen 1.000 dreimal oder noch öfter geimpft worden waren.[2])

„Eine wissenschaftliche Analyse der Unterlagen", erklärt Prof. Greenberg (Universität von North Carolina), „und der Art und Weise, wie man sie manipuliert hat, wird ergeben, daß die Wirksamkeit des Salk-Impfstoffs weit überschätzt worden ist." Und nun setzt er genauer auseinander, was er unter „manipuliert" versteht.

1954 und 1955 hat man die diagnostischen Grundlagen der Poliomyelitis radikal geändert. Vorher waren keine Labortests notwendig, um Polio zu diagnostizieren, ebensowenig eine fortdauernde Lähmung. Ein Patient galt als an Polio erkrankt, wenn er einmal untersucht worden war und nach 24 Stunden noch die klassischen Symptome aufwies.

---

[2]) Dieser Text ist entnommen dem Buch von Louis Pollen: „Pourquoi ils ne seront pas vaccinés?"

„Aber von da an wurden nur noch die Personen als an Poliomyelitis erkrankt betrachtet, die noch 60 Tage danach an Lähmungserscheinungen litten. Alle Fälle, bei denen die Paralyse mehr als 24 Stunden, aber weniger als 60 Tage dauerte, traten seitdem in den Poliostatistiken nicht mehr in Erscheinung. Dieser Trick vermittelt den Eindruck, als sei eine enorme Verringerung der Poliofälle eingetreten, und man muß sich heute sogar wundern, daß die registrierten Erfolge nicht noch höher waren. Hinzuzufügen ist, daß, nach Prof. Greenberg, bei den relativ seltenen Fällen, wo ein geimpftes Kind doch noch an Polio erkrankte, eine ganze Reihe genauester Untersuchungen durchgeführt wurde, um jeden Irrtum auszuschließen, während die Untersuchung nur sehr summarisch ausfiel, wenn es sich um ein nicht geimpftes Kind handelte."

Hat der BCG-Impfstoff die Tuberkulose ausgerottet oder zumindest zurückgedrängt?

Es ist sehr merkwürdig, feststellen zu müssen, daß der BCG, den man ursprünglich nur für geeignet hielt, eine tuberkulöse Erstinfektion auszulösen (die seine Anhänger als weniger gefährlich beurteilen als die natürliche Erstinfektion) im Lauf der Zeit in den Rang eines Immunität vermittelnden Impfstoffs aufgerückt ist.

„Es ist klar, daß die tuberkulöse Infektion nicht gegen die Tuberkulosekrankheit schützt, sondern sie im Gegenteil jeden Augenblick hervorrufen kann, und daß außerdem eine überstandene Tuberkulose keinen Schutz gegen neue Erkrankungen darstellt.

Die Tuberkulose ist also offensichtlich das gerade Gegenteil einer immunisierenden Krankheit. Sie immunisiert sogar so wenig, daß sie ohne Unterbrechung andauern kann." [1])

„Wenn nun eine erste, ausgeheilte Tuberkuloseerkrankung nicht immunisiert, und oft sogar im Gegenteil für eine neue Erkrankung zu disponieren scheint, wie kann man dann hoffen, daß die Immunität, die der virulente Bazillus nicht herstellen konnte, von einem abgeschwächten Bazillus hergestellt wird?“ [2])

Die Frage ist also entschieden: Es ist zwar möglich, die Öffentlichkeit durch „eine gewohnheitsmäßige Entstellung der Tatsachen" [1]) glauben zu machen, der BCG sei ein Impfstoff, aber es ist unmöglich, daß der BCG irgendwann einmal eine Art Immunität bewirken könnte.

Sehen wir uns einmal an, wie sich die Tuberkulose vor und nach der Anwendung des BCG entwickelt hat.

---

[1]) Dr. Kalmar, „Le Procès de Vaccinations“.

[2]) J. Taillens, Professor an der Kinderklinik der Universität Lausanne.

Die Tuberkulosesterblichkeit ging vor der Verwendung des BCG im gleichen Tempo zurück wie danach, und in Ländern, wo man geimpft hatte, genauso, wie dort, wo nicht geimpft worden war.

Wir begegnen hier wieder den gleichen Tricks und der gleichen Entstellung der Tatsachen: Man präsentiert uns nur den Teil der Kurve, der mit den BCG-Massenimpfungen korreliert. Aber die Sterblichkeit hatte sich überall schon vor seiner Anwendung vermindert.

Dänemark

Tuberkulosetote („The Vaccination Inquirer", Nr. 819, 1953)
Von 1921 bis 1937, also vor der Anwendung des BCG, hatte sich die Zahl der Todesfälle schon halbiert. Von 1939 bis 1946 verringerte sich die Zahl der Todesfälle trotz der Anwendung des BCG nicht.

Ab 1946 setzte sich der Rückgang fort.

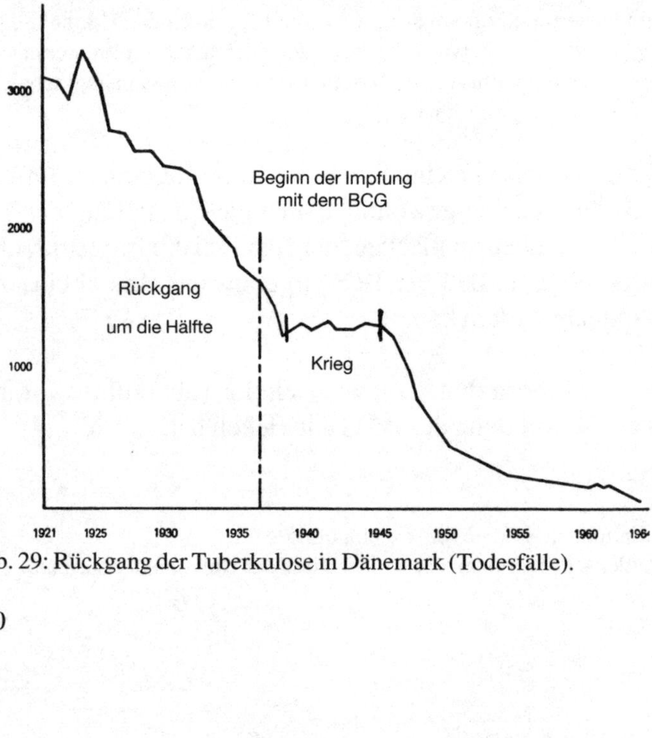

Abb. 29: Rückgang der Tuberkulose in Dänemark (Todesfälle).

Fazit: Als der Krieg Unterernährung für die Bevölkerung brachte, hörte der Rückgang auf. Mit dem Frieden setzte er wieder ein. Der BCG ist völlig überflüssig.

Norwegen

Tuberkulosetote (demographische Abteilung des statistischen Zentralbüros Oslo - 1951)

Von 1896 bis 1930, also vor der Anwendung des BCG, hatte sich die Zahl der Todesfälle schon halbiert. Die Verwendung des BCG hat die Kurve in keiner Weise beeinflußt.

Am 12. Dezember 1947 wurde die BCG-Pflichtimpfung eingeführt. Warum? „Um die durch die Impfung erzielten, aber noch nicht ausreichenden Ergebnisse zu intensivieren." Genauso argumentierte man in Frankreich in bezug auf die Poliomyelitis wie auf die Tuberkulose. So wird es möglich, schließlich zu behaupten, daß die Krankheiten dank der Impfungen verschwunden sind!

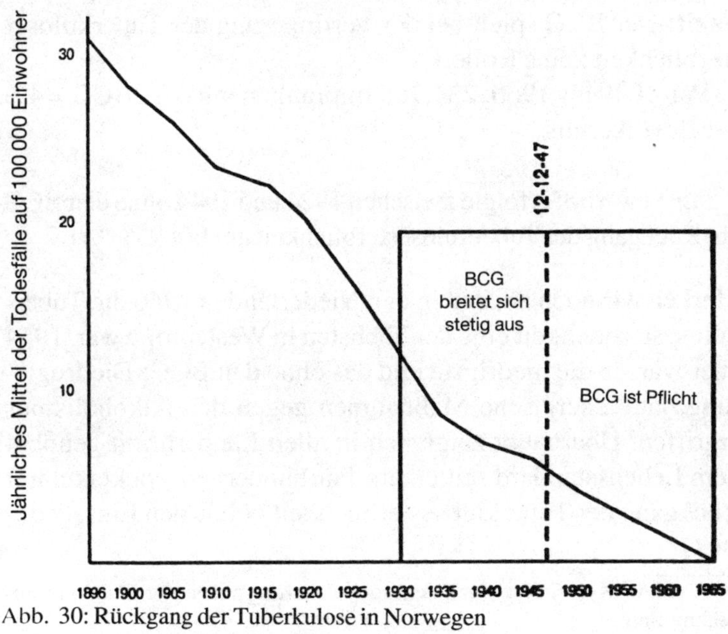

Abb. 30: Rückgang der Tuberkulose in Norwegen

Allein der eingerahmte Teil wird von den Impfbefürwortern herangezogen. Das erlaubt ihnen, den Rückgang den Impfungen gutzuschreiben.

Großbritannien

Der Gesundheitsminister schätzte, daß 1959 20.000 Personen den BCG erhalten hatten, unter ihnen ein Drittel der Krankenschwestern und Medizinstudenten, also 0,5% der Bevölkerung. Man kann aber sicher nicht sagen, daß es in diesem Land der BCG war, der die Tuberkulosesterblichkeit zurückgehen ließ.

Doch:

– von 1851–1939 verringerte sich die Zahl der Todesfälle – ohne den BCG – um 75%.

– Das Sinken der Sterblichkeitsziffer in Großbritannien (ohne den BCG) läßt sich absolut mit dem in Dänemark und Norwegen (mit dem BCG) vergleichen.

Fazit: Der BCG spielt bei der Verringerung der Tuberkulosesterblichkeit keine Rolle.

Von 1949 bis 1960: 234.785 Impfungen mit dem BCG = 4% der Bevölkerung.

„In New York erfolgte zwischen 1924 und 1944 ohne den BCG ein Rückgang der Tuberkulosesterblichkeit um fast 95%". [3])

Merken wir noch an, daß in den Niederlanden 1946 die Tuberkulosesterblichkeit eine der höchsten in Westeuropa war. 1954 aber war sie die niedrigste und das ohne den BCG: Die Regierung hatte energische Maßnahmen gegen den Alkoholismus ergriffen. Überhaupt zeigt sich in allen Ländern mit gehobenem Lebensstandard seit einem Jahrhundert ein spektakulärer Rückgang der Tuberkulosesterblichkeit - ohne den Einsatz des BCG.

---

[3]) Dr. J.-A. Myers, eine der internationalen Koryphäen der Tuberkulosebekämpfung.

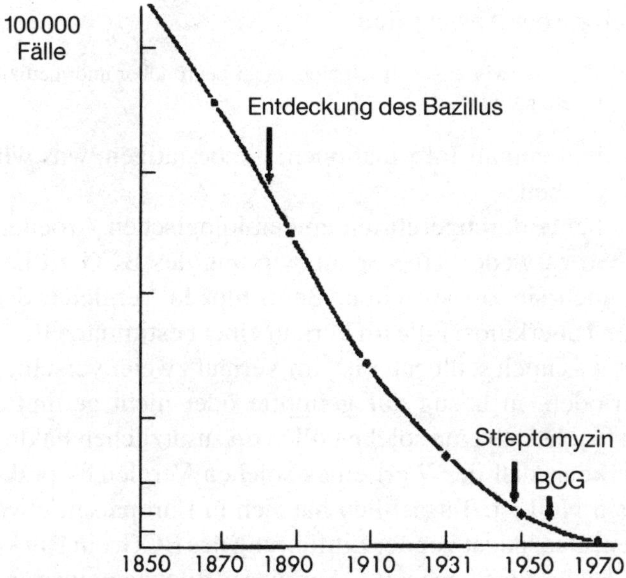

Abb. 31: Rückgang der Tuberkulose in Großbritannien.
(Méd. et Hyg. Nr. 1219, 6. Dezember 1976).

Wäre die Effizienz des BCG wirklich anerkannt, so hätte man ihn in der Veterinärmedizin nicht abgesetzt. *Die internationale Viehseuchenbehörde verurteilte ihn im Mai 1948 mit folgenden Worten: „Keine Methode und kein Impfverfahren gegen die Tuberkulose, das auf den bisher bekannten Grundlagen beruht, darf im Kampf um die Ausrottung der Tuberkulose zugelassen werden.“* Wie sollte es möglich sein, daß der BCG, ein vom Rind stammender Bazillus, von dem man weiß, daß er schon im Kampf gegen die Rindertuberkulose versagt hat, erfolgreich im Kampf gegen die Tuberkulose des Menschen sein könnte?

Aus einem Artikel von F. Freeksen, 1973 in der Münchner Medizinischen Wochenschrift veröffentlicht, erfährt man, daß die für den Kampf gegen die Tuberkulose in der Bundesrepublik Verantwortlichen die Verwendung des BCG abgelehnt haben, weil sie der Ansicht sind,

> „diese Impfung sei wissenschaftlich nicht mehr begründbar und medizinisch nicht mehr haltbar“.

Dieser Artikel enthält Informationen, die bestätigen, was wir oben zitiert haben.

Die bis heute durchgeführten epidemiologischen Arbeiten ermöglichen es weder, eine Schutzwirkung des BCG zu behaupten, noch sie zu bestreiten. Beim bloßen Vergleich der Zahlen der Tuberkulosefälle im Verlauf einer bestimmten Periode, oder, was noch schlechter ist, im Verlauf zweier verschiedener Perioden, in bezug auf geimpfte oder nicht geimpfte Personen macht sich eine solche Fülle von zusätzlichen Faktoren bemerkbar, daß der Wert eines solchen Vergleichs praktisch gleich Null ist. Tatsächlich hat sich in Europa seit etwa 100 Jahren, also längst vor der Einführung des BCG, ein Rückgang der Tuberkulose gezeigt. Aber dieser Rückgang war unterschiedlich stark. So stellt man beim Vergleich der Tuberkulosesterblichkeit in den Jahren 1907-1908 und 1928-1929 in Paris eine Reduzierung um die Hälfte, an der Nordküste ein Gleichbleiben und einen merklichen Anstieg im Finistère und Morbihan fest.

Noch problematischer ist es, die Gesamtresultate aus verschiedenen Ländern miteinander zu vergleichen. Doch gibt man in der Regel zu, daß der Kampf gegen die Tuberkulose in Schweden und den Niederlanden besonders erfolgreich ist. Aber in Schweden wird die Impfung mit dem BCG generell praktiziert, während man in den Niederlanden, wo die wirtschaftlichen Verhältnisse weniger ideal sind, nur sehr sporadisch impft.

In der Bundesrepublik Deutschland ist die epidemiologische Situation der Tuberkulose im ganzen Land in etwa die gleiche, einschließlich Bayerns, wo die BCG-Impfung praktisch nie in großem Maßstab durchgeführt wurde.

Eine Untersuchung in Indien

Von 1968 bis 1979 wurde in Indien ein sehr interessantes Experiment über die Wirksamkeit des BCG durchgeführt, und zwar unter der Leitung des indischen Rates für medizinische Forschung und in Zusammenarbeit mit der WHO und den Diensten des amerikanischen National Center for Disease Control.

Dieses Experiment bezog sich auf 260.000 Personen in 209 Dörfern und einer Stadt in der Umgebung von Madras in Südindien. Unter ihnen wiesen im Augenblick der Impfung 115.000 Menschen einen negativen Tuberkulosebefund auf. Sie wurden geimpft, teils mit dem BCG aus französischen und dänischen Bazillenstämmen, teils mit einem Plazebo (Ampullen mit Salzwasser). Die Ampullen wurden in jeweils drei Schachteln verpackt: eine Ampulle mit 0,1 mg BCG, eine andere mit 0,01 mg und eine Ampulle mit dem Placebo. Jede Ampulle trug einen Code, und um jede Subjektivität bei der Interpretation der Ergebnisse auszuschließen, wurden die Codes bei der WHO in Genf und in Neu-Delhi hinterlegt.

Die Qualität der Impfstoffe war von Kontrollabors von internationalem Ruf kontrolliert worden. All diese Voraussetzungen gaben der Untersuchung eine Genauigkeit, die bisher „ohne Beispiel“ war.

Die Untersuchung kam zu dem Ergebnis, daß die Impfung mit dem BCG nicht den geringsten Schutz gewährt.

Der Bericht präzisiert: Man muß im Auge behalten, daß die hier vorgelegten Ergebnisse nicht auf Kleinkinder extrapoliert werden sollten, da die Kindertuberkulose während dieses Experiments nicht berücksichtigt wurde. Daten über die Auswirkungen der BCG-Impfungen auf Kleinkinder sind selten, so daß zusätzliche Daten unbedingt erforderlich wären.

Abb. 32: Tuberkulosesterblichkeit für alle Krankheitstypen in den europäischen Ländern, 1970. Zahlen auf 100.000 Einwohner, Personen jeden Alters. Für Belgien und Portugal stammen die Angaben aus 1969.

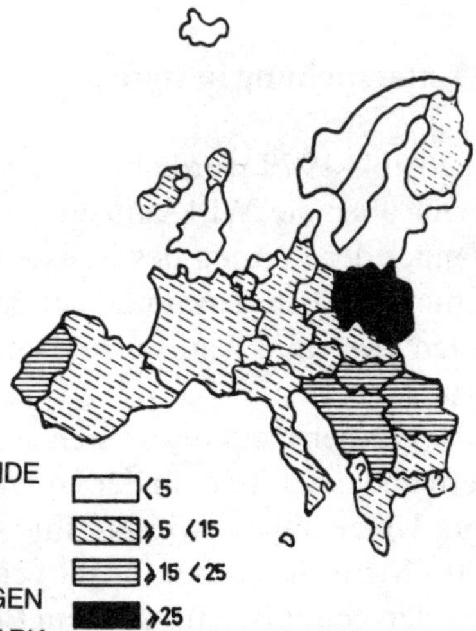

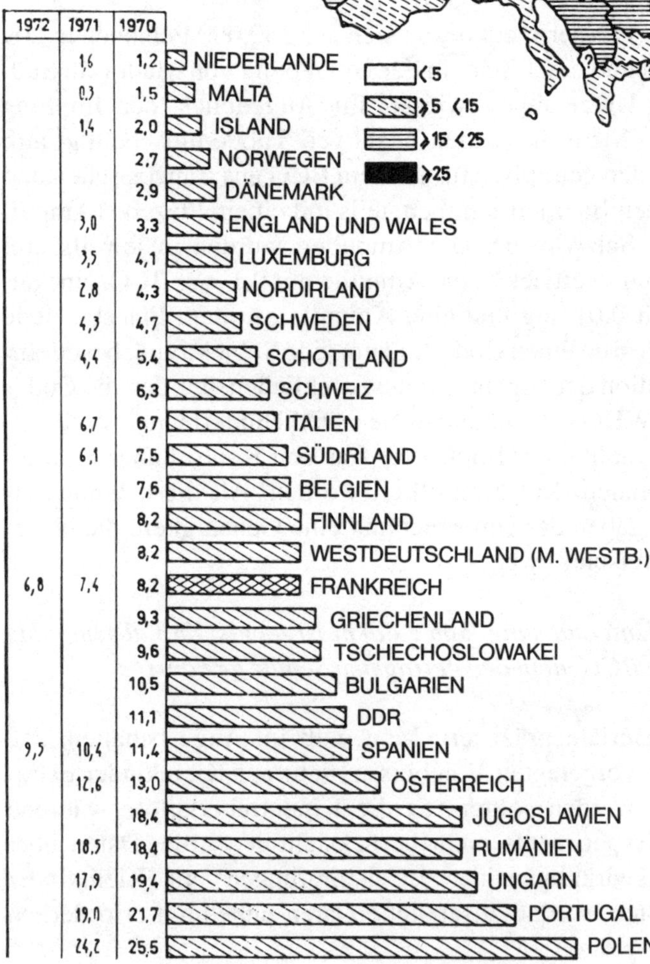

1972	1971	1970	
	1,6	1,2	NIEDERLANDE
	0.3	1,5	MALTA
	1,4	2,0	ISLAND
		2,7	NORWEGEN
		2,9	DÄNEMARK
	3,0	3,3	ENGLAND UND WALES
	3,5	4,1	LUXEMBURG
	2,8	4,3	NORDIRLAND
	4,3	4,7	SCHWEDEN
	4,4	5,4	SCHOTTLAND
		6,3	SCHWEIZ
	6,7	6,7	ITALIEN
	6,1	7,5	SÜDIRLAND
		7,6	BELGIEN
		8,2	FINNLAND
		8,2	WESTDEUTSCHLAND (M. WESTB.)
6,8	7,4	8,2	FRANKREICH
		9,3	GRIECHENLAND
		9,6	TSCHECHOSLOWAKEI
		10,5	BULGARIEN
		11,1	DDR
9,5	10,4	11,4	SPANIEN
	12,6	13,0	ÖSTERREICH
		18,4	JUGOSLAWIEN
	18.5	18,4	RUMÄNIEN
	17,9	19,4	UNGARN
	19,0	21,7	PORTUGAL
	24,2	25,5	POLEN

In ihrem technischen Bericht Nr. 198 von 1959 gibt die WHO an, daß der BCG in folgenden Ländern Pflicht war: Bulgarien, Frankreich, Norwegen, Polen, Portugal (für bestimmte Gruppen der Bevölkerung), Tschechoslowakei und Jugoslawien.

Nun erkennt man aus Figur 32, die dem statistischen Bulletin des Gesundheitsministeriums entnommen ist (1974, Nr. 1, S. 78), daß mit Ausnahme Norwegens sich all diese Länder am Ende der Liste befinden, die den Rückgang der Tuberkulose beschreibt. Umgekehrt besitzen die Niederlande, die den BCG nie systematisch angewendet haben, die niedrigste Sterblichkeit durch Tuberkulose in Europa.

Abb. 33 stellt die Zahl der Tuberkulosetoten (auf 10.000 Fälle) von 1750 bis 1960 dar (Prof. Weise vom Bundesgesundheitsamt in Wiesbaden). Sie bestätigt, daß weder die Entdeckung des Krankheitserregers, noch die Einrichtung von Tuberkuloseheilstätten, noch der BCG oder Antibiotika einen Einfluß auf die Entwicklung der Krankheit gehabt haben. Sie wäre sowieso zurückgegangen. 1983 berichtete die Bundesrepublik Deutschland über 36.956 Fälle aktiver Tuberkulose; 1984 über 31.047 Fälle, was einem Rückgang um 15% entspricht.

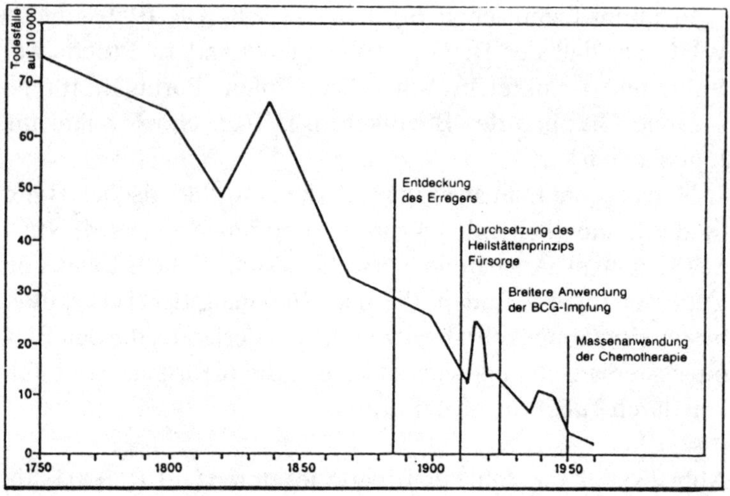

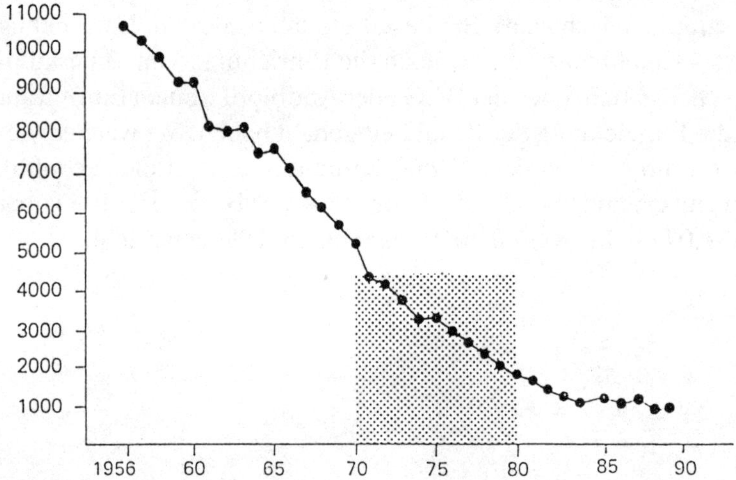

Abb. 33, oben: Tuberkulosesterblichkeit in Deutschland von 1750 bis 1960.
Abb. 33, unten: Todesfälle durch Tuberkulose in der Bundesrepublik Deutschland von 1956 bis 1990 (Statistisches Bundesamt Wiesbaden).
Die gepunktete Fläche entspricht 2.897.248 von den Gesundheitsämtern durchgeführten Impfungen. Die Massenimpfungen von 1970 bis 1980 hatten eine negative Auswirkung auf die Entwicklung der Tuberkulose; der Rückgang der Sterblichkeit wurde gebremst.

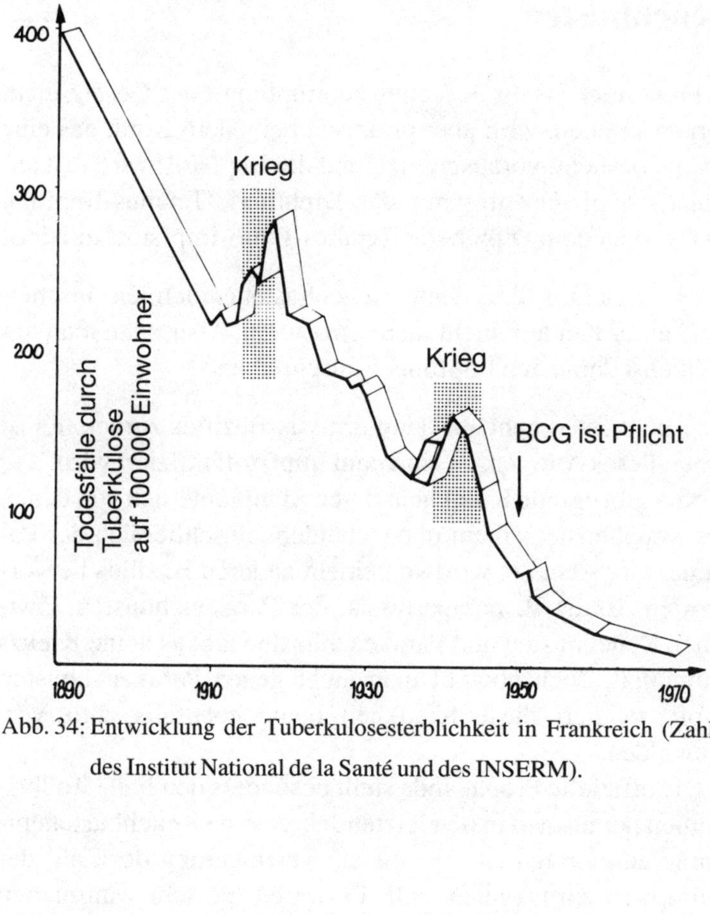

Abb. 34: Entwicklung der Tuberkulosesterblichkeit in Frankreich (Zahlen des Institut National de la Santé und des INSERM).

Keuchhusten

In Frankreich ist die Keuchhustenimpfung vom Gesetz nicht vorgeschrieben, wird aber praktisch bei jedem Kind, das eine Krippe besucht, vorausgesetzt, und der Impfstoff wird fast automatisch gleichzeitig mit der Diphtherie-Tetanus-Impfung (DTK) oder dem Diphtherie-Tetanus-Polio-Impfstoff injiziert.

Es ist richtig, daß heute Keuchhustenepidemien anscheinend unter Kindern nicht mehr grassieren. Aber kann man das Verdienst daran den Impfungen zuschreiben?

Keuchhusten geht auf den Pertussis-Bazillus zurück. Es ist daher dieses Antigen, das mit dem Impfstoff injiziert wird.

Nun gibt es eine Krankheit, deren Symptome sich von denen des Keuchhustens nicht unterscheiden, einschließlich der Pathogenese. Aber sie wird von einem anderen Bazillus hervorgerufen. Es ist B. parapertussis, der Parakeuchhusten. Zwischen Keuchhusten und Parakeuchhusten gibt es keine Kreuzimmunität, doch obwohl man nicht gegen Parakeuchhusten impft, tendiert diese Krankheit heute ebenfalls zum Verschwinden.

Die offizielle Propaganda stellt besonders den Fall Großbritannien heraus, wo in den letzten Jahren eine Keuchhustenepidemie aufgetreten ist, die auf die Verringerung der Zahl der Geimpften zurückgehen soll. Es waren die sehr zahlreichen neurologischen Zwischenfälle im Gefolge der Impfkampagnen gewesen, die die sehr verständlichen Impfvorbehalte erzeugt hatten, sowohl bei der Ärzteschaft als auch in der Bevölkerung.

Prof. Gordon Stewart, Facharzt für Epidemiologie und Direktor der Abteilung für öffentliche Medizin an der Universität Glasgow, hat Untersuchungen über die Wirksamkeit der Impfkampagnen und ihre Risiken durchgeführt. Wir beziehen uns hier nur auf die Wirksamkeit der Keuchhustenschutzimpfung bei Kindern unter einem Jahr. Denn sie sind die Bevölkerungsgruppe, deren Gesundheit vom Keuchhusten wirklich ernsthaft bedroht ist.

Um den Anstieg oder den Rückgang irgendeiner Infektionskrankheit gut abschätzen zu können, empfiehlt es sich in erster Linie, nicht nur die aktuelle Verbreitung der Krankheit, sondern auch ihre Situation in der Vergangenheit zu analysieren. Tut man dies, so ergibt sich, daß die meisten großen Infektionskrankheiten, besonders die Kinderkrankheiten, nach Morbidität und Mortalität in allen entwickelten Ländern (stetige Entwicklung vorausgesetzt) seit 50 und mehr Jahren zurückgegangen sind.

Es gab eine Zeit, da Keuchhusten und Scharlach, Diphtherie und Röteln zahlreiche Todesopfer forderten oder Komplikationen hervorriefen, die dann noch Jahre später oder gar das ganze Leben über gesundheitliche Schäden zur Folge hatten. Diese Zeit ist aber, wenigstens in Großbritannien, seit 30 und mehr Jahren vorbei. Todesfälle infolge dieser Krankheiten sind selten geworden. Komplikationen, die den Gesundheitszustand ernstlich beeinträchtigen, treten ebenfalls nur noch selten auf, da die akute Phase einer solchen Krankheit meist nicht lange andauert, obwohl sie den Patienten immer einiges abverlangt, besonders bei Masern und Keuchhustenkrämpfen. Wesentlich ist aber, daß der Rückgang dieser hauptsächlichen Infektionen sowie einiger anderer nach Umfang und Schwere schon vor der Einführung eines nationalen Impfprogramms begonnen hatte.

In Großbritannien bestand das erste Impfprogramm 1941 in der Immunisierung gegen Diphtherie. Was Keuchhusten betrifft, so fanden Impfungen in größerem Maßstab erst 1958 statt, denn in den Jahren davor war die Sterblichkeit niedrig gewesen und die Krankheit zurückgegangen. Schon vor der Impfung waren auch die Masern nach Häufigkeit der Erkrankungen und insgesamt zurückgegangen. Scharlach reduzierte sich, genau wie die anderen infektiösen Kinderkrankheiten, kontinuierlich, obgleich kein Impfstoff gegen diese Krankheit existiert.

Diese Faktoren beweisen, daß andere Faktoren als die Impfungen eine große Rolle beim Rückgang dieser Infektionskrankheiten sowohl dem Umfang als auch der Schwere nach spielen müssen. Die Frage ist also, bis zu welchem Grad der Impfstoff, wenn überhaupt, zu diesem Rückgang im Verhältnis zu den anderen Faktoren beiträgt, und bis zu welchem Grad seine positiven Wirkungen, wenn er wirklich welche hat, von gefährlichen oder potentiell gefährlichen Sekundärwirkungen eventuell wieder aufgehoben werden. Ebenso wichtig ist es selbstverständlich, festzustellen, welche anderen Faktoren für den Rückgang dieser Krankheiten verantwortlich sind, womit es möglich wäre, sie in eventuelle Präventivmaßnahmen miteinzubeziehen.

Eine eingehende Analyse der Entwicklung des Keuchhustens in Großbritannien läßt seit 1870 einen stetigen Rückgang erkennen. Das ist der Zeitpunkt, von dem an Daten zur Verfügung stehen. Kurze Ausbrüche zeigten sich nach dem Ersten Weltkrieg und während und nach dem zweiten. Es war größtenteils unter dem Eindruck dieser epidemischen Welle im Gefolge des Zweiten Weltkriegs, daß die Regierung finanzielle Mittel für eine Impfkampagne zur Verfügung stellte. Auf der Grundlage 1951 und 1956 erhobener Daten, die die Wirksamkeit und Sicherheit der amerikanischen Impfstoffe verbürgten („Medical Research Council"), und einiger, freilich nicht überprüfter Berichte über Impfkampagnen in den USA entschloß sich die Regierung Großbritanniens damals, ein nationales Impfprogramm zu organisieren. Die Hersteller erklärten sich bereit, eine kombinierte Injektion, bestehend aus dem Pertussis-Impfstoff und den Diphtherie- und Tetanus-Anatoxinen, zu produzieren. 1957 wurde der Impfstoff eingeführt und 1960 und noch einmal 1969 70% der Kinder verabreicht.

Von 1957 bis 1968 wurde das nationale Programm vom „Public Health Laboratory Service" beaufsichtigt. 1969 wurde in einem Bericht festgestellt, die Impfstoffe seien „nicht besonders wirksam", da sie bei der Bekämpfung plötzlicher Krisen oder sogar beim Schutz vollständig geimpfter Kinder versagt hatten. Im Lauf dieser Periode stieg der Prozentsatz der geimpften Kinder auf 80% und darüber, und man muß zugeben, daß der Keuchhusten nach Umfang und Schwere der Erkrankungen weiter zurückging. Andererseits ist aber auch sicher, daß nicht nur vollständig geimpfte Kinder vom Keuchhusten befallen wurden, sondern daß auch schwere negative Reaktionen auf den Impfstoff auftraten, die Probleme und Beunruhigung verursachten.

Die Impfkampagnen lösten sehr schwere negative Reaktionen bei den Geimpften aus: Störungen des Nervensystems in Form von Anfällen, Krämpfen und Weinkrämpfen; Kreislaufstörungen in Form von Kollaps und Bewußtlosigkeit. Sie wurden besonders eingehend beschrieben von Dr. John Wilson von der Kinderklinik in London und Prof. W. Ehrengut, Hamburg. Die Presse brachte Berichte über Kinder, die früher gesund, nach der Dreifachimpfung aber mental gestört oder gelähmt waren.

Zu dieser Zeit (1974) erreichte die Impfrate bei Kindern sehr häufig 80%, selten weniger als 70% und oft mehr als 90%, je nach Gruppe. Der letzte Ausbruch von Keuchhusten in dieser Periode erfolgte von 1970 auf 1971, so daß man, in Anbetracht der zyklischen Wiederkehr der Epidemie alle 3-4 Jahre, mit der nächsten Epidemie für 1974/75 rechnen konnte, was dann auch der Fall war.

Bei dieser Gelegenheit machte man sich wieder einmal Gedanken über die Effizienz der Impfungen. Man entdeckte sehr schnell, daß der Schutz in den meisten Fällen nur unvollständig und befristet war. Alle damals veröffentlichten Berichte stellen fest, daß ein hoher Anteil (30-50%) der Fälle bei geimpften Kindern auftrat.

Da dauernd Meldungen über postvakzinale Enzephalitis eingingen, wurde von Regierungsseite eine Expertenkommission eingesetzt und Pläne zur Entschädigung der Opfer wurden ausgearbeitet.

Zwischen 1974 und 1978 ging die Zahl der Personen, die den Pertussis-Impfstoff vertrugen, zurück. Die Gesundheitsbehörden schlugen nun einen zweifachen Impfstoff (Diphtherie-Tetanus) anstelle des dreifachen vor. Aber die Gutachter der Regierung prophezeiten eine katastrophale Keuchhustenepidemie, wenn die Bevölkerung nicht geimpft sei. Unter Zugrundelegung des 3- bis 4jährigen Zyklus mußte die nächste Epidemie im Jahre 1977 auftreten, und es zeigte sich auch, daß die amtlichen Meldungen der Krankheit häufiger wurden, bis 1978 und 1979 weiter in großer Anzahl eingingen und schließlich ein Ausmaß erreichten, daß man von der größten Epidemie seit 1967 sprechen mußte. Trotzdem war die Sterblichkeit die niedrigste, die bisher registriert worden war, und auffälligerweise konnte man die gleiche Beobachtung wie schon bei früheren Epidemien machen, daß nämlich der Anteil der bei vollständig geimpften Kindern aufgetretenen Fälle verhältnismäßig hoch war. Zum ersten Mal beobachtete man Unterschiede in den Berichten aus verschiedenen Gegenden. Manche meldeten sehr wenige oder gar keine Fälle bei geimpften Kindern, während andere kaum einen Unterschied zwischen geimpften und nicht geimpften Kindern feststellen konnten. Ebenso wurde deutlich, daß ein bedeutsamer Anstieg anderer Erkrankungen der Atemwege und des Kehlkopfs bei Kindern zu verzeichnen war, so daß die Möglichkeit einer Fehldiagnose in der einen oder anderen Richtung nicht auszuschließen war.

Auf internationaler Ebene war die Lage ebenso undurchsichtig und besorgniserregend. In manchen Ländern, wie den Vereinigten Staaten und Kanada, hatte man den Pertussis-Impfstoff sehr intensiv eingesetzt und proklamierte schon, Keuchhusten sei eine im Aussterben begriffene Krankheit.

Indessen waren in diesen beiden Ländern seit 1974 erneute Ausbrüche zu verzeichnen, in deren Verlauf sich, ganz wie in Großbritannien, 30-50% der Fälle bei vollständig geimpften Kindern zeigten. In Westdeutschland war man vor allem aufgrund der Arbeiten von Prof. Ehrengut über die Gefährlichkeit des Impfstoffs seit Jahren mißtrauisch geworden und hatte ihn in Hamburg verboten, ohne daß eine Erhöhung der Krankheitsfälle oder der Sterblichkeit bei Keuchhusten eingetreten wäre. Vergleichbare Rückgänge waren in Ägypten und Italien zu beobachten, obwohl auch dort der Impfstoff kaum eingesetzt wurde.

Entwicklung des Keuchhustens in der Bundesrepublik Deutschland von 1948 bis 1961 (Statistisches Bundesamt, Wiesbaden).

Für die Deutschen ist die Angelegenheit inzwischen klar:

Die Impfung bringt mehr Gefahren mit sich als die Nichtimpfung, und der Rückgang des Keuchhustens in der Bundesrepublik hat mit den Impfungen nichts zu tun.

„Die Keuchhustenschutzimpfung, vor kurzer Zeit noch von den Ärzten und Gesundheitsbehörden für alle Kinder empfohlen, ist ebenso gefährlich wie die Krankheit selbst. Im Durchschnitt leidet eins von 2.200 Kindern nach der Impfung an Krämpfen. Eins von 20.000 Kindern wird nach der Impfung von einer schweren, irreversiblen Störung des Gehirns befallen. Da jedenfalls erst nach dem 3. Monat geimpft werden kann, andererseits aber 70% der Todesfälle durch Keuchhusten vor diesem Zeitpunkt auftreten, bringt die Impfung mehr Schaden als Nutzen.

Das Bundesgesundheitsamt hat die Konsequenzen aus diesen Tatsachen gezogen: Der neue Impfkalender sieht die allgemeine Keuchhustenimpfung nicht mehr vor, und kein Kind wird künftig mehr in öffentlichen und kostenlosen Impfaktionen der Gesundheitsämter gegen Keuchhusten geimpft werden."

„Quick-Nachrichten", Nr. 51, 11.12.1975

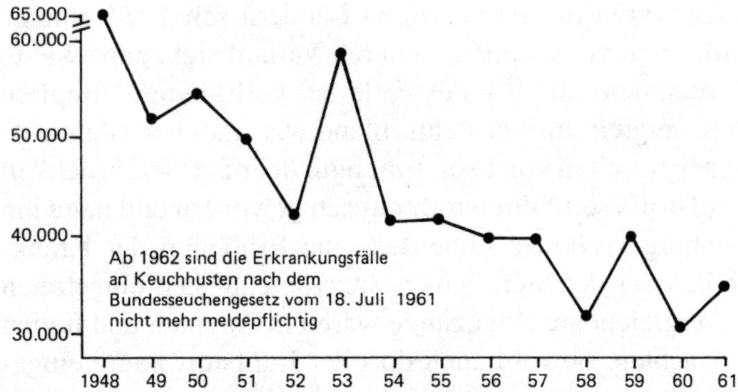

Abb. 35: Erkrankungen an Keuchhusten in der BRD von 1948 vis 1961
Quelle: Statistisches Bundesamt Wiesbaden, Gruppe VII D

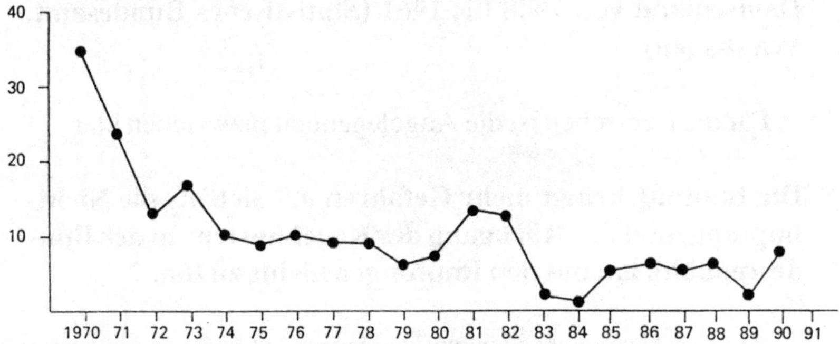

Abb. 36: Todesfälle an Keuchhusten in der BRD
Quelle: Statistisches Bundesamt Wiesbaden, Gruppe VII D

„Für Wolfgang Ehrengut vom Institut für Impfwesen und Virologie in Hamburg erklärt der Bericht, in dem die Prozentsätze der in Großbritannien geimpften Kinder eingehend untersucht werden, nicht, warum keine Korrelation zwischen der Reduzierung der Zahl der Geimpften in Großbritannien und der Zahl der Keuchhustenfälle besteht: Während 1970-1971 noch 70-80 % der Kinder Großbritanniens geimpft waren, sind es gegenwärtig nur noch 39 % , was das Komitee, das den Bericht verfaßt hat, die Befürchtung äußern läßt, daß in den nächsten Jahren eine schwere Epidemie auftreten wird. Aber ein Tatbestand bleibt unerklärt: 1970/71 gab es 33.000 Fälle von Keuchhusten, 41 davon mit tödlichem Ausgang, und das in einer weitgehend

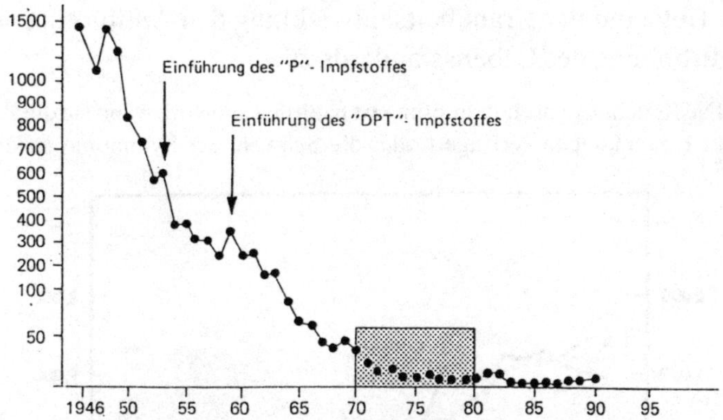

Abb. 37: Sterbefälle an Keuchhusten (Pertussis) in der BRD um 1946–1980
Quelle: Statistisches Bundesamt Wiesbaden, Gruppe VII D

- 1953: Einführung des Pertussisimpfstoffes „P" – Anstieg der Sterbefälle
- 1958: Einführung des Dreifachimpfstoffes „DPT" – erneuter Anstieg der an Keuchhusten Gestorbenen.
- Von 1970 bis 1980 wurden allein von den Gesundheitsämtern 1.495.328 Pertussis-Impfungen durchgeführt. Die Massenimpfungen zwischen 1970 und 1980 führten zu einer Kurvenabflachung, d. h., das Erreichen des vorherberechenbaren Nullpunktes wurde durch die Impfmaßnahmen verzögert.

immunisierten Bevölkerung, während man 1974/75 bei einer sehr niedrigen Impfrate nur
25.000 Keuchhustenfälle mit 25 Toten zählte.

Der Bericht befaßt sich dann mit dem auffälligen Tiefstand der Keuchhustenfälle seit 1957 und kommt zu dem Schluß, daß das mit den Impfungen zusammenhängen müsse, um so mehr, als die Geburtenrate in derselben Zeit gestiegen sei. Doch für Ehrengut läßt sich dasselbe Phänomen (die Verringerung der Keuchhustenfälle) in Hamburg keinesfalls durch die Impfungen erklären, da die Impfrate dort nur sehr niedrig war (15%)."

(„The Lancet", 18.1.1978).

Schon 1968 schrieb das "Bulletin Syndical de la Pharmacie" den Tiefstand der Krankheitsentwicklung den Antibiotika und der Erhöhung des Lebensstandards zu:

„Die Keuchhustenschutzimpfung ist natürlich sinnvoll, wenn sie die Zahl der Erkrankungen verringert oder die Schwere der Symptome mildert.

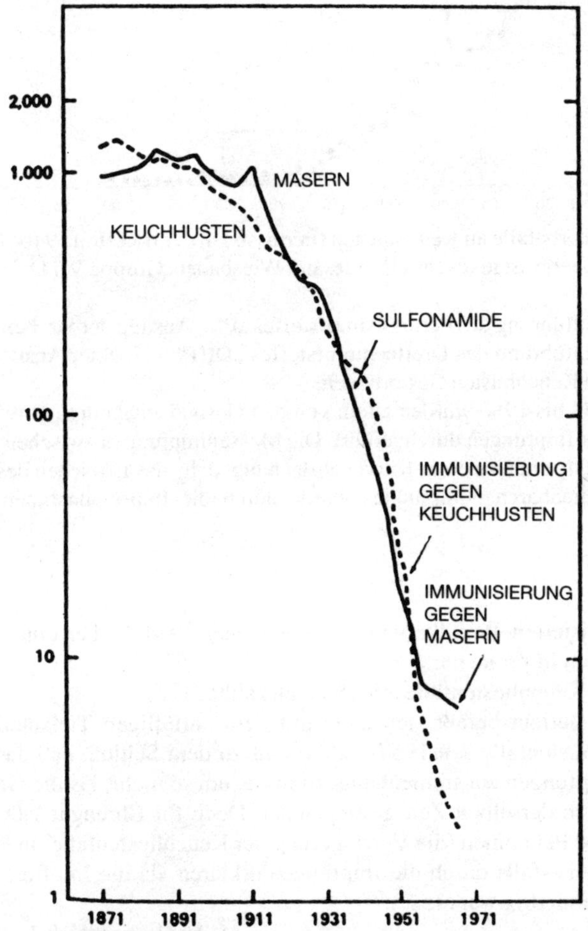

Abb. 38: Kindersterblichkeit bei Masern und Keuchhusten, 1871–1971, England und Wales. Sterblichkeitsrate pro Millionen Personen unter 15 Jahren (logarithmischer Maßstab).

Die seit 20 Jahren beobachtete geringere Sterblichkeit kann indessen nicht auf sie zurückgeführt werden. Sie ist zum einen Teil dem Einsatz von Antibiotika zu verdanken, die den von Mikroben verursachten Infektionen Einhalt gebieten, und zum anderen Teil der Erhöhung des Lebensstandards. Denn die Keuchhustenplage ist um so schlimmer, je schlechter die Lebensumstände sind. Hinzuzufügen wäre noch, daß die noch vorhandene Sterblichkeit im wesentlichen bei Kleinkindern auftritt, bei denen die Impfungen noch nicht abgeschlossen sind oder noch gar nicht begonnen haben.

Ein Allgemeinarzt auf den Shetlands hat eine Keuchhustenepidemie bei 144 Kindern bzw. Jugendlichen unter 16 Jahren beobachtet. Er zieht daraus seine Schlüsse in bezug auf die Impfungen, die vor Juli 1974 systematisch durchgeführt, dann aber ganz abgebrochen worden waren. Von 134 Kindern mit einer aufgezeichneten Krankheitsgeschichte ... waren 93 geimpft. Die Inzidenz der Krankheit war offenbar bei Geimpften und nicht Geimpften, bei vor oder nach 1974 geborenen Kindern gleich ..."

„Lettre du Médecin", Oktober 1979

Die medizinische Zeitschrift „Jama" untersucht in ihrer Nummer vom 8. Juli 1983 eine Keuchhustenepidemie, die 1982 in Maryland ausbrach, und schließt mit den Worten:

„Trotz der hohen Impfrate von 98% mit drei Dosierungen für jedes Schulkind zeigte sich 1982 in Maryland eine starke Vermehrung der Keuchhustenfälle. Mehr als 50% der Patienten mußten eine Woche lang oder noch länger stationär behandelt werden. 18% der Patienten unter einem Jahr bekamen Lungenentzündung."

Das selbe Phänomen läßt sich in Schweden beobachten, wo 54% der 620 Kinder mit Keuchhusten, die in den 60er Jahren geboren waren, jeweils drei Injektionen mit dem Impfstoff erhalten hatten. Ja noch mehr: Die Krankheit befiel auch Erwachsene, die sich bei den Kindern angesteckt hatten. [1])

[1]) Es ist einer der auffälligsten und beunruhigendsten Aspekte der Impfung, daß nach Prof. Stewart 70 % der Erwachsenen, die an Keuchhusten erkranken, von geimpften Kindern angesteckt sind.

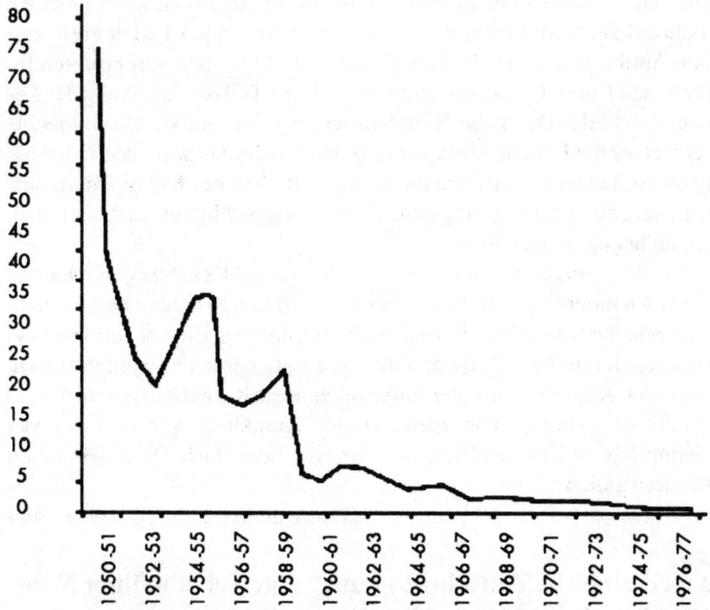

Figur 39: Aus den USA von 1950-1978 berichtete Fälle

Nach einem Bericht des „Center for Disease Control" („New England Journal of Medicine", 24. Februar 1983) war die Krankheit in den USA, wo die Kinderimpfrate 82,4% erreichte, seltener als in Großbritannien, der Verlauf jedoch schwerer, wenn man an die größere Zahl der Enzephalitisfälle und der Toten denkt.

Diese Rückblicke in die Vergangenheit haben auch gezeigt, daß es sich bei mehr als 85% der Fälle um nicht geimpfte Kinder handelte. Die „American News de Chicago" vom August 1985 berichtet von einer Keuchhustenepidemie im Staat Washington, bei der eine ungewöhnlich hohe Zahl Erwachsener von der Krankheit befallen wurde. „Von Januar bis Oktober 1984 wurde von 162 Keuchhustenfällen im Seattle-King County berichtet, unter denen sich 46% Erwachsene befanden

(AMN, 19.Oktober 1984). Von Todesfällen wurde nichts bekannt.

12 Kranke wurden ins Krankenhaus eingeliefert, 10 von ihnen unter 6 Monaten alt. 20% der Fälle betrafen Kinder unter einem Jahr, 44% Patienten über 7 Jahre. 48% der Kinder zwischen 3 Monaten und 7 Jahren hatten sämtliche Dosierungen des Impfstoffs gegen Keuchhusten erhalten. Von den 69 Patienten zwischen 3 Monaten und 6 Jahren, deren Impfgeschichte bekannt war, waren 49% wie üblich gegen Diphtherie, Tetanus

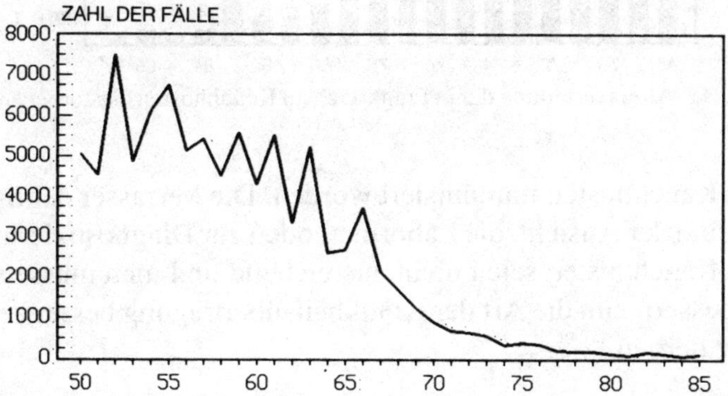

Abb. 40: Zahl der Keuchhustenfälle in Frankreich von 1950-1986 (B.E.H. Nr. 19, 1990)

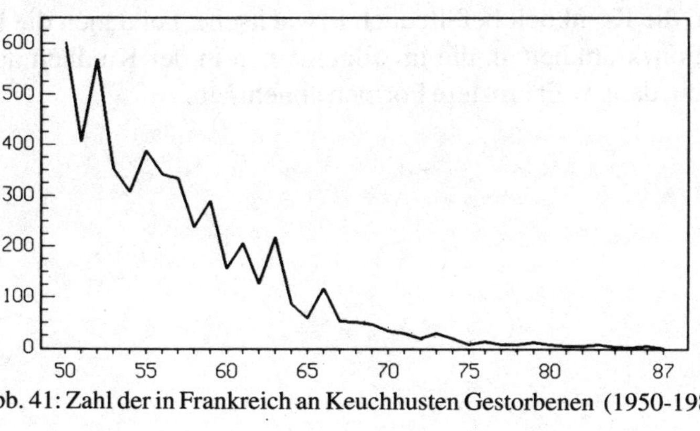

Abb. 41: Zahl der in Frankreich an Keuchhusten Gestorbenen (1950-1987)

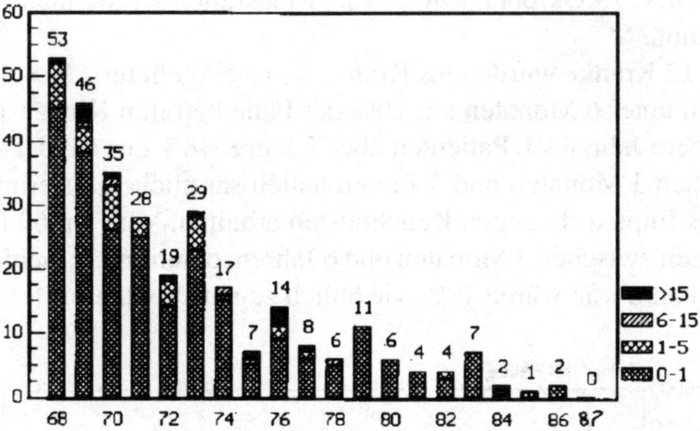

Abb. 42: Altersverteilung der in Frankreich an Keuchhusten Gestorbenen

und Keuchhusten immunisiert worden. Die Verfasser der Studie sind der Ansicht, die Labormethoden zur Diagnostizierung von Keuchhusten seien nicht ausreichend und man müsse sie verbessern, um die Art der Krankheitsübertragung besser kennenzulernen."

Zusammenfassung

Wie bei den meisten Impfungen wird auch bei der Keuchhustenimpfung nicht nur den Kindern kein Schutz gewährt, sondern die Krankheit befällt auch Erwachsene, bei denen die Infektionskrankheiten, die im allgemeinen in der Kindheit auftreten, dann weit ernstere Formen annehmen.

Tetanus

„Auch wäre es erforderlich, daß die Qualität der Impfstoffe über jeden Verdacht erhaben wäre und daß sie einen wirksamen, meßbaren Schutz garantierten. Doch weiß man durch C. Hardegree von der amerikanischen ‚Food and Drug Administration', daß das keineswegs der Fall ist, entgegen anderslautenden allzu optimistischen Stellungnahmen in der Öffentlichkeit, besonders aus Frankreich. Man mußte zugeben, daß selbst in bezug auf die Kriterien der Überprüfung starke Meinungsverschiedenheiten bestehen."

Prof. L.Eckmann, 38, av. Ruchonnet - 1003 Lausanne
8.Internationale Tetanuskonferenz,
Leningrad, 25.–28.August 1987

Da der Tetanus keine epidemische Krankheit ist, ist dieses Kapitel nicht der Ort, die Entwicklung dieser Krankheit zu untersuchen.

Doch bringen die Anhänger der Impfungen, die immer noch mehr Auffrischimpfungen durchführen möchten, im Bestreben, ihre Position weiter zu festigen, das Argument, Frauen seien häufiger Opfer des Tetanus als Männer, weil sie nicht wie diese in den Genuß einer Wiederholungsimpfung beim Militär gekommen seien. Das gleiche Argument benutzte der Gesundheitsminister 1976 in der Nationalversammlung als er ankündigte, daß eine große Kampagne zur Tetanusschutzimpfung junger Mädchen gestartet werden solle.

Der Minister behauptete weiter, es gebe viel mehr Tetanusfälle bei Frauen zwischen 50 und 60 als bei Männern.

Die Tabelle 1, 1967 von INSERM veröffentlicht, zeigt, daß die Sterblichkeit auf 100.000 Einwohner 1964 für Männer bei 0,5. und für Frauen bei 0,6 lag, doch 1965 für Männer bei 0,6 und für Frauen bei 05. Das bedeutet, daß in diesen zwei Jahren die Sterblichkeit bei Männern und Frauen identisch war.

Tabelle 1: Sterblichkeit auf 100.000 Einwohner nach Altersgruppen

Alter	Jahre 1964–1965 Tetanus Frauen		Männer	
	1964	1965	1964	1965
0– 1 Jahr	0,5	1,1	1,6	–
1– 4 Jahre	0,1	–	–	0,1
5– 9 Jahre	–	–	0,05	–
10–14 Jahre	0,09	0,05	–	–
15–19 Jahre	–	0,09	0,05	–
20–24 Jahre	–	0,07	–	0,1
25–29 Jahre	–	–	0,07	0,1
30–34 Jahre	0,2	–	0,06	–
35–40 Jahre	0,2	0,1	0,6	0,2
40–49 Jahre	0,2	0,2	0,3	0,3
50–59 Jahre	0,7	0,8	0,5	0,6
60–69 Jahre	2,4	2,3	1,4	0,9
70–79 Jahre	3,3	3,6	2,2	2,1
80 Jahre und älter	3,2	6,0	2,6	2,7
Alle Altersgruppen	0,5	0,6	0,6	0,5

Wir hätten gerne auch über die Sterblichkeitsrate in den folgenden Jahren Bescheid gewußt, was objektiver gewesen wäre, aber die von INSERM für diese Jahre veröffentlichten Statistiken geben nur die **absoluten** Zahlen der Sterblichkeit pro Geschlecht und Altersgruppe an (Tabelle 2).

Zählen wir alle Todesfälle pro Geschlecht zusammen, so ergibt sich, daß in sechs Jahren 653 Todesfälle bei Männern und 660 bei Frauen auftraten. Heißt das nun, daß Frauen häufiger der Krankheit zum Opfer fallen, wenn auch nur ein minimaler Unterschied zu den Männern besteht, und daß man daraus schließen könnte, die Männer genössen einen besonderen Impfschutz durch die Impfungen beim Militär?

Untersuchen wir die Tabelle einmal genauer.

Tabelle 2: An Tetanus von 1969–1974 in Frankreich Gestorbene
(M = männlich, W = weiblich)

Jahre	1969		1970		1971		1972		1973		1974	
Geschlecht	M	W	M	W	M	W	M	W	M	W	M	W
0– 1 Jahr		2		1		2	3					
1– 4 Jahre						1		3	1		1	
5– 9 Jahre												
10–14 Jahre												
15–19 Jahre												
20–24 Jahre	1									1		
25–29 Jahre										1	2	
30–34 Jahre	1									2	2	
35–39 Jahre	1	2	1		1	1		2		2	1	
40–44 Jahre	2	2	2	5	3	3	2	1	1	2	2	
45–49 Jahre	7	5	8	10	2	1	3	2	5	3	3	
50–54 Jahre	**1**	**4**	**5**	**3**	**4**	**8**	**5**	**11**	3	8	6	
55–59 Jahre	**12**	**4**	**9**	**9**	**10**	**4**	**7**	**5**	4	6	8	
60–64 Jahre	**21**	**12**	**22**	**16**	20	17	12	11	10	7	24	11
65–69 Jahre	**24**	**12**	**25**	**13**	22	13	29	20	23	16		8
70–74 Jahre	15	12	18	17	21	20	18	23	21	14		19
74–79 Jahre	12	21	8	30	19	27	24	18	13	21		22

Die fettgedruckten Zahlen beziehen sich auf Personen, die zu einem vor mehr als 20 Jahren geimpften Teil der Bevölkerung gehören.

„Die Tetanusschutzimpfung von Kindern ist seit 1933 in Frankreich praktisch Pflicht."

Erst 1936 wurde die Tetanusschutzimpfung beim Militär obligatorisch, also sind nur die um 1916 geborenen Männer geimpft. 1969 waren sie 53 Jahre alt (das erste Jahr, das in der Tabelle berücksichtigt wird). Man kann alle Männer hinzufügen, die 1939 weniger als 40 Jahre alt waren, da diese damals einberufen wurden. Alle ab 1900 geborenen Männer haben also mindestens eine Tetanusimpfung erhalten. Sie erscheinen ebenfalls in der ersten Spalte der Tabelle (als 50 bis 69jährige). Was stellt man nun in diesem Altersbereich fest? Daß die Männer (geimpft) häufiger erkrankt sind als die Frauen (nicht geimpft).

Es handelt sich außerdem um die absoluten Zahlen der Sterblichkeit pro Geschlecht und nicht um Prozentzahlen auf 100.000. Nun sind in diesen Alterskategorien die Frauen zahlreicher als die Männer, die zwar in den "Genuß" der Impfungen beim Militär kamem, aber auch in den Krieg mußten...

So stellten nach der letzten von INSEE durchgeführten Volkszählung (1975) die Frauen 60% der Bevölkerung mit 65 Jahren und darüber, also 4,5 Millionen Frauen gegen 3 Millionen Männer. Die Differenz ist bei den über 75jährigen noch größer. Bei ihnen zählte man 401.899 Männer und 611.438 Frauen, also ein Drittel mehr Frauen. Somit sind, im Gegensatz zur Behauptung des Ministers, der nur weitergibt, was seine Berater ihm einsagen, **die nicht geimpften Frauen weniger häufig Opfer des Tetanus als die Männer, selbst wenn diese in der Jugend geimpft worden sind!**

Ein anderes Argument, das die Wirksamkeit der Impfungen untermauern soll, ist, daß der Wundstarrkrampf aus Ländern, wo stark geimpft worden ist, verschwunden sei.

Man rühmt vor allem den sehr beachtlichen Erfolg unserer englischen Nachbarn, die dank systematischer Impfungen nur 49 Tetanusfälle in vier Jahren registrieren mußten.
Wie steht es damit in Wirklichkeit?
Es ist richtig, daß unsere englischen Nachbarn fast keinen Tetanus mehr registrieren müssen: 15 Fälle 1978, 20 1979, 18 1980.

Aber ist das ein Ergebnis der Impfungen?

In Tabelle 3, die die Zahl der Tetanustoten zwischen 1962 und 1972 wiedergibt, stellt man fest, daß die *Engländer, auch als sie nicht impften, immer sehr wenig Tetanus hatten,* und daß man infolgedessen anderswo als bei den Impfungen nach der Ursache des Unterschieds zu suchen hat, der bei dieser Krankheit zwischen unseren beiden Ländern besteht.

Tabelle 3: WHO – Statistisches Jahrbuch für Weltgesundheit: Tetanus

		1962	1963	1964	1965	1966	1967	1968	1969	1970	1971	1972
ENGLAND + WALES	TODESFÄLLE	19	13	21	21	18	18	13	6	9	5	4
	IMPFUNGEN		25 903	28 866	35 128	835 506	849 339	753 722	557 770	724 474	750 926	725 077
	AUFFRISCH-IMPFUNGEN		7 769	15 843	20 205	933 266	1 087 799	1 102 160	1 025 536	558 532	953 491	814 864
	TOTAL		33 671	44 709	55 333	1 768 772	1 937 138	1 855 882	1 583 126	1 283 006	1 704 417	1 539 941
FRANKREICH	TODESFÄLLE	332	293	264	258	246	234	228	207	236	234	237
	IMPFUNGEN	480 978	519 494	644 000	682 000		965 738	1 004 493	1 071 995	812 407	761 633	629 973
	AUFFRISCH-IMPFUNGEN	432 592					851 816	920 171	843 801	955 710	951 768	630 000
	TOTAL	913 570					1 817 554	1 924 664	1 915 796	1 768 117	1 713 401	1 259 973

Eingerahmt: vor der Impfung

Die danach zu beobachtende Verringerung ist ohne Bedeutung: Zwar kann man sagen, daß von 1965 bis 1972 die Zahl der Todesfälle um das Fünffache abnahm, aber das sind in absoluten Zahlen nur 17 Tote weniger. Das zählt natürlich für die Betroffenen. Aber auf die Wirksamkeit des Impfstoffs lassen sich hieraus keine Schlüsse ziehen.

Es ist dabei interessant, zuvor einen Blick auf unsere jeweilige Situation zu werfen. Wir haben beide etwa die gleiche Einwohnerzahl, und die sozialen und wirtschaftlichen Verhältnisse in unseren Ländern unterscheiden sich nicht wesentlich. Nun aber zeigt sich folgendes: Die Franzosen sind mehr geimpft als die Engländer. 1965 z.B. gab es in Großbritannien 35.128 Erstimpfungen und 20.205 Wiederholungen bei einer Bevölkerung von 46 Millionen. In Frankreich führte man im gleichen Zeitraum 682.000 Erstimpfungen durch und fast ebenso viele Wiederholungen. Doch traten in England in diesem Zeitraum nur etwa 20 Tetanustodesfälle pro Jahr auf (13 im Jahr 1963), während es in Frankreich fast 300 waren!

Worin liegt die wirkliche Ursache für diese Differenz, und warum hält Frankreich zusammen mit Spanien nach Portugal den europäischen Tetanusrekord?

Man hat immer auch noch ein drittes Argument ins Spiel gebracht, um den Glauben an die Wirksamkeit der Tetanusschutzimpfung zu bestärken. Die amerikanische Armee, geimpft, hatte im Lauf des letzten Krieges nur 12 Tetanusfälle, während die deutsche Armee, nicht geimpft, immer sehr viele Tetanuserkrankungen zu verzeichnen hatte.

Diese Art Argument soll beeindrucken, doch mangelt ihm die Objektivität.

Zunächst ist es überhaupt problematisch, die deutsche mit der amerikanischen Armee zu vergleichen, verfügte letztere doch über eine fortgeschrittenere Technik und benutzte vor allem schon Sulfonamide und Penicillin, die den Kampf gegen Infektionskrankheiten ermöglichten.

Auch muß angemerkt werden, daß von diesen 12 Tetanuskranken in der amerikanischen Armee 4 vorschriftsmäßig geimpft waren und 2 gerade im Impfprozeß standen. Man wüßte gerne, wie hoch der Prozentsatz der Geimpften und

Ungeimpften in der Armee war, um einen wirklichen Vergleich zwischen der Zahl der Kranken hier und dort ziehen zu können. Denn bei den Amerikanern waren 50% der Kranken geimpft, 50% nicht.

Doch weshalb schweigt man über den Wundstarrkrampf in der französischen Armee? Einzig und allein deshalb, weil die Fakten nicht zugunsten der Impfungen sprechen. Von Oktober 1936 bis Juni 1940 waren mehr als 4 Millionen Impfungen durchgeführt worden, und die Tetanusrate auf 1.000 Verwundete war im Feldzug 1940 genausohoch wie während des Krieges 1914–1918!

Umgekehrt war in der griechischen Armee, die nicht geimpft worden war, die Häufigkeit des Tetanus siebenmal so gering wie in der französischen. Es scheint uns ein Zeichen großer Voreingenommenheit zu sein, wenn man der Tetanusschutzimpfung eine Wirksamkeit zuschreibt, die durch nichts bewiesen ist.

Es ist leicht, zu behaupten, daß die Tetanuserkrankungen in Frankreich immer bei nicht geimpften Personen auftreten oder zumindest bei nicht immunisierten, da in unserem Land diese Krankheit die älteren Menschen befällt und die Impfung schon im ersten Lebensjahr stattfindet. Aber ist es redlich, den Schluß umzukehren und zu sagen, daß es den Impfungen zu verdanken ist, wenn die jungen Menschen nicht krank werden? Die Immunität hält bestenfalls höchstens 15 Jahre lang vor. Wenn also die jungen Menschen durch die Impfung geschützt wären, müßte man vom 20. Lebensjahr an eine Vermehrung der Tetanusfälle erwarten. Aber man bemerkt nichts dergleichen. Anhand der Statistiken (Tabelle 2) läßt sich konstatieren, daß es 1969 Tetanus auch bei Personen unter 40 Jahren, also bei den 1929 Geborenen und **nicht Geimpften,** nicht mehr gab.

Es gibt Länder, wo auch die jungen Leute an Tetanus erkranken. Dabei handelt es sich um Länder, wo man zwar nicht impft, wo man aber auch barfuß läuft, Wunden nicht sorgfältig behandelt, sich leicht infiziert und die Widerstandsfähigkeit der Menschen gegen Krankheiten aufgrund ihrer Unterernährung häufig katastrophal ist.

Die Häufigkeitsverteilung der Fälle auf der Erde ist sehr ungleich und hängt im wesentlichen vom Lebensstandard in den jeweiligen Ländern ab. In den Entwicklungsländern sind die elementarsten Hygienevorschriften, etwa Händewaschen mit Wasser und Seife, total unbekannt. Schuhwerk existiert nicht und die Bekleidung ist unvollständig (daher treten in Sao Paulo 83% der Tetanusfälle nach Verletzungen der unteren Gliedmaßen auf, und bei 35% der Fälle handelt es sich um Kinder zwischen 1 und 10 Jahren (32%). Schließlich ist dort das Gesundheitswesen sehr mangelhaft organisiert und Millionen Menschen sind ohne ärztliche Betreuung.

Das alles erklärt, weshalb die Tetanussterblichkeit z.B. in Brasilien 76mal so hoch ist wie in den USA („Les Feuillets du Praticien", Dezember 1970, Band 35, Nr. 12).

Auch ist der Nabeltetanus dort sehr verbreitet (8% der Säuglingssterblichkeit in Brasilien, 13% in Dakar) und die Sterblichkeit in diesen Fällen hoch (90%). Das erklärt sich aus den dortigen Sitten. Die Frauen gebären häufig auf dem Boden, und „in bestimmten Ländern ist es Tradition, daß man auf die Schnittstelle der Nabelschnur verschiedene Substanzen auflegt, z.B. Erde, Kuhmist, Tabakblätter, Gemüse usw. Die unglückliche Rolle, die die Hebamme dabei spielt, ergibt sich aus von Newell und Mitarbeitern aus Kolumbien berichteten Fakten, wo aufgrund der Unerfahrenheit der Hebammen bei 7% der von ihnen betreuten Entbindungen Tetanus auftritt" („Les Feuillets du Praticien", Dezember 1970).

Frankreich

In den Jahren 1988-1989 traten 81% der gemeldeten Tetanusfälle bei Personen über 70 Jahren auf. 1988 wurden in den Großstädten Frankreichs 72 Fälle von Tetanus gemeldet, 1989 noch 33, 1990 auch 33 und in der ersten Hälfte 1991 (Redaktionsschluß) 12.

Die Inzidenz beträgt insgesamt 0,09 auf 100.000 Einwohner, wobei es erhebliche regionale Unterschiede gibt, die erkennen lassen, daß Tetanus in ländlichen Gebieten weiter verbreitet ist. Die Loire-Gebiete (0,23 Fälle pro 100.000 Einwohner), die Bretagne (0,22), der Limousin (0,21) sind die Gegenden, wo Wundstarrkrampf am häufigsten ist, obwohl er insgesamt natürlich eine seltene Krankheit bleibt. 23% der erkrankten Personen sterben, was, bezogen auf die absolute Zahl der Kranken (33 in 1990), eine praktisch zu vernachlässigende Anzahl (7) bei mehr als 50 Millionen Einwohnern bedeutet.

In den Jahren 1988-1989 war die Impfgeschichte bei 29% der Fälle (ungefähr ein Fall auf drei) unbekannt. Von den Personen, deren Vorgeschichte bekannt war, hatten acht angegeben, ordnungsgemäß geimpft zu sein: zwei Injektionen und eine Wiederholung (auf 135 Fälle).

Jugoslawien

Dieses Land führt Massenimpfungen bei Erwachsenen durch, woran sich seit 1973-1975 alle 10 Jahre eine Auffrischung anschließt. Mehr als 90% der erwachsenen Bevölkerung sind mit drei Injektionen geimpft.

Auf 28 gemeldete Tetanusfälle kommen 18 bei vorschriftsmäßig geimpften Personen. Zwei von ihnen starben trotz einer Wiederholungsimpfung (8. Internationale Tetanuskonferenz, 1987).

Europa

Der Tetanus befällt Erwachsene und unter ihnen die über 60jährigen. Es zeigt sich erhöhte Sterblichkeit, da die alten Leute oft gleichzeitig unter anderen Krankheiten leiden, durch die sie geschwächt sind. Manche Autoren (vgl. 8. Internationale Tetanuskonferenz 1987) schätzen die Tetanushäufigkeit abgesehen von Fällen bei Geburten auf zwischen 15 und 35 pro 100.000 Einwohner in Asien und in den afrikanischen Entwicklungsländern, und zwischen 3 und 8 auf 100.000 Einwohner in Lateinamerika, wobei man eine Sterblichkeit von 40% annimmt. (25-40% in manchen Krankenhäusern, sonst wohl 40-60%).

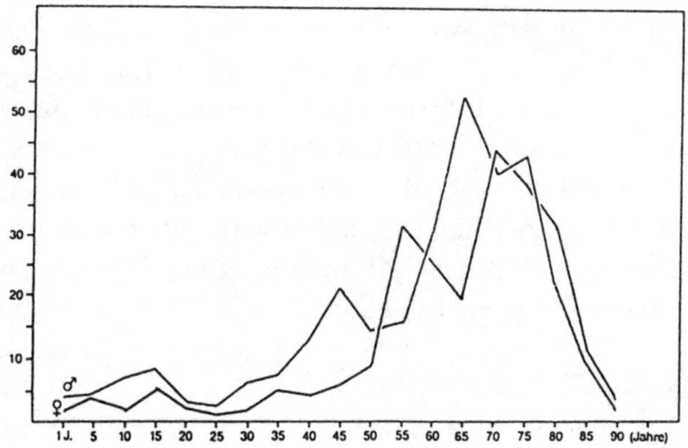

Abb. 43: Sterblichkeitsrate bei Tetanus von 1968-1978 in der Bundesrepublik Deutschland.

Während in allen Ländern Verletzungen der Hauptanlaß einer Infektion mit Tetanus sind (außer bei Geburten), macht in den Entwicklungsländern der traumatische Wundstarrkrampf nur 43-60% der Fälle aus. Die anderen Fälle beziehen sich auf Säuglinge.

Die WHO und UNICEF geben den Massenimpfungen schwangerer Mütter die absolute Priorität.

Das Beispiel China jedoch sollte zu anderen Verfahrensweisen ermuntern. Seit 1950 führt dieses Land ein nationales Programm zur Schaffung hygienischer Bedingungen bei Geburten durch, wobei der Nabelschnur besondere Aufmerksamkeit gewidmet wird. Dieses Programm, das völlig ohne Impfungen auskommt, hat zu einer erheblichen Reduktion des Tetanus bei Geburten geführt („Maternal and Child Health 1985, Control of neonatal tetanus in China", in „Weekly Epidemiology“).

Die WHO selbst erwähnt in ihren Berichten über die Ergebnisse des Erweiterten Impfprogramms, daß unabhängig von den Impfungen schwangerer Frauen mit Sicherheit auch andere Faktoren zur Verringerung der Häufigkeit des Geburtstetanus beigetragen haben, so die größere Zahl der Krankenhausgeburten und der Umstand, daß weniger häufig Substanzen, die Infektionen der Nabelschnur verursachen können, aufgelegt werden.

B. Bytchenko erinnert die Kongreßteilnehmer daran, daß die Faktoren, die zum Rückgang des Tetanus beitragen, seit 1903 (den Arbeiten Clemows) bekannt seien und daß der

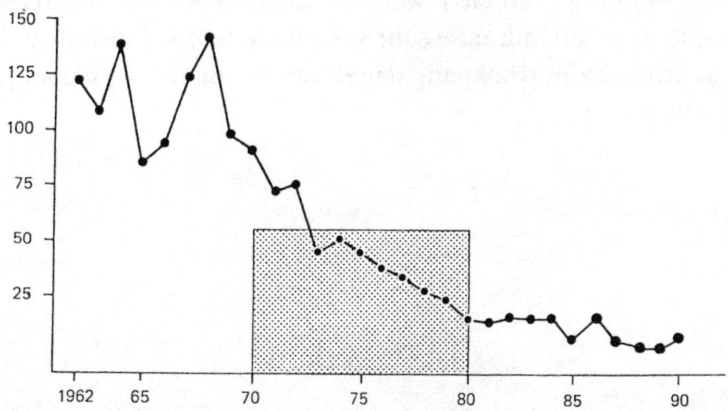

Abb. 44: Entwicklung des Tetanus zwischen 1962 und 1990 in der Bundesrepublik Deutschland
(Quelle: Statistisches Bundesamt, Wiesbaden).
Die massiven Impfungen verzögern seit mehreren Jahren die Erreichung des Nullpunktes.
Gepunktete Fläche: 9.349.902 von den Gesundheitsämtern durchgeführte Impfungen.

Rückzug dieser Krankheit auf breiter Front schon vor den Impfprogrammen begonnen habe. Denn es handle sich hier um eine typische „soziale Krankheit“, die eng mit der sozioökonomischen Entwicklung einer Gesellschaft zusammenhänge. (H. Allerdist, „Vaccinations contre le tétanos traumatique; les differences liées à l'âge et au sexe“ [Impfungen gegen traumatischen Tetanus, alters- und geschlechtsbedingte Unterschiede], Cahiers Jaunes 1, 1981).

Die Krankheit zeigt sich im wesentlichen bei älteren Menschen. Aber sie ist zu 90% selbst in den Ländern der dritten Welt heilbar.

Zusammenfassung

Wir stellen fest, daß für den Tetanus wie für die anderen Infektionskrankheiten die Lebensbedingungen der Bevölkerung eine entscheidende Rolle spielen, sowohl für den Ausbruch der Krankheit als auch für ihr Erscheinungsbild.

Die Impfungen spielen, wenn sie überhaupt einen positiven Einfluß ausüben, nur eine sehr sekundäre und keinesfalls evidente Rolle beim Rückgang der Krankheiten, die sie bekämpfen sollen.

Masern, Mumps, Röteln

Masern

Das Hauptargument für Massenimpfungen ist die Häufigkeit der Enzephalitis bei Masern (ein Fall auf 500-1000 in den USA, einer auf 1.000 in Frankreich). 1986 wurde in den USA über Otitis, Lungenentzündung und Enzephalitis in 5,4%, 2,4% bzw. 0,1% der Fälle berichtet. Das bedeutet in bezug auf Enzephalitis das selbe Verhältnis wie vor den Impfungen (BEH, 5.10.1987). Das „Panorama du Médecin“ (Panorama des Arztes) vom 25.04.83 führt aus, eine amerikanische Untersuchung habe gezeigt, daß es solche am Elektroenzephalogramm ablesbare Folgen geben könne, auch wenn keine hyperthermische Erhöhung und keine klinischen neurologischen Befunde auftreten. Handelt es sich dabei um bei Geimpften auftretende atypische Masern?

USA

Der lebende abgeschwächte Impfstoff, Stamm Schwarz, wurde 1963 genehmigt, aber von da an bis 1966 wurden nur 100.000 Kinder geimpft (Dr. Halstead, dept of Army USA, zitiert in „Médicine et Hygiène“ vom 12. Januar 1983).

Die Impfkampagne auf Bundesebene begann erst 1966 mit 400.000 Geimpften und erreichte ihren Höhepunkt 1968 mit 700.000 Geimpften. Das ändert die Aussage der Grafik erheblich, da sich die Krankheit damals schon in vollem Rückzug befand und danach ein Wiederanstieg erfolgte. Die Begeisterung, mit der die Impfkampagnen gestartet worden waren, kühlte 1969 schnell ab, als der Wellcome-Impfstoff infolge dreier postvakzinaler Enzephalitiserkrankungen aus dem Verkehr gezogen werden mußte und Masernepidemien ausbrachen, in deren Verlauf ein bestimmter Prozentsatz geimpfter

Kinder die Krankheit in ihrer gewöhnlichen Form bekam, und das trotz des Vorhandenseins von Antikörpern, also einer postvakzinalen oder natürlichen Immunität.

Von 1968 bis 1978 wurden nur 50% der Kinder geimpft.

1976 zählte man bei der damals grassierenden Masernepidemie 55.000 Fälle (unter ihnen ein starker Prozentsatz von mit der inaktivierten Vakzine Geimpften, die erkrankten, als sie mit Masernkranken in Berührung kamen oder einen Impfstoff mit lebenden Viren erhielten).

1979 verlangten nur 17 Staaten, einschließlich des Distrikts Columbia, eine Impfung als Voraussetzung zum Schulbesuch. Erst 1982 erstreckte sich diese Regelung auf 39 Staaten. Das

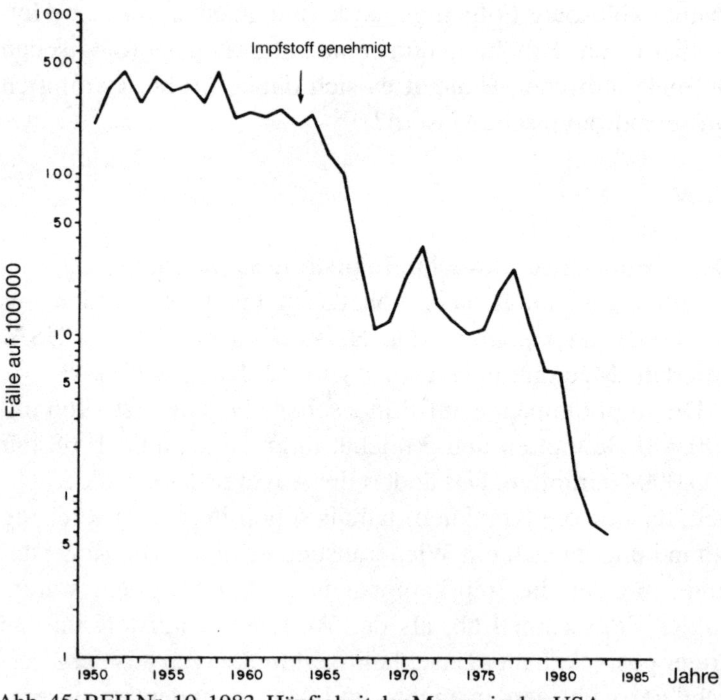

Abb. 45: BEH Nr. 10, 1983. Häufigkeit der Masern in den USA von 1950-1983.

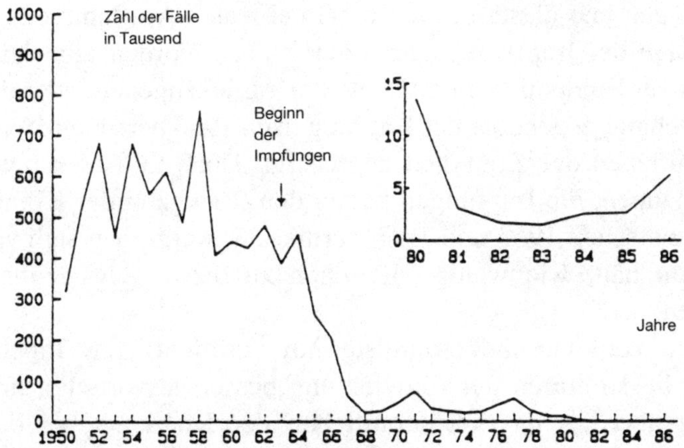

Abb. 46: BEH Nr. 39 vom 5.10.87.

war zu einem Zeitpunkt, als es in den USA nur noch sehr selten Masern gab.

Untersucht man die Grafik, die die obigen Informationen veranschaulicht, so könnte man entweder glauben, die Krankheit habe sich vor den Massenimpfungen in vollem Rückzug

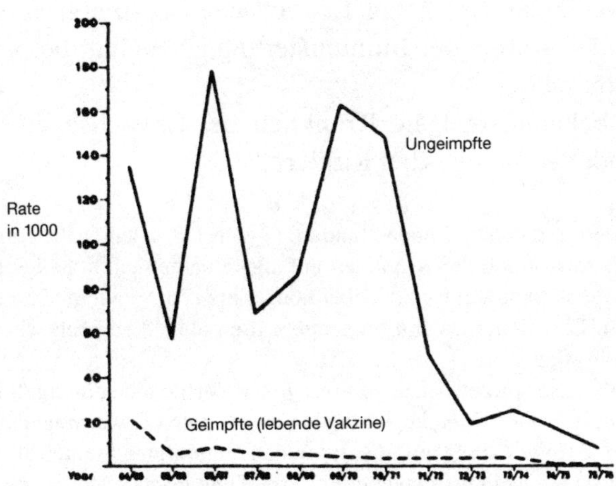

Abb. 47: Auszug aus den " Nursing Times" vom 14.Dezember 1978.

befunden und dieser sei von einem erneuten Aufflammen im Gefolge der Impfkampagne unterbrochen worden, um dann nach der Epidemie von 1976 weiter zurückzugehen, oder die Vorbehalte gegenüber der Impfung nach 1966 hätten ein Wiederaufleben der Krankheit begünstigt. Doch fällt es schwer zu glauben, die Impfungen hätten den Rückgang der Krankheit zwischen 1963 und 1966 verursacht, wenn man sich vor Augen hält, wie wenig Menschen zu dieser Zeit geimpft waren.

Die vom Gesundheitministerium veröffentlichte Tabelle läßt die Konturen der Entwicklung besser hervortreten und zeigt überdies das Wiederaufleben der Krankheit bei den Geimpften ab 1983.

Ebensowenig kann man der Pflichtimpfung von Schulkindern eine positive Wirkung zusprechen, begann sie doch erst, als die Krankheit schon rückläufige Tendenz zeigte.

Wie auch immer: Die Kurve, die den Rückgang der Masern bei nicht Geimpften darstellt, wirft noch andere Fragen auf. 1978 wurden in einem Artikel der „Nursing Times", der sehr zugunsten der Impfungen sprach, Befürchtungen geäußert, daß die Krankheit auch bei Erwachsenen auftreten könnte, wenn das Programm der Immunisierung zu zaghaft betrieben würde (Figur 47).

Es ist bekannt, daß die Krankheit bei Erwachsenen weit gravierender verläuft als bei Kindern.

„In Ländern mit hohem Lebensstandard (Typus USA) haben die Kampagnen zur Ausrottung der Krankheit anfangs eine beträchtliche Senkung der Sterblichkeit bewirkt, später aber konnte man ein Wiederaufleben beobachten. Ein modernes Impfkonzept sollte daher die Erfolgschancen sehr gut abwägen.

Was Westeuropa betrifft, erfüllte ein in Großbritannien durchgeführtes Impfprojekt großen Stils die anfangs in es gesetzten Erwartungen nicht. Es trat eine Entwicklung auf, die der in den Vereinigten Staaten ähnelte: sehr günstig am Anfang, im weiteren Verlauf enttäuschend."

(Médecine Praticienne, November 1974)

Nun scheinen sich diese Befürchtungen momentan in den USA zu bestätigen. **Bei mehr als 50% der jüngst aufgetretenen Fälle handelt es sich um Geimpfte. Das Alter, in dem die Krankheit die Menschen befällt, ist weiter hinausgerückt, und Epidemien sind auch an Universitäten oder in Kasernen ausgebrochen.**

Man plant daher Wiederholungsimpfungen, um die erwachsene Bevölkerung zu schützen, da aus verschiedenen Gründen die erste Impfung nicht fürs ganze Leben Schutz gewährt, wie man gehofft hatte, sondern nur den Ausbruchstermin der Krankheit hinausschiebt.

Die in den USA auftretenden Epidemien lassen aber auch noch einen anderen Aspekt des Problems deutlich werden: Eine Anzahl geimpfter Kinder hat die Krankheit in ihrer üblichen klinischen Form bekommen. Shevy u.a. („Jama" 216, S. 1306, 1971) haben eine Enquête über die Epidemien in Scott City, Kansas, durchgeführt, bei der 47 Kinder erkrankten, davon 15 geimpft.

1984: In einer im „Journal of the American Association" in Chicago veröffentlichten Studie äußert man sich besorgt über den erneuten Anstieg der Masern in den USA: 1 Fall pro 100.000 Einwohner, während man 1983 noch die Hälfte zählte: 0,5 pro 100.000. Von den Kranken waren 38,1% ordnungsgemäß geimpft.

1990: Die große medizinische Zeitschrift „Jama" bringt einen Artikel (15.07.90) über eine nicht enden wollende Masernepidemie, obgleich eine hohe Impfdichte bestand. 83% der Kranken waren ordnungsgemäß geimpft!

Die Autoren kommen zu dem allerdings überraschenden Schluß, daß der Impfstoff doch wirksam ist, da die von der

Krankheit befallenen Kinder eine erhöhte natürliche oder postvakzinale Immunität besaßen (89% der Kinder wiesen Antikörper auf!). Hier wird Effizienz mit dem Besitz von Antikörpern im Blut und nicht mit dem Schutz gegen die Krankheit gleichgesetzt. Man findet fast überall, wo von Impfstoffen die Rede ist, diese Doppeldeutigkeit der Begriffe.

Was nun aber an dieser Studie sehr interessant ist, ist gerade, daß trotz der Anwesenheit von Antikörpern gegen Masern sich die Epidemie, obwohl begrenzt, vom ersten Fall an auf die klassische Weise ausgebreitet hat. Zunächst befiel sie die Schulkinder, dann die Kinder im Vorschulalter, die in Berührung mit ihnen kamen.

Auch dort war „Immunisierung" nicht gleichbedeutend mit „Schutz"!

Es handelte sich in beiden Fällen um echte Masern. Was aber soll man erst von den atypischen Masern sagen, die aufgrund ihres Erscheinungsbildes unbemerkt bleiben und sich bei mit inaktivierten Viren Geimpften zeigen, die später mit einem natürlichen oder Impfvirus in Kontakt kommen, und die Umgebung verseuchen?

Verlängerte Masernepidemie trotz guter Impfdichte

„Man hat trotz einer vorzüglichen Impfdichte eine Masernepidemie in den Schulen beobachten können. Es sieht so aus, als ob eine Minderheit geimpfter Patienten eine Immunreaktion sekundären Typs im Sinne einer Schwächung der postvakzinalen Immunität aufwiese."

„Die Häufigkeit der Masern ist in den USA im Moment im Steigen begriffen. Mehr als 14.000 Fälle wurden 1989 gemeldet gegen nur 1497 im Jahre 1983. Ungefähr 40% der jüngsten Fälle traten bei geimpften Highschoolschülern auf. Nach Ansicht der Mehrheit der Fachleute dürften diese Fälle in der Regel auf einen primären Fehlschlag der Impfung zurückgehen, d.h. auf eine Abwesenheit der Serokonversion nach der Injektion des Impfstoffs. Dennoch haben die serologischen Untersuchungen immer wieder gezeigt, daß bei der Mehrzahl der Personen eine postvakzinale Serokonversion stattfindet. Man könnte also den Ausbruch der Masern bei geimpften Personen, zumindest in bestimmten Fällen, mit einer progressiven Verminderung der Immunität nach einer ersten Serokonversion (sekundärer Fehlschlag der Impfung) erklären.

Schulepidemie trotz einer Impfdichte von 94%

Das Auftreten einer Epidemie in den Schulen eines Landkreises in Wisconsin gab Gelegenheit zur Überprüfung dieser Hypothese. Zwischen 1. Januar und 1. September 1986 traten 218 sichere Masernfälle auf. 122 Fälle wurden durch serologische Tests bestätigt. Die anderen 96 Patienten wurden nicht serologisch untersucht, erfüllten aber die diagnostischen klinischen Kriterien des Center for Disease Control (Fälle CDC+). 17 weitere Personen hatten aller Wahrscheinlichkeit nach Masern: Nach einer Ansteckung zeigten sie einen Ausbruch, der aber die Kriterien des CDC (Fälle CDC–) nicht erfüllte und auch keine serologischen Tests veranlaßte.

Unter den 218 Patienten, die mit Sicherheit Masern hatten, befanden sich 182 (83,4%) ordnungsgemäß geimpfte Personen. 13 (6%) waren niemals geimpft worden, 21 (10%) nur einmal im ersten Lebensjahr. Von den 17 Personen mit wahrscheinlichen Masern waren 16 geimpft. Die erste Kranke war eine Schülerin von 15 Jahren, die zweimal, mit 12 Monaten und dann mit 8 Jahren, geimpft worden war. 11 bis 16 Tage nach dem klinischen Beginn ihrer Erkrankung zeigten 13 ihrer Klassenkameradinnen, alle geimpft, einen Ausbruch. Die Epidemie breitete sich dann weiter aus und erfaßte schließlich 30 Schulen. Die große Mehrzahl (85%) der 218 Patienten mit sicheren Masern waren Schulkinder zwischen 5 und 19 Jahren. 94% dieser Kinder und Erwachsenen waren geimpft.

Die unklaren Masern waren noch häufiger bei geimpften Personen. 15% der Fälle CDC - traten bei geimpften Personen gegen 3% bei nicht geimpften auf. Im ganzen gab es 30 Fälle unklarer Masern. 13 wurden serologisch bestätigt, 17 waren wahrscheinlich Masern. In der Mehrzahl der Fälle waren die unklaren Formen durch normale oder kaum erhöhte Temperatur (die CDC verlangen mindestens 38,3°C) charakterisiert.

Zehn Masernfälle ohne IgM bei geimpften Personen

Eine Untersuchung spezifischer IgM-Werte mit jeweils zwei serologischen Proben konnte an 14 nicht geimpften und 95 geimpften Kranken durchgeführt werden. Bei den ersteren fiel sie stets positiv aus. Umgekehrt hatte sie bei 10 geimpften Personen (11%) ein negatives Resultat, obwohl zwei verschiedene Techniken zum Nachweis (indirekte Immunofluoreszenz und Hämagglutination) angewendet wurden.

Da die Produktion von IgM bei primären Masern vielleicht nur ephemer ist, wurde der Zeitraum zwischen dem ersten Hautausschlag und den serologischen Probeentnahmen bei den Kranken mit IgM positiv und denen mit IgM negativ verglichen. Es ergab sich kein Unterschied. Anscheinend hatten also die Personen mit IgM negativ eine Immunreaktion sekundären Typs gezeigt.

Die Masern mit IgM negativ waren häufig unklare Masern gewesen (60% der Fälle gegen 6% mit IgM positiv). Umgekehrt ergab der Vergleich zwischen geimpften Kranken mit IgM positiv und IgM negativ keine Unterschiede im Hinblick auf Alter, Geschlecht, Alter bei der Impfung oder nach der Impfung verstrichenem Zeitraum. Im Verhältnis zu geimpften und ungeimpften Kranken mit IgM positiv hatten die geimpften Kranken mit IgM negativ signifikant höhere Antikörpertiter gegen Masern (gemessen durch Hämagglutination). So zeigten also bei dieser Epidemie bestimmte Personen, freilich in der Minderzahl, unklare Masern mit IgM negativ, was eine Immunreaktion sekundären Typs auslöste. Diese Fälle könnten entweder durch eine anfangs unzureichende Wirksamkeit des Impfstoffs, die dann nur eine teilweise, nicht schützende Immunität ausgelöst hätte, erklärt werden, oder durch eine progressive Abschwächung der Immunität nach einer gut verlaufenen Serokonversion. Zwei jüngst durchgeführte Studien sprechen für die zweite Hypothese: Sie beschreiben im ganzen 10 Beobachtungen von Masernerkrankungen, die mehrere Jahre nach einer Impfung mit deutlicher Serokonversion auftraten. Es ist jedenfalls auffällig, daß in der jetzigen Untersuchung die Zeit, die seit der Impfung verstrichen war, vergleichbar der bei Personen mit IgM positiv und IgM negativ war.

Sollte sich die Hypothese einer Abschwächung der postvakzinalen Immunität bestätigen, so wäre vielleicht eine Vermehrung der Injektionen mit dem Masernimpfstoff gerechtfertigt, um die Immunität auf einem ausreichend hohen Niveau zu halten."

„Mild Measles and secondary vaccine failure during a sustained outbreak in a highly vaccinated population" (Mitigierte Masern und sekundärer Impffehlschlag bei einer verlängerten Epidemie in einer stark durchgeimpften Bevölkerung) von M. Bruce Admonson, MD; David G. Addiss, MD, MPH; J.Todd McPherson, MS; Jeffrey L. Berg; S. Richard Circo, MS; Jeffrey P. Davis, MD (Jama 1990, 263, S. 2467-2471)

Kanada

1986 war die Zahl der Masernfälle siebenmal so hoch wie 1985. Die Zahl der Fälle in 1986 (15.136) ist die höchste seit dem Rekord von 1979 (22.444).

80% der 1986 beobachteten Fälle traten in drei Provinzen auf:
British Columbia (47%), Manitoba (23%) und Nova Scotia (10%). 58% der Fälle waren Kinder und Jugendliche von 10-19 Jahren und 6% waren Erwachsene mit 20 Jahren und mehr.

Die Kinder unter einem Jahr stellten 3%. Auf 5.575 Fälle kamen 60% gut geimpfte Personen, 28% nicht geimpfte und 12, bei denen die Impfsituation unbekannt war.

Uruguay

Trotz einer nationalen Impfkampagne gegen Masern befiel die Krankheit mindestens 150 uruguayische Kinder. Das gaben die Gesundheitsbehörden bekannt. „150 an Masern erkrankte Kinder mußten ins Krankenhaus gebracht werden“, meldete der Gesundheitsminister Raul Ugarte („American Medical News“, 17.August 1987).

England

In England und Wales begannen die Impfungen 1968. Die Zahl der Masernfälle (x 103) entspricht in der Grafik der durchgehenden Linie. Rechts die gepunktete Linie stellt die Zahl der Geimpften dar (x 103).

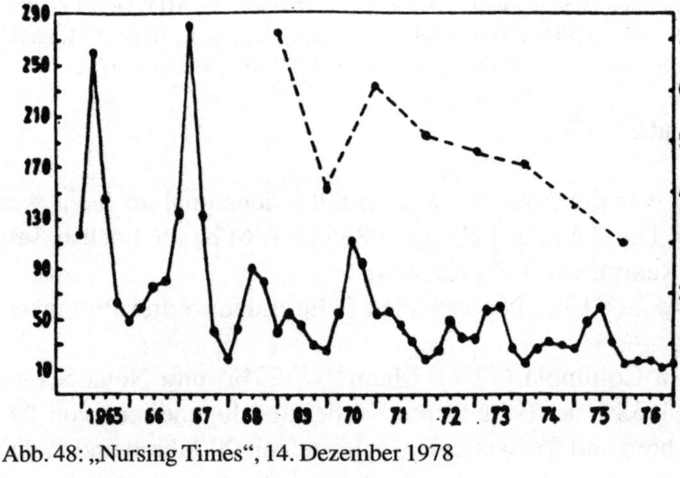

Abb. 48: „Nursing Times“, 14. Dezember 1978

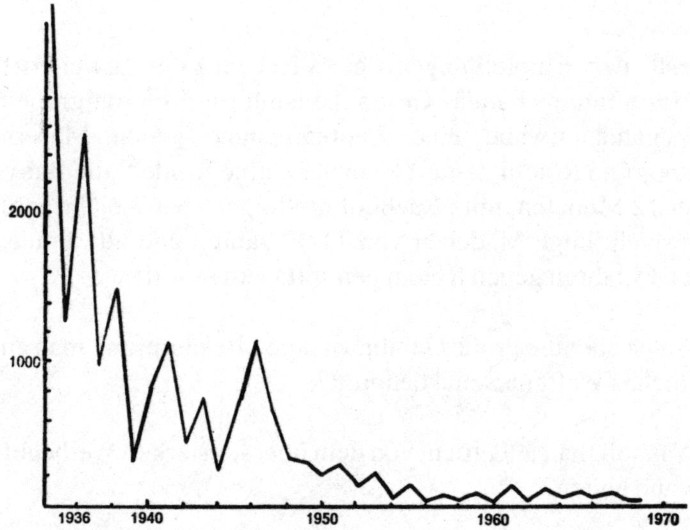

Figur 48a: Masernsterblichkeit von 1934-1962 nach Registrar general's Reports.

Vor den Impfungen gingen die Todesfälle von 3.541 in 1934 auf 115 in 1966 zurück.
Bei dieser Kurve erübrigt sich jeder Kommentar, außer daß die Impfungen in Großbritannien erst 1968 begannen und dann wegen fehlender Effizienz und ungünstiger Nebenwirkungen wieder aufgegeben wurden. Ein neuer Impfstoff wurde 1971 eingeführt.

Island

Das „International Pharmaceutical Abstract", Washington, vom November 1983 berichtet, daß sich im Anschluß an eine Impfkampagne eine schwere Masernepidemie in Island entwickelte. Sie befiel 33,6% der geimpften Mädchen und 21,2% der Mädchen, die aufgrund einer früher durchgemachten Masernerkrankung auf natürliche Weise immunisiert waren.

Röteln

Gemäß den Empfehlungen der WHO und des Erweiterten Impfprogramms hat das Gesundheitsministerium mit großem Propagandaaufwand eine Impfkampagne gegen Masern, Mumps und Röteln gestartet, bei der kleine Kinder (alle Babys unter 12 Monaten, mit „Nachholimpfungen" bei 2-6jährigen), aber auch junge Mädchen von 11-13 Jahren und alle Frauen unter 45 Jahren gegen Röteln geimpft werden sollen.

Wo ist aber die große Gefahr, zu deren Bekämpfung man ein solches Waffenarsenal benötigt?

Was soll man außerdem von dem überaus starken Werbeaufwand halten?

Die Röteln sind bei Kindern und Erwachsenen eine gutartige Krankheit. Bekommt aber eine schwangere Frau diese Krankheit in den ersten drei Monaten der Schwangerschaft, so besteht das Risiko, daß das Kind mit Mißbildungen zur Welt kommt.

Stellt man in Rechnung, daß 90-96% der 20jährigen Frauen auf natürliche Weise und endgültig durch die Krankheit selbst immunisiert sind, wie viele von den restlichen 4-10% werden dann wohl die Röteln gerade in dem Augenblick bekommen, wo sie schwanger sind und dann auch noch gerade in den ersten drei Monaten der Schwangerschaft, in denen überhaupt nur eine Gefahr besteht?

In Frankreich wird, legt man die gemeldeten Zahlen von 1980 bis 1989 zugrunde, das Risiko einer Mißbildung auf 15% geschätzt (20 Fälle auf 136), wenn die Infektion im Lauf der ersten 14 Wochen der Schwangerschaft erfolgt. Auf 5% wird es geschätzt, wenn die Infektion zwischen der 14. und 18. Wo-

Tabelle: Rötelninfektion im Lauf der Schwangerschaft und Röteln zur Zeit der Geburt, deren Diagnose dem Laboratoire nationale de la santé mitgeteilt wurde.

Jahre	1976	1977	1978	1979	1980	1981*	1982**
Zahl der Fälle	186	114	229	311	123	74	105
deutliches	73	59	152	195	89		
Erscheinungsbild	39%	51%	66%	62%	72%		
Zahl der Geburtsröteln	10	26	33	53	19		

*Vorläufige Angaben; ** vorläufige Angaben Anfang Juli 1982.

che auftritt, und auf 1% bei einer Infektion nach der 18. Woche (BEH, 29.07.91).

Nur 10% der Mißbildungen bei der Geburt gehen aufs Konto des Rötelnvirus.

1985 besaßen 75% der zehnjährigen Kinder und 90–93% der jungen Frauen von 20 Jahren Antikörper gegen die Röteln. Auch hier wieder erhebt sich die Frage, ob es wünschenswert ist, eine natürliche Immunität durch eine Impfimmunität zu ersetzen. Wenn man schon Kinder zwischen 12 und 18 Monaten impft, begibt man sich dann nicht in den Zugzwang, die Impfungen zu wiederholen, um die Immunität für die einzige Periode zu garantieren, in der sie notwendig ist, also in der Schwangerschaft? Das unterliegt doch wohl keinem Zweifel.

Aber die jungen Frauen, die auf diese Wiederholungen verzichten, laufen das Risiko, seronegativ zu sein, wenn sie schwanger sind. In der Nummer des „Quotidien du médecin" vom 19. Februar 1983 wirft Prof. Zourbas diese Frage in einem gut dokumentierten Artikel auf und fährt fort: *„Weil die jungen Frauen zu ungefähr 50% seronegativ waren, trat in den USA die Rötelnepidemie des Winters von 1963 auf 1964 auf, die 20 Millionen junger Frauen erkranken ließ und 30.000 Mißbildungen bei Geburten zur Folge hatte."*

Um diesem Mißstand abzuhelfen, wurden in den USA in 10 Jahren 90 Millionen Dosierungen des Impfstoffs verteilt, so daß 65 bis 70% der Kinder geimpft wurden. Doch die Krankheit wurde dadurch nicht ausgerottet, wie es sich die für die Kampagne Verantwortlichen erhofft hatten. Das Resultat, das mit Sicherheit feststeht, war, daß 1978 75% der Rötelnfälle bei Personen über 15 Jahren und selbst zwischen 25 und 29 Jahren auftraten. Infolgedessen mußte man die Erwachsenen erneut impfen.

1988 gab es einen noch nicht dagewesenen Tiefstand der beobachteten Fälle (225). Doch 1989 hatte sich diese Zahl fast verdoppelt und 1990 verdreifacht. Am 4. Januar 1991 wurde im National Notifiable Disease Surveillance System für 1990 die vorläufige Gesamtzahl von 1.093 Fällen (0,4 auf 100.000 Einwohner) angegeben, die höchste seit 1982.

Im Vergleich zu 1988 hat sich die Häufigkeit der Röteln 1989 vor allem bei den über 15jährigen und den Säuglingen erhöht. In Kalifornien traten 325 der 400 Erkrankungen (81%), bei denen das Alter des Kranken mitnotiert worden war, bei Patienten mit 15 Jahren und darüber auf. Von 1988 bis 1990 hat sich in den USA die Häufigkeit der Röteln besonders bei den Personen zwischen 15 und 29 Jahren (von 0,1 auf 0,6 auf 100.000 Personen) und bei den über 30jährigen (von 0,02 auf 0,2 auf 100.000 Personen) erhöht.

> „Ein anderes Problem ergibt sich daraus, daß die durch die Rötelnimpfstoffe im Moment hervorgerufenen Antikörperwerte sich in manchen Fällen langsam, in anderen relativ schnell verringern, bis sie keinen Infektionsschutz mehr gewähren. Man hat zeigen können, daß die Aufrechterhaltung eines ausreichenden Schutzes in manchen Fällen dem Eindringen natürlicher Virenstämme zu verdanken war, die keine erkennbare Krankheit verursacht hatten. Die geimpften Personen mit einer asymptomatischen Infektion stellen eine Gefahr für die nicht Immunisierten dar, die nach der Ansteckung typische Röteln bekommen können. Häufig genügen die Auffrischdosierungen nicht, um eine nachhaltige Vermehrung zirkulierender Antikörper auszulösen. Kein Impfstoff gegen die Röteln mit abgeschwächten Stämmen hat die immunisierende Wirkung des lebenden Virus".
>
> („Médicine et Hygiène", 5. Mai 1976)

Noch vor einigen Jahren verband man mit der Rötelnimpfung nur das bescheidenere Ziel, Schutz gegen die Geburtsröteln zu gewähren, die 10% der Mißbildungen auf dem Gewissen haben.

Dr. Allan (Aust.J.Med.Techn., 1973) geht davon aus, daß man über die Wirksamkeit des Rötelnimpfstoffs, was den Schutz des Fötus betrifft, völlig im Dunkeln tappt. Er berichtet von Patienten, die trotz der Impfung die Röteln bekommen haben, und ist der Auffassung, die klassischen Vorstellungen von Immunität seien in den letzten Jahren einer schweren Belastungsprobe unterworfen, da man, wie er behauptet, festgestellt habe, die Rötelnepidemien träten auch bei erwachsenen, zwischen 80 und 95% immunisierten Bevölkerungen auf. Eine solche erneute Infektion erfaßt nicht nur geimpfte Personen (nach einer 1969 in Los Angeles von einem Team durchgeführten Untersuchung), sondern auch Menschen, die schon früher die Krankheit gehabt hatten („The New England Journal of Medicine", Oktober 1970).

Typhus

„Bis vor 30 Jahren hatten fast alle Kinder vor dem 16. Lebensjahr Masern, Röteln, Mumps und Windpocken gehabt. In der Zwischenzeit hat sich die epidemiologische Lage bei diesen Krankheiten weitgehend geändert. Denn nach der Einführung der Dreifachimpfung gegen Masern, Röteln und Mumps sind diese Krankheiten sehr selten geworden und befallen häufiger Jugendliche und junge Erwachsene. Man erklärt sich dieses Phänomen durch die teilweise Impfung der Bevölkerung, die die Wahrscheinlichkeit verringert, daß ein Kind mit einer dieser Infektionen in Berührung kommt. Indessen könnten hier auch andere Faktoren im Spiel sein, denn das gleiche Phänomen läßt sich bei den Windpocken beobachten, gegen die die Bevölkerung im allgemeinen nicht geimpft ist."

(„Médicine et Hygiène" Nr. 49, 6.3.1991)

Folgende zwei Argumente zur Stützung der Hypothese von der Wirksamkeit dieser Impfung werden im allgemeinen genannt:

Einerseits sei der Typhus in der Armee 1915 nach den Impfungen spektakulär zurückgegangen. Andererseits habe 1914 der Typhus schrecklich in der französischen Armee gewütet: Die Armee war nicht geimpft.

Simplifizierende Behauptungen, aus dem Zusammenhang gerissen, mögen häufig eine Überzeugung scheinbar bestätigen, ohne jedoch einer kritischen Prüfung standhalten zu können.

Die Prüfung des Dr. Robert Rendue, über die in „Le monde Médical" Nr. 987 berichtet wird, läßt in dieser Hinsicht nichts zu wünschen übrig. Wir entnehmen dem Bericht das folgende:

Anläßlich seiner ersten Impfversuche in den Jahren 1911, 1912 und 1913 behauptete Prof. Yacinthe Vincent, seine

Methode sei „absolut wirksam“, denn alle Fälle traten bei nicht Geimpften auf, während es bei den Geimpften keine Krankheit gab. [1])

Heute jedoch, 40 Jahre nach Einführung der Pflichtimpfung beim Militär, ist das Gegenteil zu beobachten. Die Mehrzahl der Kranken befindet sich unter den Geimpften. So war es bei der letzten Epidemie im Militär im Jahre 1954 in Lyon, wie auch bei zahlreichen anderen Epidemien in Kasernen, die in Frankreich seit dem Ende des Ersten Weltkriegs ausbrachen. [2])

Wenn man den amtlichen Angaben der Statistique Médicale de l'Armée glauben will, traten 78,7% der 2.028 Typhus-Paratyphusfälle zwischen 1929 und 1935 bei Geimpften auf.

Der Kontrast zwischen dem „absolut wirksam“ von ehedem und der „totalen Unwirksamkeit“ von heute ist um so unverständlicher als inzwischen, also von 1911 bis 1954, unzählige „Verbesserungen“, sei es beim Impfstoff selbst, sei es bei seiner Anwendung, erfolgt sind. Angesichts solcher Widersprüche fällt es schwer, die Frage zu unterdrücken: „Wie hat sich bloß das reine Gold in so gemeines Blei verwandeln können?“

Wir wollen versuchen, auf diese Frage eine Antwort zu geben, indem wir sukzessive die verschiedenen Argumente Revue passieren lassen, die den Glauben an die Wirksamkeit dieser Impfung erzeugt haben. Das erste Argument in chronologischer Reihenfolge war die Behauptung – sie wurde von 1911 bis 1914 immer wieder aufgestellt –, daß die Impfung im Verlauf einer Epidemie die Zahl der Erkrankungen Geimpfter auf Null reduziere.

---

[1]) H. Vincent: Académie de Médecine, 8. Oktober 1912, Band II, S. 236-241. C.R. Académie des Sciences, 10.März 1913, S. 821-823. Académie Royale de Médicine de Belgique, 1914, S.277-298.

[2]) Robert Rendue, Enseignements Vaccinaux des épidémies typhoparatyphoïdiques militaires (à paraître dans le Concours Médical, 1954) (Impferfahrungen mit Typhus-Paratyphus-Epidemien beim Militär).

Die angebliche „absolute" Wirksamkeit der während einer Epidemie vorgenommenen Impfungen.

Da dieses Argument heute anscheinend nicht mehr vertreten wird, wollen wir uns nicht lange mit seiner Entkräftung aufhalten, vor allem auch, weil wir das erst vor kurzem in einer wissenschaftlichen Arbeit ausführlich getan haben.

Erinnern wir uns nur daran, daß die ersten französischen Erfahrungen mit Impfungen in den Jahren 1911, 1912 und 1913 gemacht wurden und daß dabei in Frankreich, Nordafrika und den übrigen Kolonien an die 200.000 bis 300.000 Zivil- und Militärpersonen mit einbezogen worden waren. H.Vincent benützte seinen Ätherimpfstoff und A. Chantemesse einen erwärmten Impfstoff. Beider Grundsatz war es, während einer Epidemie zu impfen.

Ob eine solche in einer Kaserne, einer Unterkunft, einem Dorf, einem Weiler oder einer Familie ausbrach - Vincent, Chantemesse und Mitarbeiter eilten unverzüglich dorthin und impften alle, die sich freiwillig zur Verfügung stellten. Da eine Impfung damals aus vier bis fünf Injektionen, in Abständen von jeweils mindestens sieben Tagen bestand,[3]) „die ohne Schwierigkeiten bei Bedarf bis auf 14 Tage, ja noch länger, ausgedehnt werden konnten",[4]) und da man andererseits eine Zeit von zwei bis drei Wochen nach der letzten Injektion „für notwendig erachtete, um die Immunisierung zu gewährleisten",[4]) war die Epidemie, die normalerweise ein bis zwei Monate dauerte, immer gerade dann zu Ende, wenn die Impfstoffe begannen, eine „vollständige Immunität" hervorzurufen. **Daraus folgte dann, daß alle Fälle, die während der Epidemie bei Geimpften auftraten, als „scheinbare Fehlschläge" betrachtet werden und von der Statistik abgezogen werden mußten, da sie ja erst „während der Herstellung der Immunität" aufgetreten waren.**

[3]) In Avignon u. a. ließ Vincent fünf Injektionen durchführen.

[4]) Louis und Combe; „13. Congr. Fr. d. Méd., 1912, Bd. II., S. 224.

Mit anderen Worten: Eine ordnungsgemäß immunisierte Person konnte die Krankheit erst von dem Augenblick an bekommen, wo die Epidemie schon zu Ende war und kein Risiko einer Ansteckung mehr bestand. Von da an traten alle Fälle selbstverständlich nur noch bei Ungeimpften oder bei im Impfprozeß befindlichen Personen oder bei Geimpften auf, bei denen die Immunisierung noch nicht erreicht war. So blieb die Impfstatistik unveränderlich frei von Befleckungen durch Fehlschläge, was Vincent eben zu dem Ausspruch veranlaßte, seine Methode sei „absolut wirksam“ und die erzeugte Immunität „total und absolut“.

Nur mit Mühe begreift man, wie sich die Forscher zu solchen statistischen Tricks herbeilassen konnten. Und doch, wir betonen es ausdrücklich, wäre es falsch, ihre ehrliche Überzeugung in Zweifel zu ziehen. Beweis dafür ist, daß Chantemesse, der selbst ebenfalls impfte, wenn sich Epidemien auf der Höhe ihrer Wirksamkeit befanden, und auf die gleiche Weise seine Fehlschläge eliminierte, sich eines Tages doch der wahren Natur seiner Impfstoffe bewußt wurde und zugab, daß die Schutzwirkung so verabreichter Impfstoffe nichts anderes als eine „Fata Morgana“, eine „optische Täuschung“ gewesen war. [5])

Der Rückgang der Typhus-Paratyphus-Infektionen im Lauf des Ersten Weltkriegs

Es waren diese angeblichen „schlagenden Erfolge“ der Impfungen, die die eigentliche Initialzündung für den Glauben an die Wirksamkeit der Impfstoffe lieferten. Auf ein anderes Argument jedoch stößt man immer wieder in medizinischen Abhandlungen. Es ist die Tatsache, daß die Häufigkeit der Typhus-Paratyphus-Infektionen im Lauf des Ersten Weltkriegs

[5]) Chantemesse, "Monde Médical", 5.-15. April 1914, S. 296

erheblich zurückging. Da dieser Rückgang mehr oder weniger mit der Verbreitung der Impfmaßnahmen zusammenfiel, zog man unmittelbar den Schluß vom post hoc auf das propter hoc.

Aber es genügt schon, alte Abhandlungen über Epidemien beim Militär einzusehen, z.B. die von Welsch, um zu erkennen, daß schon vor den Impfungen die großen Epidemien, die man jeweils zu Beginn langer Kriege beobachten konnte, nach Verlauf einiger Monate von selbst erloschen. Wenn man, wie wir es in einer früheren Untersuchung getan haben, die Ent-

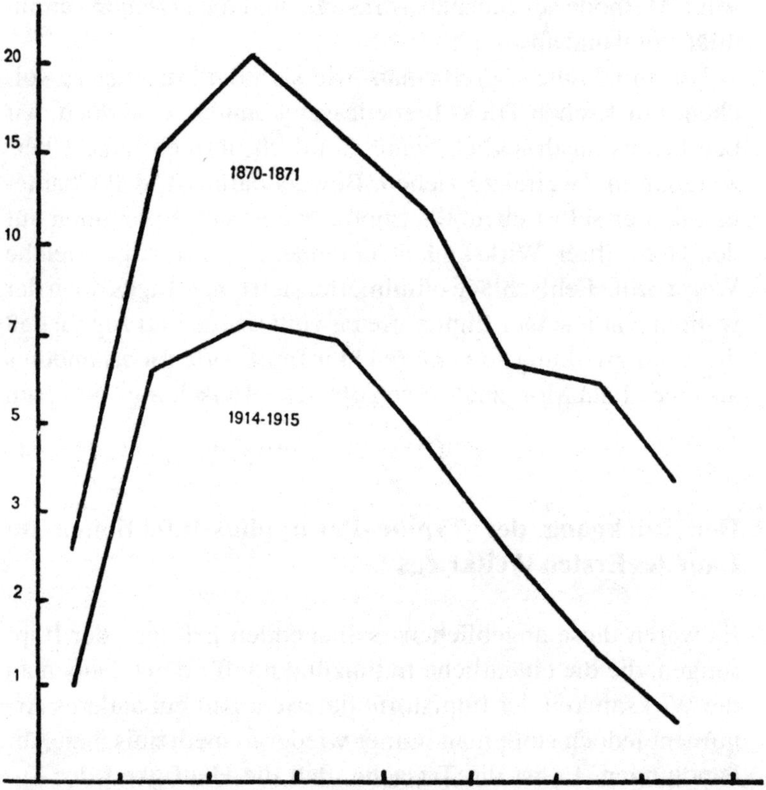

Abb. 49: Typhusepidemie zu Beginn der beiden deutsch-französischen Kriege 1870 und 1914. Monatliche Krankheitsrate auf 1.000 Soldaten. Die Grafik oben bezieht sich auf die deutsche, die unten auf die französische Armee.

wicklung der Typhuskrankheit in den Kriegen von 1870 und 1914 untersucht, ist man verblüfft über die Ähnlichkeit der Verlaufsformen (siehe Abb. 49). Beide sind dadurch charakterisiert, daß zu Beginn des Krieges eine heftige Epidemie ausbrach, die dann aber von selbst nach einem Dutzend Monaten erlosch. Zweifellos liegt die Zahl der Erkrankungen 1870 höher als 1914 (das gleiche trifft auch bei der Zivilbevölkerung zu). Worauf es hier aber ankommt, ist, daß beide Kurven parallel zueinander abfallen, was bedeutet, daß die Gewalt der Epidemie ohne Impfungen (1870–1871) im gleichen Tempo abnahm wie mit Impfungen (1914–1915).

So zeigen uns die epidemiologischen Ergebnisse, daß die großen explosionsartigen Epidemien zu Beginn der großen Kriege nicht erst auf die Impfungen zu warten brauchten, um in sich selbst zusammenzubrechen, und daß diese Selbstauslöschung höchstwahrscheinlich mit der Erschöpfung der Empfänglichkeit der Soldaten für diese Erreger in diesem Krieg zusammenhing.

H. Vincent konnte diese Tatsachen gar nicht übersehen, hatte er doch 1901 einen langen Artikel über die Häufigkeit des Typhusfiebers in modernen Kriegen geschrieben. Aber das hinderte ihn nicht, bis in die Ärzteschaft hinein die Meinung zu verbreiten, daß die Epidemie ohne Impfung bis ins Unendliche fortgedauert hätte.

Das Übergewicht der Typhus-Paratyphus-Erkrankungen seit dem Ersten Weltkrieg bei Frauen

Den scheinbar besten Beweis für die Wirksamkeit der Impfungen liefert das starke Übergewicht, das die Krankheit seit dem ersten Weltkrieg bei Frauen im Vergleich zu Männern besitzt. Diese Tatsache ist unbestreitbar und wurde ab 1921 und 1922 von sehr vielen Autoren bemerkt: Sergent, Chauffard, Achard,

Weil, Clerc in Paris; Rebattu, Chalier, Masson in Lyon; Vigot in Caen, Loir in Le Havre, Vedel in Montpellier usw. Überall stellte man fest, daß der Anteil der Fälle bei Frauen im Schnitt 70–75% und der bei Männern 25–30% betrug.

Was mochte die Ursache für dieses Phänomen sein? Da man damals sehr voreingenommen zugunsten der Impfungen war, zog keiner der erwähnten Autoren in Zweifel, daß dieses starke Übergewicht bei den Frauen den Impfungen zugeschrieben werden müsse. Seit 30 Jahren wird diese These bei der Ausbildung der Assistenzärzte, in Vorlesungen an der Universität und medizinischen Abhandlungen gelehrt und einhellig akzeptiert.

Tatsächlich wurde also diese Hypothese als vollständige Erklärung gewertet. Doch gibt es noch eine andere, auf die freilich niemand im Traum gekommen wäre. Das war die Immunisierung der Armee durch die große Epidemie 1914–1915. Diese Erklärung ging davon aus, daß eine Epidemie sich selbst auslöscht, wenn sie die Empfänglichkeit aller ansteckungsgefährdeten Menschen erschöpft hat. Der Krieg setzte Männer, die durch die gewaltige Überanstrengung anfälliger für die Krankheit geworden waren, massiver und wiederholter Ansteckungsgefahr aus und löste so bei achteinhalb Millionen einberufenen Franzosen acht bis zehnmal so viel Typhus-Paratyphus-Fälle aus wie es in Friedenszeiten gegeben hätte.

Mit anderen Worten: Der Krieg ließ die Krankheit beschleunigt ausbrechen und vervielfachte die Zahl der Erkrankungen, die sich normalerweise in viel kleinerer Anzahl auf die nächsten 20, 30 oder 40 Jahre verteilt hätten.

Wie aber ging es weiter? Das Übergewicht der weiblichen Fälle verringerte sich Jahr für Jahr, so daß es heute praktisch gleich Null ist. 1949 konnten Boyer und Tissier in diesem Sinne schreiben: „Im Krankenhaus begegnet man Typhus fast ebenso oft im Krankenzimmer für Männer wie in dem für Frauen.“ In Lyon ist der Anteil der dem Bureau d'Hygiène gemeldeten weiblichen Fälle in den Jahren 1949–1952 auf 53% zurückgegangen. Für ganz Frankreich geben Bernard, Chassagne und Viguié für 1951/52 10.801 Typhusfälle an, davon 5.603, also etwas über die Hälfte (51,8%) weiblich. So läßt sich sagen, daß im Moment die Morbidität bei beiden Geschlechtern ziemlich gleich ist.

Die vorgebliche Gutartigkeit von Typhus-Paratyphus-Erkrankungen, die trotz Impfung auftreten.

Das Mindeste, was man von einer Impfung verlangen könnte, ist, daß sie den Verlauf der Krankheit für die von ihr befallenen geimpften Individuen abschwächt: Vincent behauptete das anfangs, und manche zwischen 1915 und 1917 erstellten Statistiken haben dazu beigetragen, diese Auffassung, die immer noch weit verbreitet ist, zu bestärken. Aber seit dem ersten Weltkrieg haben die Arbeiten von Jouve-Balmelle, Ratherie und Mathieu, Hébert und Bloch, Montel, Chalier und Ledru, Quittançon und Rist gezeigt, daß diese vorgebliche Gutartigkeit der Krankheit „nichts als eine Legende“ war (J. Chalier), in die Welt gesetzt von Autoren, die „Opfer einer kollektiven Autosuggestion der Ärzte“ (Montel) geworden waren.

Im übrigen werden die Schlußfolgerungen all dieser Autoren offiziell von der Statistique Médical de l'Armée bestätigt, der zu entnehmen ist, daß in der Zwischenzeit, von 1925–1935, die Fälle mit tödlichem Ausgang bei Geimpften wie bei nicht Geimpften, bei Typhus und bei Paratyphus gleich häufig waren.

Was hat es mit der Tatsache auf sich, daß 1939–1940 die Häufigkeit von Typhus-Paratyphus in der Armee geringer war als 1914–1915?

Schließlich läßt sich auch das Argument, in der Armee von 1939–1940 sei die Krankheit nicht so häufig gewesen wie in der von 1914–1915, nicht ernst nehmen. Kein Vergleich ist statthaft zwischen der „drôle de guerre“ 1939–1940 und den ersten acht oder neun Monaten des Ersten Weltkriegs. Wenn außerdem die Häufigkeit der Krankheit bei der Armee 1939 weit geringer war als 1914, so galt das in gleicher Weise für die Zivilbevölkerung, die nicht geimpft war. Ferner müßte ein solcher Vergleich auch die großen Fortschritte in Betracht ziehen, die zwischen den beiden Weltkriegen im Hinblick auf Hygiene gemacht wurden (besonders betreffs Wasserversorgung).

All diese bedauerlichen Irrtümer bei der Interpretation der statistischen Angaben hätten sich vermeiden lassen, wenn man, was in der Armee leicht möglich gewesen wäre, seit Beginn der Impfversuche 1911 dazu übergegangen wäre, Experimente mit echten Vergleichsgruppen durchzuführen. [6])

Am Ende dieser glänzenden Untersuchung von Dr. Robert Rendu bleibt uns nur noch die Feststellung, daß die Typhusschutzimpfung nichts mit dem Rückgang des Typhus zu tun hat.

---

[6]) In der Weise nämlich, daß man aus der Gruppe der Geimpften nicht die Personen ausschließt, die krank werden, bevor die Periode, die man zur Herstellung der Immunität für nötig hält, beendet ist (vgl. weiter oben: Vincent beim Typhus oder Zöller bei der Diphtherie).

Rückgang von Krankheiten, gegen die man nicht geimpft hat

Cholera und Pest

1347 raffte die Pest ein Drittel der Bevölkerung Frankreichs dahin. Näher zur Gegenwart verbreitete die Cholera jahrhundertelang Furcht und Schrecken. Beide Krankheiten sind aus unseren Ländern verschwunden – ohne Impfung. Aber sie existieren, wie auch andere Krankheiten, in manchen Ländern fort – trotz Impfung. Ist das nicht eine überzeugende vergleichende Beobachtung?

Stellen wir uns vor, man hätte irgendwann, als sich diese Krankheiten auf einem Höhepunkt befanden, gegen sie geimpft. Sie wären auf ganz natürliche Weise zurückgegangen, um schließlich vollständig zu verschwinden. Die Anhänger der Impfungen hätten nun den Schluß daraus gezogen, daß dieses Verschwinden ohne jeden Zweifel der Impfung zu verdanken sei. Sie hätten Grafiken gezeichnet, die bewiesen, daß es vor der Impfung soundso viele Millionen Fälle, soundso viele Tote gegeben habe, daß aber danach ein wunderbarer Rückgang und schließlich die totale Ausrottung erfolgt sei. Sie hätten ebenfalls gefolgert, daß dieses Ergebnis, auch als die Anzahl der Fälle schon auf ein Minimum gesunken war, nur aufrechterhalten werden konnte, weil man zu impfen fortfuhr, ja die Impfungen noch intensivierte. (So geschieht es bei den Pocken, bei der Diphtherie und bei der Polio; und auch für den BCG und den Tetanusimpfstoff wird dieses Argument benutzt!) Das Beispiel dieser ohne Impfungen verschwundenen Krankheiten müßte aber logischerweise dazu führen, daß man mit etwas größerem Ernst als bisher über die wirkliche Effizienz der Impfkampagnen nachdenkt und erkennt, daß diese bestenfalls eine sekundäre Rolle beim Rückgang der Krankheiten spielen.

Am 23. Mai 1973 verabschiedete die WHO eine Änderung im internationalen Gesundheitsreglement: Von jetzt an sollte von Reisenden nicht mehr verlangt werden, sich gegen Cholera impfen zu lassen, **da sich die Choleraschutzimpfung gegen die Ausbreitung der Krankheit in der Welt als unwirksam erwiesen hatte.** Mag auch der Impfstoff einer Ansteckungsgefahr ausgesetzten Personen partiellen Schutz gewähren, so verhindert er doch sicher nicht, daß sie in der Praxis asymptomatische **Träger** der Krankheit werden, und *garantiert darum keine wirksame Verteidigung gegen den Choleraerreger in irgendeinem Land.*

1991 wütete in Peru eine sehr schwere Choleraepidemie - eine Krankheit, verursacht durch das dortige Elend, auch durch den Mangel an Trinkwasser. Zum ersten Mal aber nahm man jetzt seine Zuflucht nicht zu dem Impfstoff, war doch seine Untauglichkeit inzwischen allzu offensichtlich geworden.

Scharlach

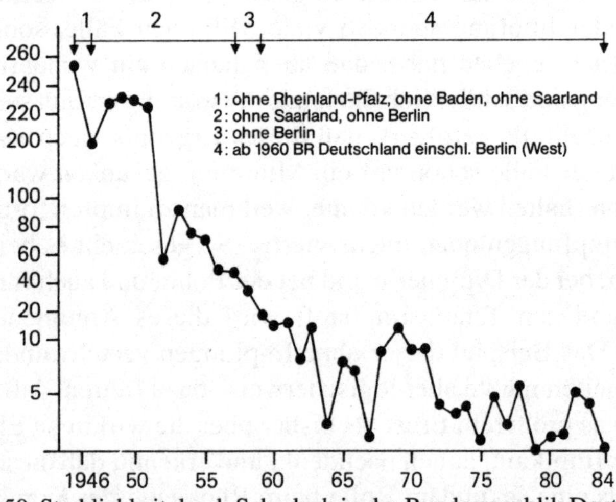

Abb. 50: Sterblichkeit durch Scharlach in der Bundesrepublik Deutschland. Es gab keine Impfungen. 1984 erreichte die Kurve den Nullpunkt.

Zusammenfassung

Die Infektionskrankheiten gehen in den Ländern zurück, in denen der Lebensstandard steigt, sei es mit, sei es ohne Impfungen.

Die Infektionskrankheiten existieren trotz massiver Impfkampagnen in Ländern mit niedrigem Lebensstandard weiter.

Es ist evident, daß man in den Industrieländern den Rückgang der Epidemien nicht den Impfungen, welcher Art sie auch sein mögen, gutschreiben kann, ebensowenig ihr Verschwinden.

Auswirkungen der Massenimpfungen (Erweitertes Impfprogramm)

Soziale Auswirkungen

Wir haben praktisch Impfpflicht, da es das Ziel ist, 95% unserer Kinder zu impfen.

Man möchte dabei der Kampagne den Charakter einer „Information“ der Öffentlichkeit geben und keinesfalls den Anschein eines Zwanges erwecken. Aber das Verfahren läuft doch auf einen „Kurzschluß“ im demokratischen Prozeß hinaus, und zwar in zweierlei Hinsicht:

– Eine Informationskampagne, die sich zum Ziel setzt, 95% der Bevölkerung dazu zu veranlassen, sich „freiwillig“ impfen zu lassen, ist nichts anderes als eine Gleichschaltung, die jede individuelle Reflexion unmöglich macht.

– Eine Verpflichtung per Gesetz könnte nur durch die Legislative beschlossen werden. Die Verbände oder einzelnen Bürger könnten dann Argumente einbringen, die dem Gesetzgeber, der über unterschiedliche, vielleicht sogar gegensätzliche Informationen verfügte, ein Durchdenken des Problems erlauben würden.

Der Staat, der für postvakzinale Zwischenfälle nur als verantwortlich gilt, wenn sie die Folge von Pflichtimpfungen sind, ist überdies unter den gegenwärtigen Umständen nicht gehalten, die Opfer zu entschädigen. Diese können einen Ausgleich nur erwarten, wenn von Seiten des impfenden Arztes ein Fehler gemacht wurde und wenn sie das auch beweisen können.

Die systematischen Impfkampagnen weisen also autoritäre Züge auf, wobei aber der Staat sich jeder Verantwortung entzieht.

Im Fall der Dreifachimpfung gegen Masern, Mumps und Röteln ist die Impfung nicht geeignet, das geimpfte Kind zu schützen:

– Die Mädchen werden gegen Mumps geimpft, obwohl diese Krankheit gar keine besonderen Probleme für sie mit sich bringt.

– Ebenso erhalten die Knaben den Impfstoff gegen Röteln, während diese Krankheit eine Gefahr nur noch für schwangere Frauen darstellt und auch nur in den drei ersten Schwangerschaftsmonaten!

Die Impfungen sollen gar kein dem einzelnen Individuum vorgeschlagener oder auferlegter Schutz mehr sein. Der einzelne wird zum unpersönlichen Element der Gesellschaft degradiert. Er sieht sich einem Angriff auf seine physische Integrität ausgesetzt, der dramatische Formen annehmen kann, und zwar im Namen kollektiver Interessen, die von Leuten der Wirtschaft mit recht zweifelhaften Motiven definiert werden.[1])

Das ist die selbe Denkweise wie bei einer Geiselnahme, wo das Individuum auch keinen Wert an sich besitzt und nicht für einen von ihm begangen Fehler bestraft wird, sondern als Tauschobjekt oder Hebel in einem Prozeß dient, an dem es als solches nicht beteiligt ist. Im Namen solcher Konzepte ist es auch immer wieder geschehen, daß Regierungen Millionen Menschen, ohne zu zögern, einer hypothetischen paradiesischen Zukunft geopfert haben.

[1]) Siehe „La Rançon des Vaccinations“ (Impfungen, der unglaubliche Irrtum)

Das geimpfte, notfalls gegen den Willen seiner Eltern geimpfte Kind, das manchmal daran stirbt oder erhebliche gesundheitliche Schäden davonträgt, wird ganz ebenso im Namen des Kollektivinteresses einer hypothetischen Zukunft geopfert, ohne daß jemand mit der Wimper zuckt.

Im Bereich der ärztlichen Ethik ist dieses Abgleiten ins Kollektive höchst bedenklich. Es stellt nicht nur das Verhältnis von Arzt und Patient in Frage, sondern auch das Verhältnis zwischen dem gesunden Bürger und dem Staat oder den internationalen Behörden (WHO), die über die Gesundheitspolitik entscheiden. *Wir gleiten in eine Gesellschaft mit autoritären Strukturen ab, in der die Mitglieder der Ärzteschaft und die gesamte Bevölkerung nur noch Rädchen im Getriebe sind.*

Nur eine Propaganda mit absichtlich simplifizierenden Slogans, abgestimmt auf die größtmögliche Zahl von Menschen, kann sich doch erlauben, in grobschlächtigster Weise zu behaupten, daß die Dreifachimpfung gegen Masern, Mumps und Röteln das geimpfte Kind während seines ganzen Lebens gegen diese Krankheiten schützt!

Es handelt sich hier um Lügenpropaganda, um Kontrainformation, verbreitet von den obersten Gesundheitsbehörden mit dem einzigen Ziel, ein von Technokraten entwickeltes systematisches Impfprogramm durchzusetzen, die sich von denkenden Menschen in ihren Plänen nur gestört fühlen würden.

Eine solche Gesundheitspolitik macht Anleihen bei der Veterinärmedizin, die die Gesundheit einer Herde nur unter dem Gesichtspunkt des Interesses der Halter in Betracht zieht, doch mit dem Unterschied, daß man hier, da ein Zuchttier immerhin noch einen Handelswert hat, klare Zahlenangaben über die Vor- und Nachteile der einen oder anderen Politik machen kann. Und so etwas kann, wie man jüngst im Rahmen der EG bei der Maul- und Klauenseuche zu beobachten Gelegenheit hatte, auch zu einem strikten **Verbot** der Impfung führen. [2])

Bei Menschen, Wesen mit der Fähigkeit, zu denken, zu analysieren und zu fühlen, ist das Problem komplizierter. Nachdenken ist unbequem. Individuen, die denken, sind weniger manipulierbar. Die Behörden sind sich dessen sehr wohl bewußt: In den Prospekten, die mit unseren *Gesundheitsbroschüren* bei der Geburt eines Kindes verteilt werden, fragt sich die junge Mutter: Soll ich es impfen lassen? Das Kind antwortet ohne zu zögern: Selbstverständlich, ist doch klar! Bei der im Fernsehen ausgestrahlten Reklame und Werbung zur Impfung gegen Masern, Mumps und Röteln sagen die Kinder ebenfalls: Impfen, sofort!

Diese neue Konditionierung des Menschen ist umso besorgniserregender, als sie sehr methodisch vorgeht und die Konvention über die Rechte der Kinder es den Kindern selbst erlaubt, die Impfung zu fordern. Sie erlaubt insbesondere auch Personen, die für die „Information“ und „Erziehung“ von Kindern verantwortlich sind, auf Impfungen zu bestehen, selbst wenn die Eltern zögern oder dagegen opponieren.

---

[2]) Die EG beschloß ein Verbot der Impfung des europäischen Viehbestands gegen Maul- und Klauenseuche.
Die Kommission betont, daß
- eine Politik der Nichtimpfung per Saldo weniger als eine Politik der Impfung kostet;
- die Produktion und Anwendung von Impfstoffen an sich schon das infektiöse Virus, sei es durch Entweichen aus dem Labor, sei es durch schlecht oxydierte Impfstoffe, in einer Tierpopulation einschleppen kann.

Es besteht das Risiko, daß das Virus durch geimpfte Tiere in nicht infizierte Gegenden eingeschleppt wird. (Bericht vom 18.10.1989)

Genaue Ausführungen dazu siehe S. 253–258.

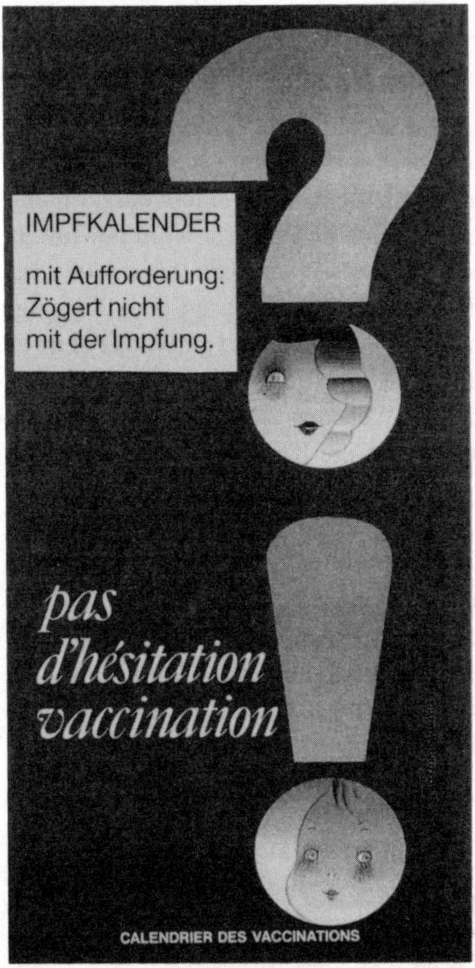
IMPFKALENDER
mit Aufforderung:
Zögert nicht
mit der Impfung.
pas
d'hésitation
vaccination
CALENDRIER DES VACCINATIONS

Aber jeder weiß doch: Kleine Kinder haben noch keinen kritischen Verstand und keine Fähigkeit zur Analyse. Die Propaganda kann sich daher auf Behauptungen beschränken, die, ständig wiederholt, einen hypnotischen Einfluß ausüben und die Tiefenschichten des Unbewußten imprägnieren. Die eifrigen Funktionäre, die nicht weiter informiert sind, verfügen dann über eine brave Herde, die auf Gnade und Ungnade geimpft werden kann.

Diese Politik nennt sich bei uns „éducation sanitaire" (Gesundheitserziehung) und in den Ländern der Dritten Welt „Soziales Marketing". Alle Möglichkeiten der Psychologie und der ideologischen Manipulation, auf bewußter oder unbewußter Ebene, werden eingesetzt, um die Bevölkerung davon zu überzeugen, daß es in ihrem und im Interesse der Gemeinschaft liegt, sich impfen zu lassen. Die Impfung ist eine soziale Pflicht, und alle, die so dreist sind, Zurückhaltung zu üben oder, noch schlimmer, Widerstand zu leisten, sind gefährliche Asoziale.

Die Psychologie der Unterwerfung

von Jean-Léon Beauvois und Robert-Vincent Joule

„Kann man Menschen so beeinflussen, daß sie freiwillig ihre Ideen, ihre Entscheidungen und ihr Verhalten ändern? Hinter dieser Frage, die uns alle angeht, verbirgt sich ein gewichtiges sozial-psychologisches Problem. Experimente aus mehreren Jahrzehnten zeigen, daß man Menschen in der Tat in diesem Sinne beeinflussen kann, ohne Druck auf sie auszuüben, ja ohne sie auch nur überzeugen zu müssen. Es genügt, Maßnahmen durchzuführen, die die Aufmerksamkeit des Menschen fesseln und ihn schließlich dahinbringen, weiterhin frei zu denken, zu entscheiden und zu handeln, aber anders, als er es spontan getan hätte.

J.-L. Beauvois und R.-V. Joule haben eine Synthese aller Arbeiten über die Psychologie der Unterwerfung, die von verschiedenen theoretischen Konzeptionen ausgehen, durchgeführt und legen dabei den Akzent auf die Gemeinsamkeiten und das, was sie „freiwillige Unterwerfung" nennen. Sie lassen es sich, über die theoretischen Aspekte hinaus, auch angelegen sein, die konkreten Inhalte dieser Forschungen in bezug auf die Einflüsse und Manipulationen, denen wir tagtäglich ausgesetzt sind, darzustellen."

„La Recherche" Nr. 202, September 1988

Für eine solche Politik braucht man ein System zur Kontrolle der Bevölkerung und der Ärzteschaft, das durch ein sorgfältig geplantes Computerprogramm in vielen großen Städten aufgebaut wird: es heißt „System Pasteur".

Impfungen: Ein neuer Pasteur

„Die Impfungen sind das Problem, das den Gesundheitsämtern am meisten zu schaffen macht. Um dem steigenden Bedarf in diesem Bereich gerecht zu werden, wird die Firma Estavoyer Ende Mai eine neue Version des Systems Pasteur auf den Markt bringen. Dieses System einer automatischen impfmäßigen Nachbehandlung, das von 650 Kommunen schon praktiziert wird, erlaubt, außer den Kindern auch besonders gefährdete Bevölkerungsgruppen nachzubehandeln, wie die Straßenkehrer, das Krankenhauspersonal, die Lehrer usw. Eine andere Neuigkeit: Pasteur 1989 wird Impfzwischenfälle und entsprechende Krankheiten speichern können."

„La Gazette des Communes", Nr. 17,30.04.1989

Diese Kontrolle läuft auf ein repressives System hinaus

Verbot des Besuchs von Kinderkrippen, Schulen oder Universitäten, der Ausübung bestimmter Berufe, schwere Strafen einschließlich Gefängnis im Fall einer Rückfälligkeit, zur Ordnung gerufene Ärzte, die im Verdacht der Komplizenschaft stehen.

Dieses ganze Kontrollnetz funktioniert hierarchisch und in Abhängigkeit vom Gesundheitsminister.

Eine solche Konditionierung auf allen Ebenen der Gesellschaft wäre nur sehr schwer wieder rückgängig zu machen. Wird denn jemand, der die Vorzüge der Massenimpfung derart angepriesen hat, jemals wieder zu einem Rückzug bereit sein? Wie soll man sich von dem emotionsgeladenen Vorurteil befreien, das sogar schon dem Wort „Impfung" anhaftet?

In der sehr seriösen „Times" konnte man am 11. Mai 1987, nachdem ein Berater bei der WHO erklärt hatte, die Impfkampagnen gegen Pocken hätten zur explosionsartigen Ausbreitung von Aids beigetragen, lesen: „Die Fachleute zögern, sich öffentlich hinter diese Behauptung zu stellen, weil das fälschlich als Kritik an der WHO aufgefaßt werden könnte."

Wirkungen im medizinischen Bereich

Unter solchen Voraussetzungen ist es kein Wunder, daß es sehr schwierig ist, sich über die realen Gefahren und tatsächlichen Auswirkungen der Impfungen ein Bild zu machen. Doch diese Gefahren manifestieren sich auf verschiedenen Ebenen und zeitlich versetzt. Man denkt hier natürlich sofort an den Impfzwischenfall, der, wie man uns sagt, der „unvermeidliche" Preis für den Schutz des Kollektivs sei. Doch übersieht man die mitttel- und langfristigen Auswirkungen, die Folgen für die Nachkommen des Geimpften usw. [3])

Massenimpfungen haben zum Ziel, den „starken" Keim durch einen abgeschwächten Keim zu ersetzen, dessen Virulenz man unter Kontrolle hat. So ersetzt man eine „natürliche" Infektion durch eine künstliche Infektion.

Die durch diese Technik erreichbare Dauer der Immunität ist kürzer als die, die durch eine natürliche Ansteckung erreicht wird, was dazu zwingt, alle fünf oder zehn Jahre erneut zu impfen, d.h. also das ganze Leben über.

Diese Politik führt unvermeidlich zu systematischen Impfkampagnen, denn um eine Immundichte von 75% der Bevölkerung zu erreichen, muß man 90-95% impfen (z.B. impft man dann Mädchen schon in der Pubertät, ohne zu warten, bis sie 20 sind). Daraus erklärt sich, warum die Behörden so intensive Werbekampagnen durchführen: Die Menschen sollen sich nicht nur gegen ihren Willen impfen lassen, sondern sie sollen, was viel wirksamer ist, selbst danach verlangen, geimpft zu werden.

Es läßt sich leicht einsehen, wie sehr die Menschen durch die systematischen Impfungen von der Medizin abhängig wer-

[3]) Vgl. dazu „Impfungen – der unglaubliche Irrtum" und „Impfungen – der Großangriff auf Gehirn und Seele" (Beide im gleichen Verlag).

den. Während des ganzen Lebens werden wir gezwungen sein, uns gegen die eine oder andere Krankheit impfen zu lassen. Das ist die totale Vereinnahmung durch eine bestimmte Form ärztlicher Macht. Diese Abhängigkeit wird von den Entwicklungsländern schon schmerzlich empfunden, die auf die Labors der reichen Länder angewiesen sind und bei den Impfungen mit Teams arbeiten müssen, die von den humanitären Vereinigungen an Ort und Stelle geschickt werden. So werden diese Länder in eine Position gedrängt, in der sie sozusagen ein dauerndes "Armenrecht" genießen. Man sollte diesen Verlust an Menschenwürde ja nicht unterschätzen. Diese Medizin und diese Verfahren, die man uns durch die systematischen Impfkampagnen aufdrängt, führen gerade zum Gegenteil dessen, was sich viele Menschen wünschen: zum Gegenteil persönlicher Initiative zur Herstellung eines inneren Gleichgewichts und möglichster Gesundheit. Hier zeigt sich die totale Negation des Individuums: Es soll zum Herdentier werden. Sie entmündigt uns und macht uns zu Almosenempfängern oder Sklaven, je nachdem, ob wir im Strom mitschwimmen, Widerstand leisten oder uns aus Furcht vor Repressalien unterwerfen.

Die Dritte Welt

Prof. Barnerji (Professor und Sprecher am "Center of social medecine and community health" der Universität Jawaharlal Nehru in New-Delhi; Mitglied des Beratergremiums der WHO) wendet sich gegen die Art, wie in seinem Land die Impfkampagnen durchgeführt werden.

Es scheint mir wichtig, seinen Standpunkt bekanntzumachen, denn wir verschaffen uns zwar ein gutes Gewissen, wenn wir unseren Obolus zu den Impfkampagnen in der Dritten Welt beisteuern, doch wir wissen nichts über deren Folgen.

‚Gesundheit für alle im Jahr 2000' so lautete das Ziel des langen Kampfes der Völker der Dritten Welt, mit dem sie ein gerechteres Gesundheitssystem anstrebten. Hier galt es einen Sieg von eminenter Bedeutung für die Länder der Dritten Welt .... Aber wahrscheinlich verursachte gerade dieser Zusammenschluß der Völker auf breiter Basis den Gegenangriff mehrerer reicher Nationen, die um ihre wohlerworbenen Rechte fürchteten.

Indem sie das Erweiterte Impfprogramm 1990 (für Kinder unserer Länder) ins Leben riefen, sind die UNICEF und die mit der Durchführung des Programms befaßten Länder in Wirklichkeit im Begriff, diese historische Errungenschaft der Völker der Dritten Welt wieder rückgängig zu machen. Sie zerstören das Selbstvertrauen der Gemeinschaft und verhindern, indem sie diese Völker in bezug auf Geldmittel, Impfstoffe und Personal einmal mehr von den Ländern des Westens abhängig machen, daß diese selbständig über die medizinische Technik verfügen lernen.

Bei dem gegebenen Mächteungleichgewicht auf der Erde haben die westlichen Länder seit langem ihren Zugang zu den Gesundheitsdiensten dazu benützt, ihren sozialen und wirtschaftlichen Einfluß auf die Länder der Dritten Welt weiterhin aufrechtzuerhalten.

Durch die ihnen von außen auferlegte Maßnahme des Erweiterten Impfprogramms werden die Länder der Dritten Welt erneut von den reichen Ländern abhängig.

Außerachtlassung der epidemiologischen Gegebenheiten, die den Ausbruch von Krankheiten begünstigen.

Faßt man die epidemiologische Analyse des indischen Programms aus dem Jahre 1990 ins Auge, so ist man sprachlos bei der Entdeckung, daß ein so gigantisches Programm in Angriff genommen wurde, ohne daß man sich die Mühe gemacht hatte, sich die elementarsten Informationen über die Infektionskrankheiten zu besorgen. Man kennt nicht einmal die Häufigkeit der jeweiligen Erkrankungen. Wie soll es unter solchen Umständen möglich sein, eine Kosten-Nutzen-Rechnung für dieses Programm durchzuführen?

Und vor allem hätte man noch über eine weit detailliertere Analyse verfügen müssen als nur über die bloßen Fallzahlen. Man hätte sich z.B. darüber informieren müssen, inwieweit sich die Morbidität je nach Landesteil unterscheidet, sich informieren müssen, welche ökologischen, kulturellen, sozialen und sonstigen Faktoren diese Häufigkeit beeinflussen können und so das Gleichgewicht verändern, das zwischen Wirt, Parasit und Umgebung besteht. Man hätte untersuchen müssen, welche Tendenzen im epidemiologischen Krankheitsbild der verschiedenen Krankheiten in einem gegebenen Zeitraum auftreten, welche Strategien einzuschlagen wären, um in die natürliche Krankheitsgeschichte einzugreifen usw.

Die Ritter des Kreuzzugs 1990 haben solchen diffizileren epidemiologischen Überlegungen nur wenig Aufmerksamkeit geschenkt und stattdessen das Terrain lieber mit dichtem Maschinengewehrfeuer (den Impfstoffen) bestrichen.

Die Funktionäre des Erweiterten Impfprogramms 1990 spekulieren anscheinend auf einen kollektiven Gedächtnisschwund. Sie hoffen, daß die katastrophalen Erfahrungen mit den großen Vertikalprogrammen, z.B. mit der massiven BCG-Kampagne, dem nationalen Programm zur Ausrottung der Malaria und den drei Versuchen zur Ausrottung der Pocken, die dem von der WHO geförderten internationalen Programm vorausgingen, längst in Vergessenheit geraten sind. Man hat die Lehren, die man aus dem Fehlschlag der Vertikalprogramme gegen Trachom, Lepra, Fadenwurm, Cholera und Geschlechtskrankheiten hätte ziehen können, geflissentlich übersehen.

Seit 1989 bin ich Mitglied des unabhängigen Comité national d'évaluation des vaccinations (Nationalkomitee zur Beurteilung der Impfungen). In 25 Bezirken und 12 wichtigen Bundesländern durchgeführte Untersuchungen zeigen, daß die von den Regierungen dieser Länder zu den Routineimpfungen angegebenen Zahlen weit übertrieben waren, höchstwahrscheinlich um den nationalen Behörden gefällig zu sein. Auch vorher schon waren die Zahlen ähnlich manipuliert worden, z.B. dann, wenn eine Regierung, ob mit oder ohne Druck aus dem Ausland, wenig begeisterte und nicht sehr kompetente Gesundheitsbehörden zur Durchführung schlecht konzipierter, technokratischer und selektiver Programme vergattert hatte (Beispiel: Die Ausrottung der Pocken, Basu et al., 1979).

Dann kann es nicht ausbleiben, daß Informationen manipuliert werden.

Die „Evaluation nationale" hat den Finger auf zahlreiche wunde Stellen des Programms gelegt. 20-30% der in Krankenhäusern erkannten Poliomyelitisfälle sind bei Personen aufgetreten, die vollständig mit dem Polioimpfstoff geimpft waren.

Außerachtlassung der ökologischen Gegebenheiten

Es existieren auch schwerwiegende ökologische Voraussetzungen, die man vor der Inangriffnahme des Programms 1990 hätte in Betracht ziehen müssen. Selbst wenn es möglich gewesen wäre, einige Kinder durch einen Impfschutz vor Krankheiten zu bewahren, wären diese Kinder doch aufgrund der ungünstigen ökologischen Verhältnisse, die in verschiedenen Regionen ihrer Länder weit verbreitet sind, zu einem „Tod bei lebendigem Leibe" verurteilt gewesen. Viele starben aufgrund schlechter ökologischer, aus der Umwelt resultierender Bedingungen. Das ist der Grund, weshalb in dem Augenblick, da Indien sich anschickte, den langen, schweren Weg zu einer elementaren Gesundheitsfürsorge einzuschlagen, um das noch weit entfernte Ziel der „Gesundheit für alle" zu erreichen, das Programm 1990 wie ein Wirbelsturm wirkte, der den schon erzielten Fortschritt um mehrere Jahre zurückwarf.

Die Durchführung des Erweiterten Impfprogramms wird die finanziellen Mittel, die für das Überleben der Kinder unentbehrlich wären, in die Kanäle dieses Programms lenken. Schließlich, und das ist vielleicht das wichtigste, wird der Einsatz der Gesundheitsbehörden für das Programm 1990 dazu führen, daß sie die anderen Aspekte des Gesundheitswesens vernachlässigen, ironischerweise auch die besonderen Maßnahmen für Mutter und Kind. Die Analyse der Auswirkungen des Programms für Familienplanung in Indien hätte bei den für das Programm 1990 Verantwortlichen nicht den geringsten Zweifel daran lassen dürfen, daß die Durchführung einer solchen Kampagne die allgemeinen Gesundheitsdienste des Landes schwer zur Ader lassen, ja lähmen würde.

Das Erweiterte Impfprogramm ist ein Anschlag auf die demokratischen Rechte der Menschen, an für sie lebenswichtigen Entscheidungen mitzuwirken.

Die jüngsten Versuche bestimmter Staaten des Westens, sogar die Prinzipien der elementarsten Gesundheitsfürsorge im Kern anzutasten, indem man unter dem Vorwand, Kinder zu retten, technische Vertikalprogramme zur Bekämpfung ganz bestimmter Krankheiten durchführt, tragen nicht nur dazu bei, das Gesundheitssystem zu fragmentieren und eine globale ökologische, intersektorielle und integrierte Annäherung in weite Ferne zu rücken, sondern tendieren auch dazu, den Menschen ihre Eigenverantwortlichkeit bei Entscheidungen und Konflikten und das Vertrauen in die eigenen Kräfte zu nehmen. Diese aus dem Ausland ‚implantierten' Programme sind ein schwerer Anschlag auf die demokratischen Rechte der Menschen, an für sie lebenswichtigen Entscheidungen mitzuwirken.

Die psychologische Gleichschaltung der Menschen oder „soziales Marketing"

Um ihre Programme durchzusetzen, entfalten die reichen Länder eine intensive Propaganda. Diese wird euphemistisch als „soziales Marketing" bezeichnet und soll die Leute solange einschüchtern, bis sie alles akzeptieren, was ihnen die Manipulatoren aus dem Ausland vorsetzen.

Das Ziel ist, diese Völker zur Übernahme von Techniken (Impfstoffen und Therapien) oder Anschauungen (Wichtigkeit des Überlebens der Kinder, Geburtenbeschränkung usw.) zu veranlassen, die ihrer eigenen Kultur fremd sind und denen sie im Grunde mißtrauen. Alle Schichten der Bevölkerung sind Zielscheibe dieser Seelenmassage, insbesondere aber die Verwaltungs- und Regierungsbeamten, die Ärzte und die Geistlichen, die, jeweils auf ihre Weise, die Menschen beeinflussen.

Keine politische oder religiöse Informationsinstanz hätte sich jemals ungestraft für eine solche Konditionierung der Menschen einspannen lassen dürfen.

4. Kapitel

Ein anderes Konzept der Prävention

Im Lauf der letzten Jahrzehnte haben die Ergebnisse der biologischen Forschung den Anschauungen, die wir noch zu Beginn des Jahrhunderts hatten, den Boden entzogen. Die Erforschung der Lebewesen in ihrer natürlichen Umwelt, seien es Tiere, Pflanzen oder Mikroorganismen, zwingt uns zu der Einsicht, daß das Leben der einen vom Leben der anderen abhängt und daß jede einem lebenden Milieu aufgeprägte Veränderung Störungen dieses Gleichgewichts verursacht. Wenn aber die Einflüsse der äußeren Umwelt eine Hauptrolle spielen, so sind die Faktoren, die eine Rolle beim Ausbruch von Krankheiten spielen, sei es individuell, sei es in epidemischem Maßstab, um so subtiler. Die Erregerkeime stehen dabei nicht mehr an erster Stelle, wie man seit den Arbeiten Pasteurs geglaubt hat.

Krankheiten machen Evolutionen durch. Manche schieben sich in den Vordergrund, andere wieder tendieren zum Verschwinden, und die Faktoren, die diese Entwicklung verursachen, sind komplex und vielschichtig.

Wenn sich eine Bevölkerung aufs Ganze gesehen in einem akzeptablen Gesundheitszustand befinden soll, ist es notwendig, daß ihr ihr Lebensstandard eine ausreichende Ernährung ermöglicht, daß die Arbeitsbedingungen nicht allzu kräfteraubend und unhygienisch sind und vor allem, daß die Luft nicht verschmutzt und das Wasser rein ist. Dies alles stellt erneut die technologische Entwicklung unserer Gesellschaften zur Debatte, in denen die Prinzipien des Profits, der Rentabilität und des kontinuierlichen Wachstums im Vordergrund stehen. Es ist viel leichter, zu versuchen, eine Krankheit zu lindern, als das individuelle und kollektive Verhalten, das die Krankheit verursacht, in Frage zu stellen. Die Medikalisierung, besonders die Medikalisierung der Prävention mittels systematischer Impfkampagnen, dient nur dazu, diese Probleme zu verschleiern, indem man den Menschen den Eindruck vermittelt, man kümmere sich um sie. Überdies schafft sie neue, sehr schwerwiegende Probleme. [1])

Eine gesunde Gesellschaft kann nur aus selbstverantwortlichen einzelnen bestehen, die fähig sind, selbst ihre Probleme anzupacken und konstruktive Lösungen zu suchen.

Wir möchten zum Abschluß die Feststellungen der Sachverständigen für Infektionskrankheiten, die 1983 einen Kongreß in Wien veranstalteten, und das Statement des Kongreßpräsidenten zitieren:

„Krankheiten wie die Tuberkulose, die Malaria und Infektionskrankheiten, die man schon besiegt zu haben glaubte, tauchen wieder auf, und neue Virenstämme trotzen Impfstoffen und Antibiotika. Alte Geißeln der Menschheit wie Lepra und Pest machen sich wieder bemerkbar, und neue Krankheiten wie Aids, Legionnellose oder toxischer Schock machen jede Therapie zuschanden.

Im Lauf einiger Jahrzehnte haben Viren und Mikroben gelernt, die von den Menschen errichteten Verteidigungsanlagen zu unterlaufen. Sie sind resistent gegen Antibiotika geworden, assoziieren sich, wechseln den Standort, machen Mutationen durch und nehmen Formen an, die weniger leicht zu identifizieren und tödlicher sind. Die Luftfahrt erleichtert ihre Verbreitung über die ganze Erde.

Mit Ausnahme der Forschungsabteilungen bei den Multis, die Antibiotika produzieren, also z.B. Bayer, Ciba-Geigy und Merck, haben die Forscher freimütig zugegeben, daß das ehrgeizige Projekt der Medizin der 50er Jahre: die totale Ausrottung der endemischen Krankheiten, gescheitert ist.

---

[1]) Siehe SLV Nr. 91 und „La Rançon des Vaccinations".

Viren und Mikroben sind die stärkeren, denn sie sind in der Lage, schnell resistent zu werden. Der teure Eskalationsprozeß der Antibiotika in den Labors hat einen Selektionsprozeß ausgelöst, bei dem die Keime immer stärker werden und die Widerstandskraft des menschlichen Organismus immer mehr schwindet.

Wenn es noch einige Jahre so weitergeht, könnte sich ein ökologisches Gleichgewicht herausbilden, bei dem die Menschheit, sehr geschwächt, vielleicht nur noch von Gnaden der Viren überlebt, je nach deren eigener Entwicklung und deren eigener Überlebenschance."

Der Amerikaner Dr. Edward Kasse, Präsident des Kongresses, erklärte:

„Ziel der Epidemiologen darf nicht länger die Ausrottung der Infektionskrankheiten mit Hilfe des massiven Einsatzes von Impfstoffen und Antibiotika sein, sondern es muß in der Kontrolle und der Verbesserung der Lebensbedingungen bestehen.

Wir müssen akzeptieren, daß es immer eine gewisse Anzahl von Tuberkulose-, Polio- oder Malariafällen geben wird, und uns einer natürlichen ökologischen Dynamik anvertrauen, indem wir die Abwehrmechanismen unseres Körpers stärken, und zwar mittels einer Gesundheitspolitik, die nicht von den Interessen der pharmazeutischen Multis korrumpiert ist."

In den europäischen Ländern und allen übrigen, in denen ausreichende Lebensqualität gegeben ist, sind massive Impfkampagnen nicht gerechtfertigt.

Die Kinder, die in Gemeinschaftseinrichtungen leben, sind der Ansteckungsgefahr mehr als noch vor wenigen Jahren ausgesetzt, und die Kinder, die in ihren Familien bleiben, vor allem die sehr kleinen, sind anfälliger geworden.

Untersuchungen in Kinderkrippen haben gezeigt, daß die Übertragung krankheitserregender Keime durch Einsatz von Ionisationsapparaten sehr stark eingeschränkt werden könnte. Für gesetzlichen Zwang und Verpflichtung bei ganz verschwundenen Krankheiten wie Diphtherie und Polio oder nicht immunisierenden Krankheiten wie Tetanus und Tuberkulose besteht kein Grund.

Was die Entwicklungsländer betrifft: Wer weiß schon, daß die Sachverständigen für öffentliche Gesundheit, die 1985 in Anvers zusammenkamen, sich gegen die „vertikalen, selektiven" Programme, also die Impfkampagnen aussprachen? Sie waren der Ansicht, die gewaltigen für diese Kampagnen ausgegebenen Summen würden nur anderen Zielen entzogen, die Priorität haben müßten: Es handelt sich darum, daß die Menschen ihre Gesundheitsprobleme selbst in die Hand nehmen und vor allem, daß sie Vertrauen in ihre eigenen Fähigkeiten entwickeln, mit ihren sozialen Problemen fertig zu werden. Hilft man ihnen ständig, so nimmt man ihnen ihre Würde und Selbstachtung, bis sie schließlich ganz von den reichen Ländern abhängig sind.

Die Fachleute werfen außerdem den Organisatoren dieser Programme vor, sie hätten ein wirklich kurzes Gedächtnis für das Scheitern der früheren Programme, die sich die Ausrottung der Pocken, Cholera oder der Tuberkulose durch die Impfung mit dem BCG zum Ziel gesetzt hatten. Das Wasserproblem, sowohl im Hinblick auf die Beschaffung als auch auf den Umgang mit Abwässern besitzt Priorität für die Gesundheit jeder Gemeinschaft.

Eine Ernährung, die genügend Eiweiß pflanzlicher Herkunft oder in Form von Eiern und Fisch enthält, ist unentbehrlich. Die aus Fleisch gewonnenen Proteine sind für arme Gesellschaften viel zu teuer, und wir, die wir ja bereit sind, unseren Obolus zur Impfung von Kindern zu geben, sollten uns bewußt machen, daß wir ihnen viel mehr helfen würden, wenn wir weniger Fleisch äßen. Denn unsere Tiere werden mit Getreide oder Soja gefüttert, das uns die armen Länder verkaufen, um selbst überleben zu können.

Die durch die Massenimpfungen aufgeworfenen Probleme sind zahlreich und gravierend. Die Unwirksamkeit der Impfungen sollte uns unbedingt dazu veranlassen, auf eine solche Politik künftig zu verzichten.

ANHANG FÜR DIE
DEUTSCHE AUSGABE

Sind Impfungen eine Notwendigkeit oder sind sie nur ein Geschäft für die pharmazeutische Industrie?

von Dr. med. Gerhard Buchwald

Vortrag, gehalten auf Einladung
der Vereinigung DBAE
(DOCTORS IN BRITAIN AGAINST ANIMAL EXPERIMENTS)
am Donnerstag, dem 24. November 1992,
im Columbia-Hotel, Lancaster Gate, London W2/England

Alle Impfverfahren gehen auf die Pockenimpfung zurück, als deren Erfinder der englische Arzt Edward JENNER gilt. Mit seinem Verfahren erzeugte er aber auch die ersten Impfschäden. Er impfte im Jahre 1790 seinen Sohn als dieser etwa zehn Monate alt war. 1798 impfte er den damals fünf Jahre alten John Baker. Er impfte auch eine schwangere Frau im 8. Schwangerschaftsmonat. Die beiden Kinder und die schwangere Frau waren die ersten Schadensfälle seines Verfahrens. Bei Jenners Sohn blieb die geistige Weiterentwicklung nach der Impfung stehen. Er starb als schwachsinniges Wesen im 21. Lebensjahr. Der fünfjährige John Baker starb kurz nach der Impfung. Die während der Schwangerschaft geimpfte Frau verspürte am 23. Tag nach der Impfung keine Kindsbewegungen mehr. Nach weiteren zwölf Tagen wurde sie von einem toten Kind entbunden, dessen Haut mit pockenähnlichen Blasen bedeckt war. Schon damals wurden der Todesfall und die Totgeburt auf die Impfung zurückgeführt, während man aber noch nicht erkannte, daß auch das Schicksal von Jenners Sohn eine Impffolge war. Ab 1806 wurden in den deutschen Staaten Impfungen gegen Pocken gesetzliche Pflicht und nachdem 1871 ein Deutsches Reich entstanden war, wurde durch Gesetz ab 1875 eine Zweitimpfung im 12. Lebensjahr zur Pflicht gemacht. Der Impfstoff wurde in den Impfanstalten hergestellt und auf Kälbern gezüchtet. Zuerst wurde der Bauch von Kälbern rasiert, dann wurden große Schnitte in die Haut eingefügt und in diese Wunden wurde Kuhpockeneiter gebracht. Der gesamte Bauch des Tieres wurde eine große Eiterfläche. Der Eiter wurde abgeschabt, gesammelt und daraus der Impfstoff gegen Pocken hergestellt. Das Tier wurde dann getötet. Als man viele Jahre später durch Züchtungs- und mikroskopische Verfahren die verschiedensten Virusarten unterscheiden konnte, war man sehr erstaunt, daß der in Deutschland zur Impfung benutzte Impfstoff weder das echte Pockenvirus noch das Kuhpockenvirus enthielt. Der Impfstoff enthielt das sogenannte „Vaccinia-Virus", welches sicher vom Pocken- und vom

Kuhpockenvirus unterschieden werden konnte. Es kommt in der Natur nicht vor. Wir wissen nicht, von wem dieses Virus abstammt, wir wissen nicht, woher es gekommen ist, seine Herkunft „verschwindet im Dunkeln der Vergangenheit". Möglicherweise ist das der Grund, weshalb die Pockenimpfung in Deutschland so negativ war: Alle Personen, die bei den elf Pockenausbrüchen, die es seit dem letzten Krieg in Deutschland gegeben hat, an den Pocken erkrankten, waren nach den Gesetzen unseres Landes nicht nur zweimal geimpft, sondern sie sind nach Bekanntwerden des Pockenausbruches erneut geimpft worden – und erkrankten trotzdem.

Zur Gewinnung bzw. zur Herstellung der anderen heute gebräuchlichen Impfverfahren wurden Tiere bzw. Tierorgane benötigt. Ich zeige Ihnen hier eine Tabelle, aus der Sie Einzelheiten ersehen können.

Impfung	**Zur Impfstoffgewinnung benutzte Tierart**
Pocken:	Kälber (Haut), Schafe (Haut), Kaninchen (Auge)
Wundstarrkrampf:	Pferde
Tollwut:	Hunde, Schafe, Affen, Kaninchen, Hamster, Ratten, Mäuse, Hühnereier, Enteneier
Tuberkulose (BCG):	Kühe (Euter), Wühlmäuse
Kinderlähmung (Polio):	Affen (Nieren und Hoden)
Röteln:	Kaninchen (Nieren)
Masern:	Hunde, Meerschweinchen (Nieren), japanische Wachteleier, Hühnerembryonen
Keuchhusten:	Mäuse
Grippe	Hühnerembryonen

Quelle: Dittmann, S.: Atypische Verläufe nach Schutzimpfungen, Johann Ambrosius Barth, Leipzig 1981

Proteste der Tierschützer führten dazu, daß sich die Arzneimittelindustrie bemühte, zur Gewinnung von Impfstoffen möglichst andere Materialien zu verwenden. In Deutschland ist die gesetzliche Pflicht zur Duldung der Pockenimpfung 1983 aufgehoben worden. Schon in den Jahren davor wurde der Impfstoff auf bebrüteten Hühnereiern gezüchtet. Heute behauptet die pharmazeutische Industrie, Impfstoffe herstellen zu können, zu deren Gewinnung Tiere nicht mehr oder kaum noch benötigt würden. Man züchtet heute Impfstoffe auf Krebszellen (Diploide Zellen, Hela-Zellen, Zell-Linien usw.), und die pharmazeutische Industrie hat keine Bedenken und glaubt, keinen Zusammenhang zu sehen zwischen dem Krebsanstieg und der Tatsache, daß es bis zu dem letzten Krieg in Deutschland nur drei Impfungen gab: nämlich die Pockenimpfung im 1. und 12. Lebensjahr sowie die Diphtherieimpfung, während nach dem letzten Krieg die Impfverfahren enorm angestiegen sind. Wir kennen heute bereits 30 Impfverfahren, von denen 20 weltweit zur Anwendung gebracht werden. Es gibt heute nur wenige Kinder, deren Immunsystem sich nicht mit einem aus Krebszellen hergestellten Impfstoff auseinandersetzen mußte. Aber man behauptet, es bestehe zwischen dieser Tatsache und dem enormen Krebsanstieg bei Kindern kein ursächlicher Zusammenhang. Es mußten Kinderkrebskliniken errichtet werden.

Jetzt behauptet die pharmazeutische Industrie, die meisten Impfstoffe würden entweder auf bebrüteten Hühnereiern gezüchtet oder sie würden gentechnologisch hergestellt. Man rechnet, daß pro einzelner Impfung ein Hühnerei benötigt wird, und Sie können ersehen, welch riesige Mengen Hühnereier dabei verbraucht werden. Deshalb ist es verständlich, daß sogar die Hühnereierproduzenten großes Interesse an der Aufrechterhaltung möglichst vieler Impfungen haben. Bezüglich der gentechnologischen Herstellung kann niemand sagen, was das im einzelnen genau ist und niemand weiß, ob diese Impfstoffe überhaupt eine schützende Wirkung haben können.

Nach solchen Impfungen können im Blut bestimmte Veränderungen festgestellt werden, die man als „Antikörper" bezeichnet, und man tut so, als ob durch den Nachweis dieser Antikörper der Nachweis einer Schutzwirkung erbracht würde. Hierzu sagte Prof. HAAS, einer der führenden deutschen Virologen und langjähriges Mitglied der STIKO (Ständige Impfkommission) folgendes:

> „Ob die Bestimmung der Serumantikörper in jedem Fall die für den Schutzeffekt relevante Information liefert, ist zweifelhaft, zumindest offen.... Im Grunde bieten alle In-vitro-Methoden zur Feststellung des Immunisationseffektes durch Blutuntersuchungen nur Ersatzinformationen für die Antwort auf jene Frage, die bei einer Impfung allein interessiert: Wie verhält sich der Geimpfte bei der Exposition?
>
> Leider kann gerade diese Frage in vielen Fällen nicht zuverlässig beantwortet werden ... Der Leser muß wissen, daß es vielfach auf die Frage, wie groß der Schutzeffekt einer Impfung ist und wie lange er anhält – keine zuverlässige Antwort gibt."

Als nun die Impfstoffproduktionshysterie noch am Anfang stand, da warnte Prof. HERRLICH, damals Leiter der Impfanstalt München, in einer Festrede aus Anlaß der Feierstunde der Bundesregierung am 6. April 1965 zum Weltgesundheitstag 1965 vor zu vielen Impfungen, indem er sagte:

> „Fassen wir nun die Gesamtheit der Schutzmaßnahmen zusammen, die Impfung gegen die Pocken, gegen Tuberkulose, gegen Diphtherie, Keuchhusten und Tetanus sowie gegen Kinderlähmung und rechnen wir noch die Wiederholungsimpfungen hinzu, so fragt man sich mit Recht, ob denn diese Häufung an Injektionen und Einverleibungen im kindlichen Organismus noch Platz finden und keinen Schaden anrichten..."

Damals behauptete Herrlich dann weiter:

> „Die Erfahrung hat gelehrt, daß die jetzt zur Verfügung stehenden Impfstoffe vom gesunden Organismus ohne Schaden vertragen werden."

Meines Erachtens gibt es keine Zweifel, daß die Unzahl der Impfungen, die heute ein Kind über sich ergehen lassen muß, zu tiefgreifenden Schäden geführt haben – die allerdings auf einem ganz anderen Gebiet liegen. Es sind besonders französische Ärzte, welche darüber berichten. So äußerte Dr. ABELTIER, Chefarzt des Krankenhauses in COULOMMIER, die Meinung, wenn über Schäden berichtet werde, welche durch Impfungen hervorgerufen würden, befasse man sich nur mit den „zerbrochenen Eiern", das heißt mit unheilbar geschädigten Personen. **Niemand aber kümmere sich um die viel größere Zahl der „Knickeier" – Personen oder Kinder, die einen weniger dramatischen Schaden erlitten haben.** Der französische Arzt Dr. CALMAR sieht in Impfungen die Ursache für später aufgetretene Charakter- und Gemütsschäden und Prof. DELORE warnt vor den Gefahren, daß durch Impfungen ganze Generationen psychische Veränderungen erfahren. In diesem Zusammenhang möchte ich auf das Buch von Harris L. COULTER: „Vaccination social Violence and Criminality, the Medical Assault on the American Brain" hinweisen, das jetzt in deutsch unter dem Titel „IMPFUNGEN – DER GROSSANGRIFF AUF GEHIRN UND SEELE" erschienen ist. Auch in der deutschen Literatur finden sich derartige Hinweise, aber sehr selten und weniger deutlich. Beispielsweise aber hört man in Deutschland zur Zeit viel von „verhaltensgestörten Kindern", und diese Nervensägen sieht man auch allerorts. Ihr Zustand wird als „HKS-Syndrom" (hyperkinetisches Syndrom) bezeichnet. Es besteht kein Zweifel, daß in den letzten Jahren Aufmerksamkeitsstörungen bei Kindern beträchtlich zugenommen haben. Die Kinder sind unruhig, benehmen sich auffällig und aggressiv. Im Extremfall wird von „schwer erziehbaren Kindern" gesprochen. Als Ursache wird eine leichte Hirnfunktionsstörung genannt, die in der Wissenschaft als „MCD" (Minimale Cerebrale Dysfunktion) bezeichnet wird. In der Bundesrepublik Deutschland (also ohne die fünf neuen Bundesländer) erhielten 1,4 Millionen Kinder unter zwölf Jahren wegen dieser Hyperaktivität Psychopharmaka.

Heute gibt es im frühen Kindesalter bereits Seh- und Hörstörungen in bisher nicht gekanntem Ausmaß. Fünf Prozent aller Babys in der Bundesrepublik Deutschland schielen und jedes 20. Schulkind leidet an einer erheblichen Aufmerksamkeitsstörung. Zahlreiche Kinder lernen spät und dann auch noch schlecht sprechen. Weitere Kinder sind kaum in der Lage, in der Schule das Lesen zu erlernen, sogar bis hin zur Alexie oder Legastenie.

Nach einem Fernsehbericht vom 2. September 1990 ist die Zahl der Analphabeten in der Bundesrepublik auf drei Millionen angestiegen. Die Neurodermitis bei Kleinkindern, die es in meiner medizinischen Jugendzeit kaum gegeben hat, ist heute so häufig geworden, daß darüber Bücher geschrieben werden. Die Neurodermitiskranken haben sich zu einem Verband zusammengeschlossen, der 7 500 Mitglieder zählt. 300 000 Neurodermitiskranke werden von diesem Verband betreut, und geschätzt wird die Zahl dieser Kranken auf zwei Millionen.

In die Gruppe der in den letzten Jahren enorm angestiegenen Erkrankungen gehört auch der Heuschnupfen oder das Heufieber. Als Erstbeschreiber gilt der englische Arzt J. BOSTOCK (1819). In einer zweiten Veröffentlichung aus dem Jahre 1828 bringt Bostock das Heufieber mit dem Duft frisch gemähten Grases in Verbindung. Der englische Arzt Charles Harrison BLACKLEY berichtete 1873 über seine Forschungen mit verdünnten Pollenaufschwemmungen. Sein einwandfreier Nachweis, daß Pollen die Ursache des Heufiebers sind, wurde jahrelang nicht anerkannt, weil er Homöopath war.

In der Geschichte des Heuschnupfens spielt das Jahr 1796 eine bemerkenswerte Rolle. In diesem Jahr erschien die Erstveröffentlichung von Samuel HAHNEMANN. Obgleich wir den Begründer der Homöopathie zu den bestorientierten Ärzten seiner medizinischen Epoche zählen dürfen, begegnet uns in seinen Schriften der Heuschnupfen nirgends. Im gleichen Jahr erschien auch die Arbeit Edward JENNERs über die Kuhpockenimpfung. **Mit diesem Verfahren beginnt die Einverleibung artfremden Eiweißes direkt in den menschlichen**

Organismus in großem Umfang; natürlich zuerst in England. Damit findet die auffallende Tatsache eine Erklärung, daß die ersten Berichte über das Heufieber aus England stammen. Dem englischen Gras aber kommt nur eine untergeordnete Bedeutung zu, denn die späteren Statistiken wiesen nach, daß die bäuerliche Bevölkerung die wenigsten Heuschnupfenkranken stellte. In seiner Heuschnupfenmonographie schrieb H. PETOV 1930, daß diese Erkrankung am häufigsten im 2. Lebensjahrzehnt beginnt, wobei an die damals übliche Zweitimpfung im 12. Lebensjahr zu denken ist. Heute erkranken schon Kinder an Heuschnupfen, aber während es zur damaligen Zeit nur zwei Impfungen (eben im 2. und im 12. Lebensjahr gegen Pocken) gab, begannen in Deutschland bis vor kurzem die Impfungen am Tag nach der Geburt mit der sog. BCG-Impfung. In den Jahren 1926 bis 1930 war der Heuschnupfen noch so selten, daß PETOV unter 7 000 bis 8 000 Kranken der Charité in Berlin, in den Monaten Mai, Juni und Juli keinen Heufieberfall finden konnte. Das klingt unglaublich, es wurde aber von anderen Autoren, z. B. aus Gießen und Köln, bestätigt. Die Pollen sind dabei die äußeren Bedingungen für das seuchenhafte Auftreten, aber die innere Empfindlichkeit des Organismus ist der wesentlichste Vorgang dabei.

Zum Verständnis der Epidemiologie des Heuschnupfens muß daher das berühmte Wort von Louis PASTEUR [1])

„Der Keim ist nichts, das Terrain ist alles"

zugrunde gelegt werden. Ohne künstlichen Eingriff größten Stils in das Terrain wird man den Vorgang der Sensibilisierung eines so großen Teiles der Menschen gegen Pflanzenpollen nicht verstehen können. Dieser Eingriff muß bezüglich Häufigkeit und geographischer Ausbreitung mit der Heuschnup-

[1]) Aus den Privattagebüchern Pasteurs, die Anfang 1993 veröffentlicht wurden, wissen wir jetzt, daß er „wissenschaftlichen Betrug" beging und bewußt gelogen hat, um bei seinen Impfexperimenten Erfolge nachweisen zu können.

fenseuche schritthalten. Innerhalb dieser Überlegungen bleiben als Ursache eigentlich nur die Impfungen übrig. **Dieser Ursachenverdacht korreliert auf drei Ebenen: zeitlich, geographisch und soziologisch bis ins Detail.** STICKER konnte 1908 zeigen, daß der Heuschnupfen in der Landbevölkerung auffallend selten vorkam, hingegen viel mehr in der Stadtbevölkerung, und hier besonders in den privilegierten Bevölkerungsschichten. Das heißt, die Krankheit verbreitete sich dort, wo geimpft wurde, und nicht dort, wo die meisten Pollen flogen. Dabei läßt sich das bevorzugte Erstauftreten der Krankheit nach der Revaccination im 2. Lebensjahrzehnt statistisch belegen.

In den 60er Jahren verlagerte sich der Zeitpunkt des Erstauftretens in das Kleinkindesalter. Dieses epidemiologische Phänomen korreliert mit der Entwicklung der Mehrfachimpfung in den ersten beiden Lebensjahren. Das Heufieber wurde also erst zur Massenerkrankung, nachdem die Ärzte in den Jahren nach dem letzten Krieg „fieberhaft" zu impfen begannen.

Als Massenerkrankung ist der Heuschnupfen nur zu verstehen, wenn man eine Sensibilisierung gegen artfremdes Eiweiß im größten Stil zugrunde legt. Wenn beachtet wird, in welchem Maß das empfindliche Immunsystem bei Säuglingen und Kleinkindern durch die Unzahl der heute durchgeführten Impfungen belastet wird, so liegt der Verdacht nahe, daß die riesige Zahl der durch Impfungen zugeführten Giftkeime Ursache dieser auf immunologischem Gebiet liegenden Störungen sind. Impfungen sind nämlich kein Immuntrainung, sondern sie sind die Ursache für ein völlig durcheinandergebrachtes Immunsystem, welches dann auf äußere Reize „anders" – eben „allergisch" reagiert. Das bedeutet nämlich das Wort „Allergie": es kommt von dem griechischen Wort „allos" (anders) und „ergon" (die Verrichtung).

Im Tierkörper und in den Tierorganen leben aber auch Viren, die in der Lage sind, bei Einbringen in einen Fremdorganismus ganz anders zu reagieren als in dem Organismus, von dem sie eigentlich stammen. Abgesehen von dieser nachträglichen Mutation haben Viren außerdem die Eigenschaft, weitere vielfach unbekannte, langzeitige Erkrankungseffekte hervorzurufen, die bei der Überquerung der Artenschranke gefährlich werden, wenn sie in ein anderes Lebewesen gelangen. So sind die beim Menschenaffen regelmäßig vorkommenden Simian 40-(SV 40-)Viren bei ihrem Wirt ungefährlich, sie sind aber in der Lage, beim Hamster Krebsgeschwülste hervorzurufen. Die zur Herstellung des Polioimpfstoffes verwendeten Affennieren beherbergen das SV-40-Virus, während die zur Produktion der Masernvaccine verwendeten Hundenieren immer Erreger der Hundehepatitis enthalten. Beide verursachen bekannterweise bei anderen Tieren bösartige Tumoren.

Derartige Viren, bei denen von der Infektion bis zum Ausbruch der Erkrankung u. U. viele Jahre vergehen können, nennt man „Slow-Viren" (es bedeutet: langsam, nachgehen, schwerfällig schleichend). Es kommt also zu langsam fortschreitenden Krankheitsverläufen mit ungünstiger Vorhersage und Beschränkung auf ein einziges Organsystem, meistens das Gehirn. Als Ursache wird eine besondere Viruswechselwirkung angesehen.

Diskutiert wird die Möglichkeit, daß weitere chronisch degenerative Erkrankungen des zentralen Nervensystems Folge einer solchen Infektion sind. Zur Gruppe dieser „Slow-Viren" gehören auch die sogenannten Prionen, die so ungefähr gegen alles widerstandsfähig sind, was wir kennen. Es heißt in der Deutschen Apothekerzeitung vom 20. September 1990 auf Seite 276:

> „Bislang kann nicht ausgeschlossen werden, daß Slow-Virus-Infektionen von Tieren auf den Menschen übertragen werden können. Ein weiteres Problem ist die beträchtliche Widerstandsfähigkeit dieses unkonventionellen Erregers. Für die Herstellung von Arzneimitteln aus tierischen Organen und Organextrakten könnte dies gravierende Konsequenzen haben."

Ich darf hier an die Meldungen über die tödliche Rinderseuche in Großbritannien erinnern. Es handelte sich um die Bovine Spongiforme Enzephalopathie, kurz BSE genannt. Wir kennen einige seltene Erkrankungen, bei denen charakteristische Veränderungen im Gehirn auftreten und bei denen bisher die Ursache unbekannt war. Heute wissen wir, daß derartige Prionen vermutlich als Ursache in Frage kommen.

Wir wissen, daß die Kuru-Krankheit, die es bei dem Volksstamm der Papuas gegeben hat, eine Inkubationszeit von mindestens 18 Jahren hatte. Der Verlauf dieser Erkrankung beim Menschen ist ähnlich der BSE-Erkrankung beim Tier. Somit enthalten sowohl die Herstellung wie auch insbesondere die Verwendung der Impfstoffe unkalkulierbare und teilweise erhebliche Gefahren, die nicht in ausreichendem Maße bekanntgemacht werden und über die auch der Patient nicht aufgeklärt wird.

Im letzten Abschnitt des Artikels in der Deutschen Apothekerzeitung heißt es:

> „Denn die mysteriösen Prionen sind gegenüber den üblichen Maßnahmen zur Inaktivierung von Krankheitserregern – seien es Bakterien oder Viren – weitgehend resistent. Sie behalten beispielsweise ihre Infektiosität auch noch nach Erhitzen auf 80 Grad Celsius, nach Behandlung mit ultraviolettem Licht und ionisierenden Strahlen und trotzen selbst den aggressivsten Desinfektionsmitteln. Da sie im Organismus keine Immunreaktion auslösen, ist eine Infektion auch nicht indirekt, also über den Nachweis von Antikörpern, diagnostizierbar. Mithin Gründe genug, eine mögliche Gesundheitsgefährdung des Menschen durch Prionen nicht auf die leichte Schulter zu nehmen."

Die Kuru-Erkrankung bei den Papuas entsteht durch die Aufnahme bestimmter Eiweißstoffe in den Organismus, deutlicher ausgedrückt: Bei den Papuas bestand die Sitte, die Gehirne der Verstorbenen zu essen. Die gleiche Ursache hat die BSE: Tiere, insbesondere Rinder, wurden aus rein kommerziellen Gründen zu einem nicht artgemäßen Freßverhalten gezwungen. Sie erhielten als sogenannte „Mastnahrung"

Eiweißpräparate, die aus Körpern von Tieren gewonnen wurden, welche für den menschlichen Verzehr nicht geeignet waren. Rinder sind Pflanzenfresser. Sie wurden künstlich zu Fleischfressern gemacht. Das Ergebnis war die bovine spongiforme Enzephalopathie, zu deren Bekämpfung vor einigen Jahren 60 000 Rinder in Großbritannien – wie in unseren Zeitungen zu lesen war – geschlachtet wurden.

Kurze Übersicht über den Seuchenverlauf in Deutschland

Ich will Ihnen im folgenden einige Graphiken über Infektionskrankheiten zeigen, die in meinem Land genauso zurückgegangen sind wie in England. Die fast vollständige Gleichheit der statistischen Kurven finden Sie in dem Buch von Thomas McKEON: „The Role of Medicine. Dream, Mirage or Nemesis?". Thomas McKeon war von 1945 bis 1977 Professor für Sozialmedizin an der Universität in Birmingham. Er ist kürzlich verstorben. Sein Buch wurde ins Deutsche übersetzt und ist im Verlag SUHRKAMP erschienen. Titel: „Die Bedeutung der Medizin". Ich zeige Ihnen nur Statistiken über Todesfälle von sog. Kinderkrankheiten, die am Beginn dieses Jahrhunderts noch eine schreckliche Rolle gespielt, heute aber ihre Schrecken verloren haben. Die Erkenntnisse, warum das so ist, verdanken wir Thomas McKeon. Er weist nach, daß der Rückgang der Sterblichkeit, welcher zu einer Steigerung der Lebenserwartung führte, vorwiegend dem Rückgang der Infektionskrankheiten zuzuschreiben ist. Dieser Rückgang begann etwa vor 200 Jahren, lange vor Einführung irgendwelcher Impfmaßnahmen. Hauptursache des Rückganges der Infektionskrankheiten ist nach McKeon die Beseitigung des Hungers. Der Autor weist darauf hin, daß die Menschheit von der Zeit an, in der es Menschen gibt, also mindestens seit drei Millionen Jahren, immer gehungert hat. Erst die Erzeugung von genügend Nahrungsmitteln, besonders von Wurzelknollen, beseitigte ab Mitte des 18. Jahrhunderts allmählich den ewigen Hunger. In Deutschland führte Friedrich der Große (1740 bis 1786) den Kartoffelanbau ein, förderte diesen systematisch und trug so entscheidend zur Beseitigung des Hungers bei. Heute kann gesagt werden, daß die Kartoffel den Sieg über die

Infektionskrankheiten davontrug. In den südlichen Ländern hat der Maisanbau die gleiche Rolle gespielt.

Es wird zu leicht vergessen, daß es nicht nur in Deutschland, sondern in ganz Westeuropa seit dem Ende des Zweiten Weltkriegs zu tiefgreifenden sozialen Umschichtungen gekommen war und daß sich seit den fünfziger Jahren eine Überflußgesellschaft entwickelt hatte. Es kam zu einer allgemeinen Anhebung des Lebensstandards auf ein Niveau, wie es zuvor nie bekannt war. Niemals ist es der westeuropäischen Bevölkerung jemals so gut gegangen, wie es uns heute geht. Mit zunehmender Auswirkung einer Besserung der allgemeinen sozialen Lage der Bevölkerung Westeuropas gingen all diese Infektionskrankheiten, die man früher als „Kinderkrankheiten" bezeichnet hatte, zurück.

Tuberkulose

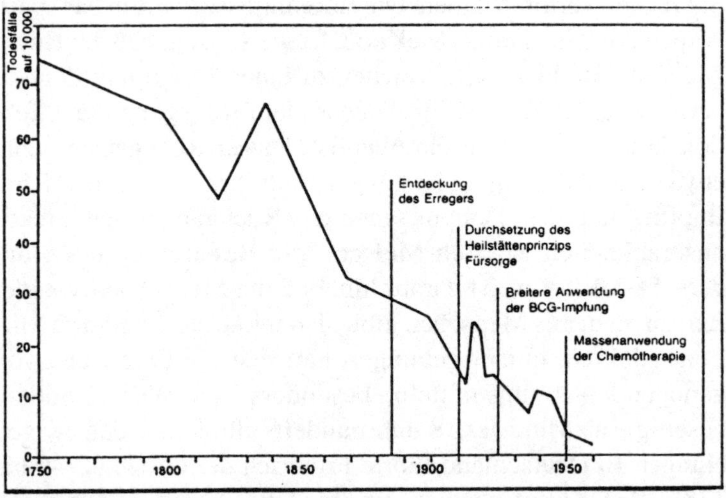

Abb. 1: Sterblichkeitskurve der Tuberkulose in Deutschland von 1750 bis 1950. Quelle: Weise H.-J.: Epidemiologie der Infektionskrankheiten in der BRD. Die gelben Hefte 1 (1984) 5.

Über die Tuberkulose besitzen wir die am weitesten zurückreichenden Zahlen.

Die Kurve über die Sterblichkeit an Tuberkulose in Deutschland von 1750 bis 1960 [1]) besagt, daß im Jahre 1750 unter 10 000 Menschen, die jährlich verstarben, 75 an einer Tuberkulose starben. Diese Zahl ging, wie die Kurve (Abb. 1) zeigt, kontinuierlich zurück und sank bis 1955 auf fünf Tuberkulosetodesfälle ab.

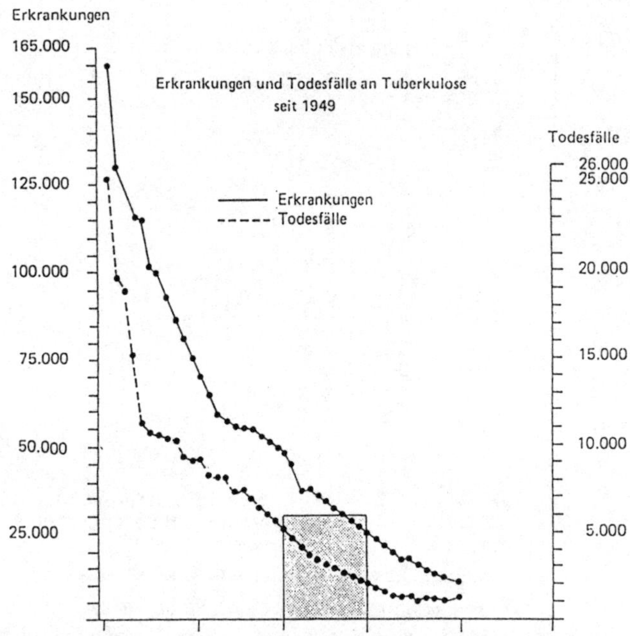

Abb. 2: Erkrankungen und Todesfälle an Tuberkulose von 1950 bis 1990 in Deutschland.
Quelle: Statistisches Bundesamt Wiesbaden, Gruppe VII D

Abb. 2 zeigt Erkrankungen und Todesfälle an Tuberkulose seit 1950. Der Maßstab für Erkrankungen findet sich im Bild links,

[1]) Hinweis: Einige der im Hauptteil gezeigten Kurven werden hier nochmals abgedruckt. Dadurch erhält der Leser einen geschlosseneren Einblick in das deutsche Seuchen- und Impfgeschehen und die Lesbarkeit wird erleichtert.

derjenige über Todesfälle ist rechts vermerkt. Zwischen 1970 und 1980 fanden letztmalig große Massenimpfungen durch die Gesundheitsämter in Deutschland statt. Diese Zeit wurde auf den Kurven durch eine Rasterung hervorgehoben. Sie sehen, daß diese Massenimpfungen keinen Einfluß auf die Verlaufsrichtung der Kurven gehabt haben.

Nun eine Graphik über Todesfälle an Tuberkulose bei Kindern in Wien.

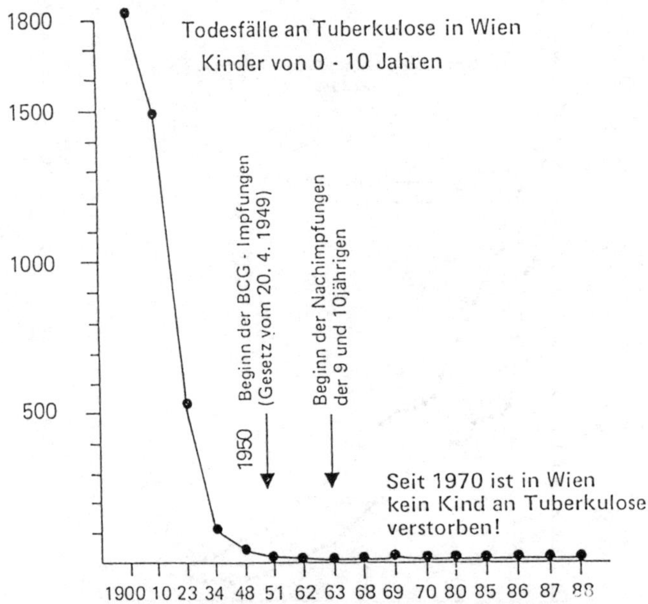

Abb. 3: Todesfälle von Kindern an Tuberkulose in Wien 1900 bis 1988.
Quelle: Junker, E.: BCG-Impfung aus heutiger Sicht. Mitt. der österr. San. Verw. 91, S. 305 (1990).

Am Beginn unseres Jahrhunderts starben in Wien in einem einzigen Jahr 1 800 Kinder an einer Tuberkulose. Diese schreckliche Zahl ging von Jahr zu Jahr zurück. Als es im ganzen Jahr 1950 nur noch zwei Todesfälle in Wien gab, setzten die BCG-Impfungen ein. Da nun im darauffolgenden Jahr

– wie aus dem Verlauf der Kurve zu erwarten war – der Nullpunkt erreicht wurde, löste dieses die Behauptung aus, das sei Folge der BCG-Impfung.

Keuchhusten

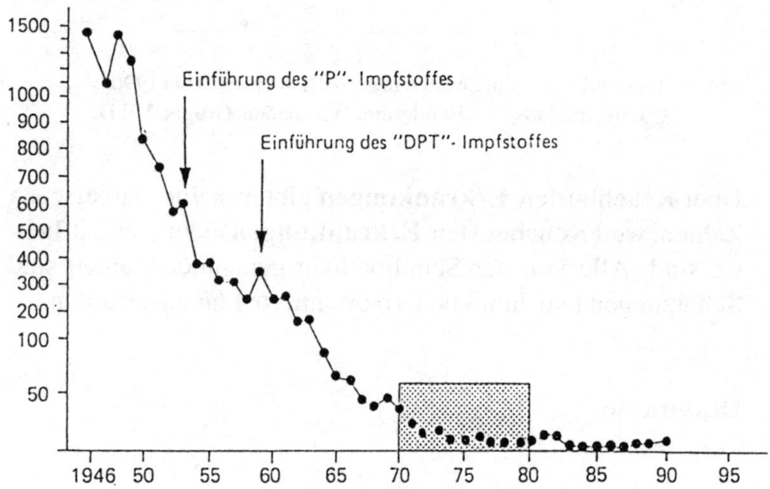

Abb. 4: Sterbefälle an Keuchhusten (Pertussis) in der BRD von 1946 bis 1990.
Quelle: Statistisches Bundesamt Wiesbaden, Gruppe VII D

Die Kurve zeigt den gleichmäßigen Rückgang seit Ende des letzten Weltkrieges. Auf den Rückgang hat weder die Einführung der alleinigen Keuchhusten-Impfung „P", noch die Einführung des kombinierten Impfstoffes „DPT" positiven Einfluß gehabt. Auch die Massenimpfungen zwischen 1970 und 1980 zeigten keine positiven Effekte.

Die Kurve über Todesfälle durch Keuchhusten seit 1970 zeigt, daß es in den letzten 20 Jahren nie mehr als 15 Keuchhustentodesfälle pro Jahr in der Bundesrepublik Deutschland gegeben hat.

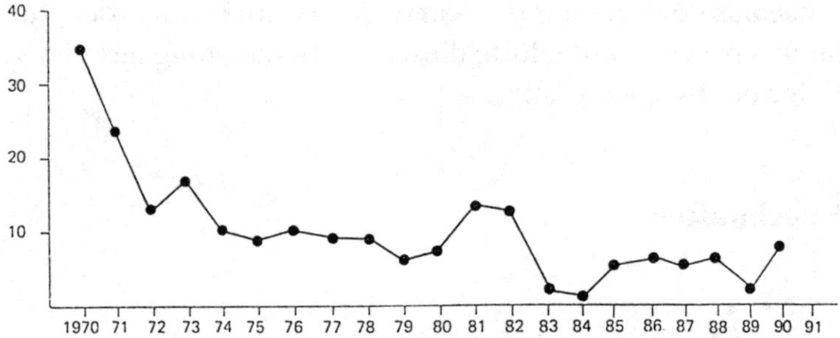

Abb. 5: Todesfälle an Keuchhusten in der BRD von 1970 bis 1990.
Quelle: Statistisches Bundesamt Wiesbaden, Gruppe VII D.

Über Keuchhusten-**Erkrankungen** gibt es keine statistischen Zahlen, weil Keuchhusten-**Erkrankungen** nicht meldepflichtig sind. Alle von der Schulmedizin genannten Zahlen sind Schätzungen und damit bedarfsorientierte Phantasiezahlen.

Diphtherie

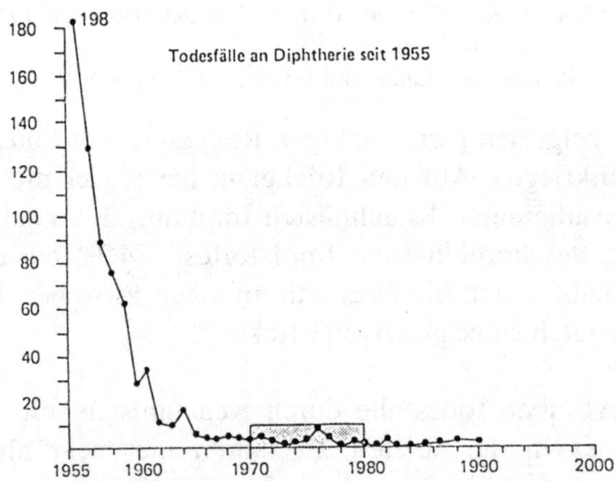

Abb. 6: Todesfälle an Diphtherie von 1955 bis 1990 in der BRD.
Quelle: Statistisches Bundesamt Wiesbaden. Gruppe VII D.

Auch bei der Diphtherie gab es einen steilen Abfall. Vor dem letzten Krieg gab es pro Jahr ca. 15 000 Todesfälle, 1991 hat es einen einzigen Sterbefall an Diphtherie in Deutschland gegeben.

Masern

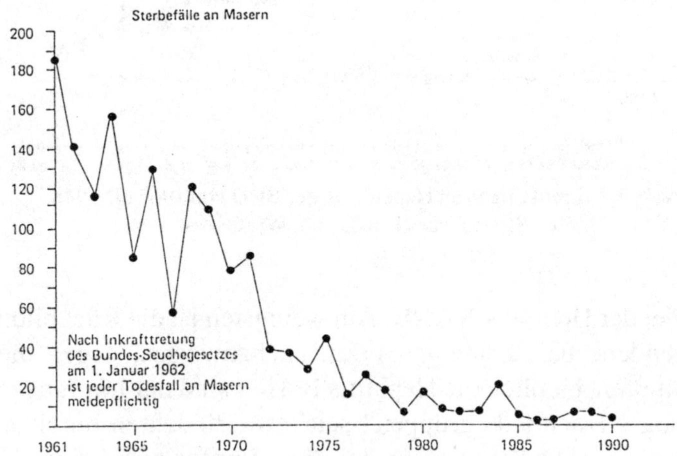

Abb. 7: Sterbefälle an Masern in der BRD von 1961 bis 1990.
Quelle: Statistisches Bundesamt. Fachserie 12, Reihe 2, Meldepflichtige Krankheiten.

Die Masern zeigen das gleiche Verhalten wie alle anderen Infektionskrankheiten. Auch hier liegen die Todesfälle seit etwa 15 Jahren stets unter 20 pro Jahr. 1990 gab es in Deutschland 1 Masern-Todesfall.

Hepatitis

Von den drei Hepatitisformen gibt es nur gegen die Hepatitis B eine Impfung. Alle drei Formen lassen Rückbildungstendenz erkennen. Am deutlichsten und am steilsten ist der Rückgang

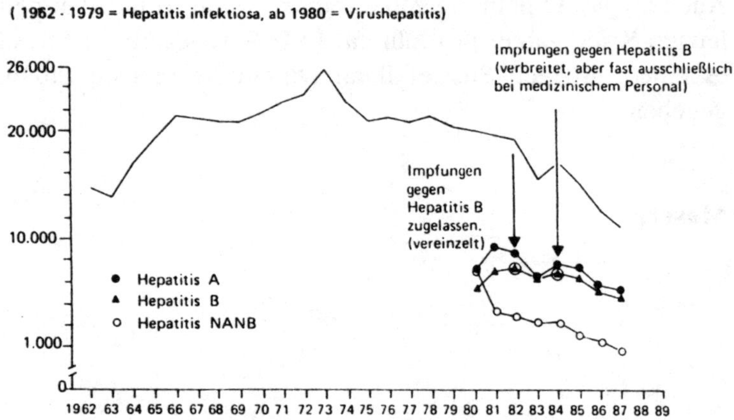

Abb. 8: Erkrankungen an Hepatitis in der BRD von 1962 bis 1988.
Quelle: Statistisches Bundesamt Wiesbaden.

bei der Hepatitis NANB. Am wenigsten ist die Rückbildungstendenz bei derjenigen Form nachzuweisen, gegen die wir impfen, nämlich die Hepatitis B. Hier sind nur Impfungen von sog. „Hochrisikogruppen" seit etwa 20 Jahren durchgeführt worden. Die Kurve zeigt, daß diese Impfung gar keinen Erfolg gebracht hat. Deshalb sollen jetzt bei uns alle Kinder gegen die Hepatitis B geimpft werden. An dieser Impfung wird nämlich besonders gut verdient. Eine einzige Impfung kostet 150,– DM, drei Impfungen werden empfohlen, das heißt 450,– DM pro „Impfschutz", und das bei allen Kindern, womöglich auch noch mit entsprechenden Auffrischungsimpfungen.

Impfungen bei Tieren

Als informative Ergänzung soll anhand der Maul- und Klauenseuche der Zusammenhang zwischen Impfungen und Seuchenverlauf beim Tier dargestellt werden.

Dies ist anschaulich möglich, weil es bisher in Europa Länder sowohl mit als auch ohne Impfpflicht gegen Maul- und Klauenseuche gab.

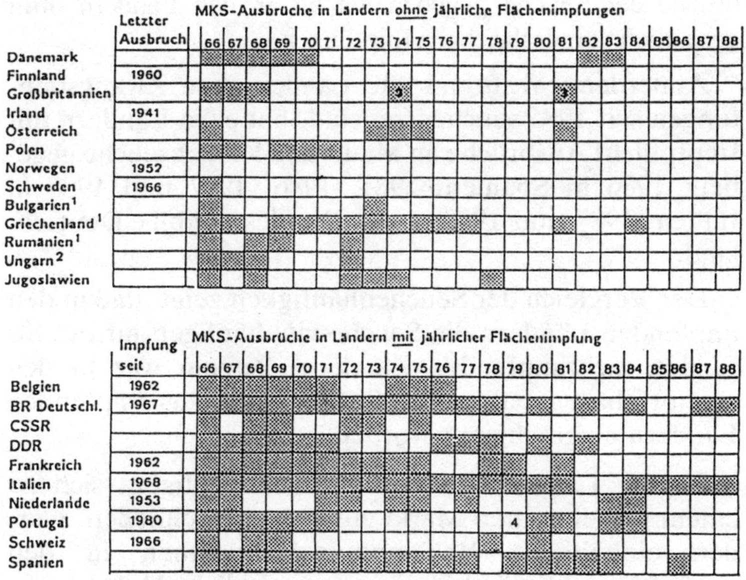

Abb. 9: Jahre mit Ausbrüchen der Maul- und Klauenseuche (**dunkle** Kästchen) in europäischen Ländern 1966–1988
oben: **ohne** jährliche Flächenimpfungen
unten: **mit** jährlichen Flächenimpfungen

[1]) Impfung entlang der Grenze gegen die Türkei.
[2]) Impfung entlang der Ostgrenze.
[3]) Ausbruch auf Kanalinseln, eingeschleppt aus Frankreich. Die englische Hauptinsel blieb seuchenfrei.
[4]) Portugal impfte von 1972 bis 1979 nicht.

Quelle: Strohmaier, K.: Wie kann Europa frei von Maul- und Klauenseuche werden und bleiben? Vortrag, gehalten im März 1989 im Vakzineinstitut Basel.

In Deutschland bestand jahrzehntelang gesetzlicher Impfzwang, der mit drastischen Strafmaßnahmen, z. T. unter Polizeieinsatz durchgeführt wurde: Alle Rinder, die älter als vier Monate waren, mußten jedes Jahr gegen die Maul- und Klauenseuche geimpft werden.

Abb. 9 zeigt die europäischen Länder ohne und mit jährlichen Flächenimpfungen. Es ergibt sich eindeutig, daß es in den Ländern **mit** Zwangsimpfungen erheblich mehr Ausbrüche der Seuche gegeben hat als in den Ländern **ohne** gesetzlich vorgeschriebene Impfungen.

Außerdem: Während alle Länder **ohne** Zwangsimpfungen seit 1985 seuchenfrei sind, hat es in Ländern **mit** Impfpflicht Ausbrüche an Maul- und Klauenseuche gegeben: 1986 in Spanien, 1985, 1986, 1987 und 1988 in Italien, 1987 und 1988 in der Bundesrepublik Deutschland.

Der Vergleich der Seuchenhäufigkeit zeigt, daß in den impfenden Ländern die Seuche viel häufiger auftrat, als in den nichtimpfenden Ländern. Zudem war in den nachprüfbaren Fällen die Seuche stets aus impfenden Ländern eingeschleppt worden.

Da die Länder Westeuropas beabsichtigen, sich zu einem gemeinsamen Markt zusammenzuschließen, wurden einheitliche Bekämpfungsmaßnahmen in den zukünftigen Mitgliedsländern erforderlich. Daher erarbeitete eine Sonderkommission eine Empfehlung des Inhalts, im ganzen Bereich der Europäischen Gemeinschaft das Impfen gegen Maul- und Klauenseuche zu verbieten.

Diese Empfehlung mußte von den zukünftigen Mitgliedstaaten befürwortet werden, und von den Impfungen beim Menschen ist bekannt, wie schwer es Impfbefürwortern fällt, Fehler zuzugeben und begangenes Unrecht einzugestehen.

In der Bundesrepublik Deutschland ist der gesamte Veterinärdienst (wie auch der Gesundheitsdienst) eine Angelegenheit der Bundesländer. Die Vertretung der Länder – der Bundesrat – äußerte Bedenken gegen diese Empfehlung und behauptete, die Impfungen gegen Maul- und Klauenseuche hätten sich in Deutschland während der Vergangenheit bewährt. (Die gleichen Behauptungen sind bezüglich der Impfungen beim Menschen bekannt.)

Ebenso stand auch die Bundesregierung einer Aufhebung der Impfpflicht ablehnend gegenüber.

In einer Anhörung vor dem Bundestagsausschuß für Ernährung, Landwirtschaft und Forsten, der die Empfehlung der EG-Kommission beraten mußte, hatte der Präsident der Bundesforschungsanstalt für Viruskrankheiten der Tiere, Dr. Wittmann, die Meinung vertreten,

> „daß in der Abwägung mehr dafür spreche, die Impfpflicht beizubehalten".

Daraufhin richtete ein inzwischen pensionierter Wissenschaftler der Bundesforschungsanstalt gleichlautende Schreiben an den Vorsitzenden sowie an Mitglieder des Bundestagsausschusses, in denen er in sieben Punkten die Argumente gegen das Impfen aufzählte und auf die Nutzlosigkeit und die Schädlichkeit hinwies.

Die Punkte 1, 2, 4 und 7 lauteten:

> 1. Die Impfung hat sich in den vergangenen 20 Jahren nicht bewährt! Die seit 1970 erfolgten rund 100 Primär- und Folgeausbrüche beweisen: wo immer der Krankheitserreger freigesetzt wurde (zuletzt 1987/88 im Wellcome Impfstoffwerk Reg.-Bez. Hannover), traf er auf empfängliche Tiere, die erkrankten.
>
> 2. Die Impfungen waren schädlich! Von den seit 1970 registrierten 30 Primärinfektionen waren nachweislich 22 auf die Herstellung und Anwendung von Impfstoff zurückzuführen, bei drei weiteren ist es wahrscheinlich aber nicht mehr nachweisbar. Zwei Fälle traten bei Schweinen nach Verfütterung von infizierten Speiseabfällen auf und drei Fälle konnten nachträglich nicht mehr identifiziert werden. (MKS-Impfstoffe werden aus infektiösen Viruslösungen durch chemische Inaktivierung hergestellt.)

4. Die impfenden Länder Bundesrepublik Deutschland und Italien sind die letzten Länder in Europa, in denen die Seuche offen auftrat. Die impfenden Länder verhindern daher nicht, wie oft behauptet wurde, die Ausbreitung der Seuche, sondern waren stets Ausgangspunkt der Seuche und daher die eigentliche Gefahr für alle seuchenfreien Länder.

7. Die in den nicht impfenden Ländern Dänemark (1982/83) und den Kanalinseln von Großbritannien (1974 und 1981) erfolgten Ausbrüche waren nachweislich Einschleppungen oder Übertragungen aus benachbarten impfenden Ländern. Sie wären nicht erfolgt, wenn dort nicht geimpft worden wäre.

Der Schlußsatz dieses Schreibens lautete so:

„Es ist mir bekannt, daß dem Ausschuß in der vorliegenden Angelegenheit bei der Anhörung von Präsident und Prof. Dr. Wittmann am 24. Februar 1988 andere Informationen gegeben worden sind, die weitere Impfungen notwendig erscheinen ließen. Dies ist verständlich, wenn man bedenkt, daß der Befragte an MKS-Impfstoffpatenten der Firma Bayer beteiligt ist und daraus erhebliche finanzielle Vorteile genoß.“ (Fettdruck vom Verfasser)

Die Verbindung des Präsidenten mit der Impfstoffindustrie und die daraus resultierende Befangenheit konnte seine Stellungnahme für das Impfen erklären, die fachlichen Argumente gegen das Impfen, die ihm seit langem bekannt waren, konnte er nicht entkräften.

Der Präsident konnte die Entwicklung nicht aufhalten: Der Bundestagsausschuß stimmte der EG-Empfehlung zu. D. h., auch in Deutschland darf spätestens ab 1992 nicht mehr gegen MKS geimpft werden.

Schon in diesem Jahr wurde bei der Neufassung des Deutschen Tierseuchengesetzes, das am 1. Juni 1991 in Kraft trat, die Impfung gegen Maul- und Klauenseuche nicht mehr genannt.

Selbst die Einfuhr von geimpften Tieren und Tierprodukten aus impfenden Ländern ist jetzt bei uns verboten. Die entsprechenden Einfuhrkontrollen wurden erheblich verschärft.

Um so unverständlicher ist folgendes:

Gewissermaßen als „Vorsichtsmaßnahme“ wurde dem Bayer-Konzern eine Zuwendung in Höhe von vielen Millionen DM gewährt, zum Ausbau eines Impfstoffwerkes zur Herstellung von Maul- und Klauenseuchen-Impfstoffen und zur Anlage einer „Impfstoffbank“.

Dieses Werk wird auf der Insel Riems bei Greifswald in Mecklenburg entstehen. Auf dieser Insel wurde vor dem letzten Krieg der erste MKS-Impfstoff entwickelt und späterhin auch produziert. Das Institut heißt: Friedrich-Loeffler-Institut für Tierseuchenforschung Insel Riems.

Da Mecklenburg wegen der Spaltung Deutschlands nicht mehr zum Gebiet der Bundesrepublik gehörte, wurde in Tübingen die „Bundesforschungsanstalt für Viruserkrankungen der Tiere“ neu gebaut. Deren Aufgabe aber war nicht die Gewinnung von Impfstoffen. Diese Aufgabe wurde der Pharmaindustrie übertragen – worauf Impfstoffwerke im Westen entstanden, zu deren Errichtung die Bundesregierung viele Millionen Zuschüsse gewährte.

Man faßt sich an den Kopf:

Als verantwortungsbewußte Ärzte kurz nach 1970 Säuglingsimpfungen gegen Pocken nicht mehr durchführten – weil es auf der Welt nur noch wenige Pockenherde gab –, da errichteten fast alle Bundesländer in abgelegenen Gegenden „Pockenbehandlungsstationen“ und feierten dies als medizinische Großtat und berichteten darüber in den Fachzeitschriften (z. B. BAUER, W.: „Erfahrungen bei Errichtung der Pockenisolierstation GÜLTSTEIN“, Öffentl. Gesundhw. 35, S. 474, 1973).

Keine dieser Isolierstationen hat jemals einen Pockenkranken gesehen. Als die Tage der Pocken auf unserer Erde gezählt waren, da wurde in Düsseldorf die größte, modernste (und teuerste) Impfanstalt dieser Erde errichtet. Vermutlich ist dort niemals Pocken-Impfstoff hergestellt worden.

Jetzt, wo an der Nutzlosigkeit und an der Gefährlichkeit der Impfung gegen Maul- und Klauenseuche kein Zweifel mehr besteht und diese Impfung im Bereich der Länder des Gemeinsamen Marktes nicht nur untersagt, sondern selbst die Einfuhr geimpfter Tiere oder Tierprodukte aus noch impfenden Ländern verboten wird, da gewährt die Bundesregierung dem Pharma-Konzern „Bayer-Leverkusen" Zuschüsse in Millionenhöhe zur Errichtung eines Impfstoffwerkes mit angeschlossener „Vakzinebank" zur Herstellung und Lagerung von Impfstoff gegen Maul- und Klauenseuche – obwohl die Bundesregierung sich der Empfehlung der EG-Kommission, die Maul- und Klauenseuchenimpfung generell zu verbieten, angeschlossen hatte.

Daß Wissenschaftler an den Seuchen kräftig verdienen, ist seit den Impfkampagnen gegen Polio bekannt.

Auch im Zusammenhang mit AIDS gibt es derartige Verknüpfungen:

Der französische Professor MONTAGNIER sowie der amerikanische Professor GALLO (in wissenschaftlichen Diskussionen spinnefeind!) haben sich die Patente bezüglich der Testflüssigkeit zum Test auf HIV-Antikörper geteilt und gesichert.

In Österreich propagiert und verteidigt ein Virologieprofessor die Impfung gegen die Zeckenenzephalitis (FSME). Auch er besitzt diesbezügliche Patente bei der Firma „Immuno".

Prof. KOCH, Vorsitzender der STIKO sagte in einer Rundfunkdiskussion im Süddeutschen Rundfunk Stuttgart vom 25. Januar 1992:

> „Die Pockenimpfung hatte ganz erhebliche Nebenwirkungen und man kann auch heute immer nur beklagen, daß wir eigentlich die Pockenimpfung zu spät erst abgeschafft haben. Wir hätten sie – vielleicht mit etwas mehr Mut – schon früher einstellen können."

Alle statistischen Kurven über Infektionskrankheiten zeigen übereinstimmend folgendes:

Keine der zahlreichen, in diesem Buch gezeigten und kommentierten Kurven läßt den Schluß zu, daß Menschen – gleichgültig ob Erwachsene oder Kinder – durch eine dieser Impfungen vor der Erkrankung, gegen die sich die Impfung richtete, geschützt worden sind. Im Gegenteil – im Inkubationsstadium durchgeführte Impfungen führten zu vermehrten Erkrankungen und zu Todesfällen, die der Impfung angelastet werden müssen.

In Deutschland sind allein fünf „Pockentodesfälle" in Wirklichkeit Impftodesfälle gewesen. Mit Impfungen sind die Impfärzte als Trittbrettfahrer auf den in voller Fahrt befindlichen Zug rückläufiger Infektionskrankheiten aufgesprungen und behaupten, mit Impfungen einen Sieg über die Seuchen errungen zu haben und versuchen, sich den Lorbeer dieses Sieges auf die Stirn zu setzen – der ihnen nicht gebührt. Heute ist das Zeitalter der ohne Direktkontakt ansteckenden Seuchen vorüber. Die „Krankheiten des menschlichen Elendes" wie z. B. Pocken, Tuberkulose, Diphtherie, Keuchhusten, Masern usw. spielen nur noch eine geringe Rolle.

Ende vorigen Jahrhunderts war für 90 % aller Menschen eine Infektionskrankheit die Ursache ihres viel zu frühen Todes. Bis ungefähr 1970 war die Prozentzahl auf ca. 1 % abgesunken. Heute sind Todesfälle nach Infektionskrankheiten zur Seltenheit geworden. Gibt es aber keine oder kaum noch Infektionsquellen – entfallen auch die Ansteckungsquellen. In solchen Fällen werden Impfungen nur noch aus kommerziellen Gründen durchgeführt. Der wahre Grund für die staatlich geförderten Impfaktionen ist das Profitdenken der pharmazeutischen Industrie.

Dank der guten Allgemeinlage, insbesondere unseres guten Ernährungszustandes, haben die Kinderkrankheiten früherer Jahre ihre schrecklichen Auswirkungen und Folgen verloren. Es gibt nur noch wenige – oder gar keine – Fälle von kindlicher Tuberkulose, **schwerem** Keuchhusten und **schwerer** Diphtherie. Verhinderte Unglücke und verhütete Schäden sind nicht beweisbar! Wenn die Schulmedizin behauptet, Millionen Kinder seien durch Impfmaßnahmen vor dem Tod und vor schweren Schäden gerettet worden, so handelt es sich bei derartigen Äußerungen um nicht beweisbare Behauptungen – die man glauben kann oder die man nicht glauben kann. Glaubensfragen aber sind Anlegenheiten der Kirchen. Die Wissenschaft sollte nur von nachprüfbaren Wahrheiten und nicht von Verdrehungen der Wahrheit ausgehen, sonst endet der Weg in einer Sackgasse. Nur die Suche nach der Wahrheit kann wirklichen und echten Fortschritt bewirken. Die hier gezeigten Kurven sind irrtumsfreie und nachprüfbare, sozusagen „amtliche“ Wahrheiten, denn die Zahlen stammen vom Statistischen Bundesamt in Wiesbaden.

Als eine „Suche nach der Wahrheit“ möchte ich auch das kürzlich im HIRTHAMMER Verlag München erschienene Buch „Impfungen – der unglaubliche Irrtum“ von Madame Simone DELARUE aus Paris (französ. Originaltitel: La Rancon des Vaccinations) bezeichnen. Auf der ersten Seite ist zu lesen: „Dieses Buch zeigt das Gesetz des Lebens: Was der grausame Mensch den Schwächeren antut – z. B. den Tieren bei der

Impfstoffgewinnung – fällt voll auf ihn zurück. Deshalb: Schafft Tierversuche ab!"

Von dem bereits erwähnten H. L. COULTER sind zwei Bücher in den USA erschienen: „DPT – A Shot in the Dark" und „Vaccination: Social Violence and Criminality – the Medical Assault on the American Brain. Beide Bücher sind inzwischen ins Deutsche übersetzt und unter folgenden Titeln erhältlich: „Dreifach-Impfung – Ein Schuß ins Dunkle" beim Verlag Barthel & Barthel in Berg, und das zweite beim Hirthammer Verlag, München unter dem Titel „Impfungen – der Großangriff auf Gehirn und Seele".

Von ASCHNER stammt der Satz:

„Die Geschichte der Medizin ist die Geschichte von Irrtümern."

Ich kann mir kaum vorstellen, daß diese Irrtümer an den obersten verantwortlichen Stellen nicht bekannt sind. Da Impfungen aber so ausgezeichnete Gewinne abwerfen, werden diese Irrtümer verschwiegen. Zur Zeit der gesetzlichen Pockenimpfung ist verschwiegen worden, daß bei Pockenausbrüchen die an den Pocken Erkrankten geimpft waren. Heute wird die Zahl derjenigen verschwiegen, die trotz Impfung an der Krankheit, gegen die sich die Impfung richtete, erkrankt sind. Weil die Medizin sowie die pharmazeutische Industrie international arbeiten bzw. verzweigt sind, ist das in allen industrialisierten Ländern so. Daher schreiben auch COULTER und FISCHER in ihrem Buch „Dreifach-Impfung – Ein Schuß ins Dunkle":

„Eine weitere Tatsache, die schon viel zu lange ignoriert wird, ist die: obwohl man behauptet, daß Impfungen Millionen Leben gerettet haben, ist die nackte Wahrheit, daß sie das große Geschäft sind. Die Forschung und Verwaltung von Impfungen beschäftigt Zehntausende von Menschen in Impfstoffproduktion, privaten Labors, Universitäten, Landesgesundheitsämtern, öffentlichen Kliniken, der FDA, der CDC, Krankenhäusern, Arztpraxen. Die Länder erhalten Unterstützung des Staates für die Massenimpfungs-Programme und für zusätzliches Personal in ihren Gesundheitsämtern.

Die CDC schätzt, daß 151 Millionen Dosen der acht großen Impfungen im Jahre 1981 in den USA verteilt wurden, wodurch die Pharma-Industrie mehr als 300 Millionen Dollar verdiente. Die Zuteilung des staatlichen Budgets für Impfungen bei Kindern stieg von 6,2 Millionen Dollar im Jahre 1975 auf mehr als 46 Millionen Dollar im Jahre 1979. Und die Tatsache, daß zumindest sieben Impfungen gesetzlich vorgeschrieben sind für die Aufnahme in der Schule, sichert den Impfstoff-Herstellern einen stabilen leichten Markt. Werden womöglich die jetzt im Test befindlichen Impfstoffe gegen Windpocken, Meningitis, Hepatitis, Influenza, Gonorrhoe, Herpes und Pneumonie an die Liste der sieben jetzt von unseren Kindern verlangten Impfungen angehängt?"

Ich hoffe, Ihnen gezeigt zu haben, daß Impfungen nur wenig mit dem Begriff „Schutzwirkung" zu tun haben – um so mehr jedoch mit dem Begriff „Geschäft".

Bereits Pasteur mußte lügen

An mehreren Stellen des Buches lesen Sie, wie statistische Ergebnisse verdreht wurden, um den Gesetzgeber und die Bevölkerung dazu zu bringen, Impfungen zu akzeptieren und entsprechende Gesetze zu erlassen bzw. sich selbst und die Kinder impfen zu lassen.

Jetzt, knapp 100 Jahre nach Pasteurs Tod, wurden die privaten Notizbücher Pasteurs von dem Historiker Gerald L. Geison der Öffentlichkeit zugänglich gemacht. Dazu heißt es in der Süddeutschen Zeitung vom 18. Februar 1993:

> „Selbst ein Pasteur hat mehrfach ‚wissenschaftlichen Betrug' begangen, so verkündete jetzt der Historiker Gerald L. Geison von der amerikanischen Universität Princeton. Das konnte er feststellen, nachdem nun die privaten Notizbücher des berühmten französischen Forschers ausgewertet worden sind.
>
> Besonders negative Versuchsergebnisse hatte Pasteur nur darin eingetragen, die veröffentlichten Daten dagegen ‚geschönt' und manchmal – gerade bei seinen spektakulären Impf-Experimenten – bewußt gelogen. Der geniale Forscher hat sich, zu seinem und der Menschheit Glück, mehr auf sein Gefühl als auf seine Messungen verlassen. Üblicherweise geht das allerdings in der Wissenschaft schief."

Der Ausdruck „pasteurisieren", den das Lexikon mit „entkeimen" übersetzt, bekommt dadurch eine ganz andere, den Impfungen sicherlich nicht sehr zuträgliche Bedeutung.

Weltweite Dokumente, welche die totale unverzügliche Abschaffung aller Tierversuche fordern:

Hans Ruesch, **Nackte Herrscherin.** Entkleidung der medizinischen Wissenschaft (broschiert), 3. Auflage
Hans Ruesch, **Die Fälscher der Wissenschaft.** Technischer Rapport, 120 Bilddokumente, 4. Auflage.
Hans Ruesch, **Die Pharma-Story** – der GROSSE Schwindel, 3. Auflage.
Ruesch/Fliegel, **1000 Ärzte gegen Tierversuche.**
Herbert und Margot Stiller, **Tierversuch und Tierexperimentator,** 5. Auflage.
Herbert Stiller, **Die herzlose Wissenschaft.**
Pietro Croce, **Tierversuch oder Wissenschaft – eine Wahl.**
S. Delarue, G. Buchwald, **Impfungen – der unglaubliche Irrtum.** 4. Auflage
S. Delarue, G. Buchwald, **Impfschutz – Irrtum oder Lüge?**
H. L. Coulter, **Impfungen – der Großangriff auf Gehirn und Seele.**

Aufklärungs- und Mitarbeitermaterial:

Hans Ruesch, **Die moderne Barbarei.** 40 S. Fotodokumente mit Kurztext.
Mitarbeiterhefte **NEIN ZUM TIER-KZ-GESETZ.** 16 Seiten Fotos mit Kurztext.
Aufklärungs- und Mitarbeiterhefte **Tierversuche.** Jedes Heft 8 Seiten, 10 x 21 cm.
Heft Nr. 1: Tierversuch – Wissenschaft oder Verbrechen?
Heft Nr. 2: Das Alibi-Gesetz.
Aufkleber Tierversuche nein! Gefährliche Medizin ohne Ethik.

Stempel:

DAS ELEND DER MENSCHEN WIRD SOLANGE DAUERN, WIE DER JAMMER DER TIERE ZUM HIMMEL SCHREIT.

Zu beziehen beim
F. Hirthammer Verlag, Frankfurter Ring 247, D-80807 München